A DIETA SMART FOOD

ELIANA LIOTTA
Pier Giuseppe Pelicci e Lucilla Titta

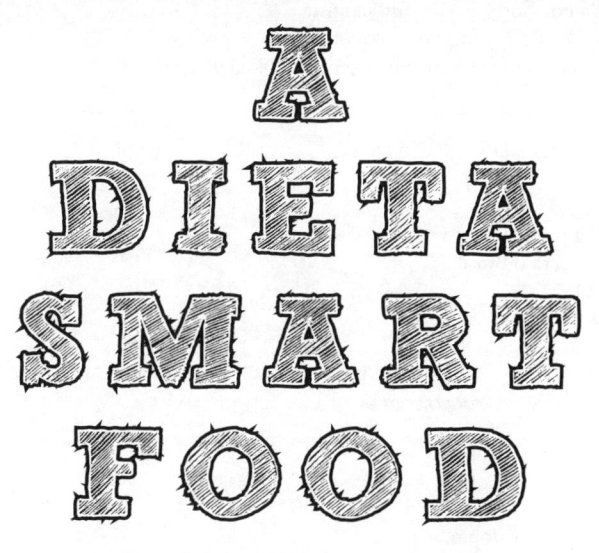

A DIETA SMART FOOD

Os 30 alimentos que
estimulam a longevidade

Tradução de Mario Fondelli

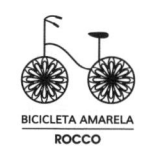

BICICLETA AMARELA
ROCCO

Título original
LA DIETA SMARTFOOD
In forma e in salute con i 30 cibi che allungano la vita

Copyright © 2016 Rizzoli Libri S.p.A. / Rizzoli, Milão

Ilustrações: Angelo Valenti

Agradecemos pela colaboração das nutricionistas
Francesca Ghelfi e Krizia Ferrini, pesquisadoras do
grupo SmartFood para IEO (Istituto Europeo di Oncologia).

BICICLETA AMARELA
O selo de bem-estar da Editora Rocco Ltda.

Direitos para a língua portuguesa reservados
com exclusividade para o Brasil à
EDITORA ROCCO LTDA.
Av. Presidente Wilson, 231 – 8º andar
20030-021 – Rio de Janeiro – RJ
Tel.: (21) 3525-2000 – Fax: (21) 3525-2001
rocco@rocco.com.br / www.rocco.com.br

Printed in Brazil/Impresso no Brasil

CIP-Brasil. Catalogação na fonte.
Sindicato Nacional dos Editores de Livros, RJ.

L735d	Liotta, Eliana
	A dieta Smartfood: os 30 alimentos que estimulam a longevidade / Eliana Liotta, Pier Giuseppe Pelicci, Lucilla Titta; tradução de Mario Fondelli. – 1ª ed. – Rio de Janeiro: Bicicleta Amarela, 2017.
	Tradução de: La dieta Smartfood: in forma e in salute con i 30 cibi che allungano la vita
	Inclui bibliografia
	ISBN 978-85-68696-41-5 (brochura)
	ISBN 978-85-68696-42-2 (e-book)
	1. Saúde. 2. Qualidade de vida. 3. Bem-estar. 4. Emagrecimento. I. Pelicci, Pier Giuseppe. II. Titta, Lucilla. III. Título.
16-37721	CDD-613
	CDU-613

Para Leandro e Lavinia.
Para Sara, Luca e Anna.
Para Lorenzo e Leo.

Sumário

1. Uma dieta pela vida — 11
   - A nova cultura smart — 12
   - Um hino à liberdade — 15
   - Nada de gurus, somente ciência — 16
   - O cérebro gosta de gorduras e de doces — 18
   - O diálogo dos alimentos com o DNA — 21
   - Os interruptores que ligam os genes — 24
   - As moléculas que influenciam a longevidade — 25
   - Por que temos os genes do envelhecimento — 27
   - Os gerontogenes determinam o acúmulo de gordura — 31
   - Os caminhos genéticos que prolongam a vida — 36
   - O poder da restrição calórica — 36
   - As pesquisas sobre o jejum alternado — 38
   - Uma dieta com alimentos que imitam o jejum — 40
   - A composição da refeição inteligente — 41
   - Quais tentações devem ser evitadas — 46
   - A importância de evitar o sobrepeso — 48
   - A atividade física prolonga a vida — 51
   - Um futuro geneticamente modificado? — 53

2. Os Longevity Smartfood — 57
   - Laranja vermelha — 63
   - Aspargos — 67

Caquis	70
Alcaparras	72
Repolho-roxo	74
Cerejas	78
Chocolate	81
Cebola	84
Cúrcuma	87
Morangos	89
Frutas vermelhas	92
Alface	96
Berinjela	98
Maçã	100
Batata-doce roxa	103
Ameixa-preta	105
Pimenta e páprica picante	107
Radicchio vermelho	110
Chá-verde e chá-preto	112
Uva	115

3. **Os Protective Smartfood** — 117

Alho	128
Cereais integrais e derivados	131
Ervas aromáticas	137
Frutas frescas	139
Oleaginosas	147
Leguminosas	154
Azeite de oliva extravirgem	162
Outros óleos vegetais extraídos a frio	167
Sementes oleosas	169
Verduras	173

Sumário

4. Fatos e mitos — 183

    Cereais, massas, pão e batatas — 183
    Frutas, verduras e leguminosas — 190
    Peixe — 198
    Leite, laticínios e ovos — 204
    Carne — 214
    Açúcar e adoçantes — 222
    Produtos industrializados — 225
    As bebidas — 237

5. O programa alimentar — 247

    As porções — 248
    Como planejar as refeições — 261
    Os horários — 264
    As técnicas de preparo — 266
    Elogio da frugalidade — 270

6. As duas fases da dieta — 277

    FASE START — 280
    O índice de massa corporal — 280
    A distribuição da gordura — 281
    A ficha pessoal — 282
    Teste de autoavaliação alimentar — 287

    FASE SMART — 293
    O diário alimentar — 294
    A sua revolução pacífica — 299
    O que fazer para não comer demais — 300
    Como reduzir o açúcar — 302
    Como moderar o sal — 304
    Como lidar com os carboidratos — 306
    Como acostumar-se ao sabor integral — 307

Como dosar as gorduras 308
Mexa-se! 310
Vacilou? Nada de ansiedade 312

Conclusões 315
Pequeno glossário de nutrigenômica 319
Publicações acadêmicas 328
Livros 349
Sites 350

1
Uma dieta pela vida

A Dieta Smartfood é uma dieta sobre alimentos extraordinários. Ela trata de 30 itens corriqueiros e, ao mesmo tempo, especiais, que podem proteger nosso corpo, manter um diálogo com o DNA e até amordaçar os genes do envelhecimento.

Algumas das moléculas destes alimentos refreiam o declínio das células, porque simulam os efeitos benéficos do jejum para a longevidade. Isso mesmo: pesquisas recentes provam que quanto menos calorias ingerimos, mais conseguimos prolongar a vida e manter afastadas as doenças da terceira idade. Podemos comer estes alimentos e, no entanto, para efeitos de envelhecimento, será como se não os tivéssemos comido.

Deixamos derreter um pedacinho de chocolate amargo na boca, e prolongamos nossa existência. Saboreamos um morango, e empurramos para mais longe o crepúsculo.

As coisas não são tão simples, claro – mas o sentido geral é este. Pesquisadores do projeto SmartFood no Istituto Europeo di Oncologia (IEO) de Milão, dirigidos por Pier Giuseppe Pelicci e Lucilla Titta, selecionaram 30 alimentos e categorias de alimentos "smart", e é inteligente tê-los sempre à mão. São eles:

– **Longevity Smartfood**, capazes de simular os efeitos da restrição calórica e de influenciar as vias genéticas que regulam a longevidade;

– **Protective Smartfood**, que possuem substâncias que nos defendem de diversas doenças.

Estes verdadeiros mágicos da mesa apresentam outra vantagem: nos mantêm enxutos e em boa forma. O espinafre, por exemplo, é um verdadeiro escudo contra o câncer de mama, e proporciona uma sensação de saciedade. Cereais integrais aplacam o apetite, reduzem a assimilação de gordura e protegem contra o câncer no cólon. Ao escolher os alimentos certos, eliminamos o risco de exagerar na quantidade e nas calorias. Saúde e boa forma andam de mãos dadas.

Assim surgiu a Dieta Smartfood. Mas ela não se pauta por comportamentos obsessivos, exigindo que se pese cada porção de massa nem que nos sujeitemos a sacrifícios visando fortalecer o espírito. Nenhum guru no mundo acordou milagrosamente sabendo o segredo da cura emagrecedora para o corpo perfeito.

Por trás da visão nutricional apresentada neste livro está o trabalho de centenas de pesquisadores do mundo inteiro, que se dedicaram a experimentos em laboratórios a fim de descobrir como alguns elementos químicos presentes em nossos pratos ajudam a conter mecanismos nocivos. O team Smartfood selecionou e enfatizou as pesquisas mais merecedoras de atenção, aprofundando os resultados e abrindo seu próprio caminho em busca de uma nova cultura alimentar.

A nova cultura smart

Hoje em dia o relacionamento com a mesa é dominado por filosofias e ideologias. Não há nada de errado nesta procura por uma *Weltanschauung*, de uma visão do mundo que abranja nossa interação com a alimentação.

Os vegetarianos são cada vez mais numerosos. Na Índia, pátria do vegetarianismo – por motivos que envolvem também religião –, eles representam cerca de 30% da população. Na Itália a porcentagem chega a 7,1% (dados do Eurispes, 2014). Segundo as estimativas da British Vegetarian Society, pelo menos dois mil ingleses se convertem semanalmente a esta tendência. Quem não come carne vermelha, ou nem carne nem peixe, é movido por princípios éticos, pois acha que os animais devem ser respeitados e que não podemos contribuir com o aumento dos desequilíbrios ecológicos decorrentes do alto custo energético da criação intensiva de gado. Os veganos até recusam produtos de origem animal, excluindo portanto de suas dietas o leite, os ovos e o mel.

Na Itália, surgiu o movimento *slow food*, da apreciação da cozinha tradicional, de ingredientes típicos produzidos nas imediações, que logo se espalhou pelo mundo. O *slow food* valoriza pratos que respeitam o meio ambiente, que são saborosos para quem come e gratificantes para os produtores, em aberta oposição ao *fast-food* de cunho norte-americano, engolido num piscar de olhos e preparado com a mesma velocidade.

Produtos artesanais e de qualidade começam a ter um mercado cada vez mais merecedor de atenção, como atesta o sucesso de Eataly, a rede onde se vendem e saboreiam os mais finos alimentos italianos.

Mas, se deixarmos de lado por um momento os altos e baixos da economia, ideologias ou valores morais (mesmo quando nobres, como no caso do vegetarianismo), uma pergunta crucial continua sem resposta: os alimentos propostos por determinado conjunto de ideias têm impactos positivos, neutros ou negativos no que diz respeito à saúde humana?

A cultura Smartfood nos serve, então, como uma bússola, uma orientação para distinguir o bom, o não tão bom e o mau na mesa a partir de informações científicas. Podemos decidir eliminar por completo a carne, concordando com a citação de Da Vinci: "Chegará um tempo em que o homem já não precisará matar para comer, e até a matança de um só animal será considerada um crime hediondo." Mas nem por isso podemos dizer que o consumo de carne vermelha faz mal à saúde: o World Cancer Research Fund (Fundo Mundial para a Pesquisa sobre o Câncer) recomenda apenas moderação. A Dieta Smartfood não estimula o seu consumo, especialmente por uma questão de sustentabilidade: não há como negar que o método de criação intensiva para a produção de carne contribui para a poluição do planeta e tem impacto direto em nossa saúde.

Quanto aos produtos artesanais, conhecer a história de uma comida faz todo o sentido, assim como acompanhar o caminho que a levou à nossa mesa. Sem esquecermos, contudo, que um salame, até quando amparado pela tradição, continua sendo um salame – não propriamente um alimento saudável.

E precisamos ficar atentos diante da enorme oferta alimentar das sociedades industrializadas, das embalagens convidativas nas gôndolas dos supermercados. Açúcar demais, sal demais e gorduras demais só poderão nos fazer mal.

A Dieta Smartfood aponta o que é mito e o que é realidade, sempre com base em pesquisas científicas confiáveis. A partir destas informações, cada um poderá moldar a dieta conforme suas próprias escolhas, sejam vegetarianas, veganas ou *slow*.

É uma dieta para o bem-estar. A alimentação *smart* tem a finalidade de proteger e melhorar nossa saúde, evitar o sobrepeso, prolongar a juventude do corpo e prevenir patologias ligadas ao envelhecimento, como tumores, doenças cardiovasculares, metabólicas e neurodegenerativas, sem deixar de lado o prazer e a convivência à mesa.

É uma dieta científica. Pois é fundamentada em evidências. Os 30 superalimentos são os alicerces de um modelo cujas sugestões se apoiam em bases documentadas, sólidas.

É uma dieta que pode ser personalizada. Ela permite levar em conta as preferências, o estilo de vida, as condições de saúde e as predisposições familiares de cada um. Uma vez de posse das informações, cabe ao indivíduo decidir quando, quanto e o que comer a partir de sua própria capacidade e da bagagem de conhecimentos, sem conflitos com os princípios individuais. Smartfood é plena consciência, não ideologia.

Quem procura tabelas com calorias, com o peso exato de cada porção e com as proibições absolutas dos regimes descartáveis não vai encontrar isso aqui. Os programas alimentares, mesmo quando não são prejudiciais, cansam; Smartfood é para sempre.

A dieta recupera a sua etimologia, *dìaita*, que para os gregos antigos era a melhor maneira de manter uma boa saúde. Ela apresenta os meios para se compor cardápios, que então poderão ser usados segundo os gostos de cada um. Temos, aqui, uma perspectiva individual, com a mente e o corpo preparados para enfrentar juntos essa trajetória de liberdade, conhecimento e alegria.

Um hino à liberdade

A Dieta Smartfood é um hino à liberdade. Parece impossível que a alimentação possa mudar o destino escrito em nosso genoma, em nossa herança genética. Mas descobertas recentes iluminam fronteiras impensáveis até poucos anos atrás, e revelam como substâncias contidas em determinados alimentos têm a capacidade de "convencer" os genes a trabalhar mais ou menos. E despertá-los ou mantê-los adormecidos pode significar retardar o envelhecimento, evitar as enfermidades e os quilos a mais, até mesmo no caso de termos a tendência de seguir por algum destes caminhos.

Assim como a mente empreende percursos autônomos e "voa" em busca de pensamentos e de novas ligações neurais, o corpo também pode tentar se livrar dos seus ferrolhos genéticos. Ele faz isso com seus próprios meios. Quando se mexe, quando assimila os nutrientes certos, consegue se vingar daqueles traços de DNA que, talvez, o levassem ao sobrepeso e à hipertensão. Também podemos definir a nossa unicidade através da comida.

Não somos deuses, obviamente. Pelo menos por enquanto, a passagem de cada um de nós pelo planeta tem data para acabar, e a natureza muitas vezes age como madrasta, aquela mesma que o poeta Giacomo Leopardi chamava de hostil, sempre pronta a nos passar a perna.

Contudo, devido a nosso instinto primordial de sobrevivência, erguemos um edifício de conhecimento capaz de empurrar seus limites para cada vez mais longe. A Organização Mundial de Saúde (OMS) relata que na Itália passamos de uma expectativa de vida de 77 anos em 1990 para uma de 83 anos em 2013 (80 para os homens e 85 para as mulheres). Só o Japão supera esta marca, chegando a 84 anos.

Abrem-se as portas para métodos de prevenção ainda inexplorados e para programas concebidos para limitar os danos do envelhecimento. E os dados humanos erguem-se majestosos: os *Homo sapiens*, perdidos no Universo, poeira de estrelas, levaram apenas uns poucos anos para se aproximarem da compreensão da sua essência, o DNA, a ponto de moldá-la. Os alimentos *smart* são parte desta ciência.

Somos aquilo que herdamos, que está guardado nos cromossomos dentro de cada célula de nosso corpo, mas também somos o que escolhemos ser, por exemplo, sempre que levamos o garfo à boca. O filósofo alemão Ludwig Feuerbach percebeu isso há mais de um século: "A comida se transforma em sangue, o sangue se torna coração e cérebro, matéria de pensamentos e sentimentos. O alimento humano é a base da cultura e do sentimento. Se quiserem melhorar um povo, em vez de declamações contra o pecado, deem-lhe uma alimentação melhor. O homem é o que come."

Não faria sentido que a Dieta Smartfood pregasse a libertação dos grilhões do patrimônio genético para em seguida impor aos seus adeptos um modelo inflexível de alimentação. Ela é a dieta da liberdade justamente porque cada um pode adaptá-la ao próprio ritmo.

Por que deveríamos obrigar o consumo de plantinhas no almoço, e depois de amoras no lanche? E por que forçar alguém a ter cinco refeições por dia? Nada disso. Tudo deve funcionar como um jogo de formar palavras, em que cada um ganha determinadas letras para então dispô-las do jeito que sua cultura e sua imaginação lhe sugerirem. A relação com a comida, parte fundamental de nossas vidas, não pode jamais ignorar as diferenças pessoais.

Nada de gurus, somente ciência

Comida não é somente caloria. Alguém poderia dizer que comer uma porção de massa, uma carne grelhada ou uma banana são a mesma coisa? É claro que não. Mudam a quantidade e as propriedades nutritivas, assim como a presença ou ausência de substâncias benéficas ou prejudiciais. É por isso que precisamos conhecer os princípios básicos da alimentação, e não apenas nos limitar a seguir um programa de baixa caloria, prontinho e padronizado. Um regime que preza pela saúde precisa ser algo mais do que um mero cálculo de conteúdo energético.

A Dieta Smartfood se forma na cabeça antes mesmo de chegar à mesa: é um estilo de vida, e exige que tenhamos consciência daquilo que comemos. Deveria ser uma regra áurea. Educação alimentar deveria ser ensinada na escola, como qualquer outra matéria.

Entender como somos por dentro e por que um prato pode nos fazer sentir bem ou mal é uma viagem fascinante de descobrimento do nosso corpo. É o pressuposto da Smartfood: saber para escolher.

UM CONSELHO
Desconfie de notícias sensacionais

Até mesmo as notícias científicas devem ser lidas com alguma reserva. Aqui estão, para pacientes, curiosos e fanáticos pela boa forma, as regras a serem levadas em conta.

– **Saiba esperar:** o progresso científico leva tempo antes de conseguir resultados convincentes. Mesmo descobertas aparentemente plausíveis só podem ser consideradas sólidas após confirmação.

– **Consulte um médico antes de tomar integradores ou optar por mudanças drásticas na alimentação** (como no caso de uma escolha vegana, por exemplo, absolutamente legítima, mas que sem a devida atenção pode levar à carência de vitamina B12).

– **Procure a versão original das histórias sensacionais:** reportagens de televisão e jornal são curtas demais para incluir todos os detalhes de um assunto. Vale a pena buscar os estudos publicados por revistas científicas.

– **Desconfie de soluções fáceis demais:** o corpo humano é uma máquina complexa, e todo alimento que consumimos contém centenas, e até milhares, de compostos diferentes. A melhor estratégia para a prevenção deve ser buscada por meio de um conjunto de hábitos, não num único alimento.

As qualidades dos superalimentos são comprovadas pelas pesquisas, mas as muitas dúvidas que continuam pontuando os estudos sobre nutrição não serão omitidas, uma vez que elas na verdade abrilhantam e honram o método científico.

A quantidade de investigações é enorme: basta pensar que só o número de matérias sobre dieta e câncer publicadas apenas em 2015 chegou a trinta e cinco mil. Todas confiáveis? Claro que não. Há trabalhos discutíveis quanto ao método, por exemplo, pois foram baseados em estudos clínicos envolvendo somente umas poucas pessoas. Alguns chegam a conclusões que contradizem resultados anteriores. Outros são meras pesquisas preliminares, publicados com uma ênfase injustificada.

O cérebro gosta de certezas, e infelizmente se agarra a elas como uma trepadeira. Mas não faz sentido algum se entregar às mãos de sabichões que anunciam milagres e pregam verdades duvidosas.

O tempo das poções mágicas passou, e é recomendável mantermos uma cota saudável de ceticismo e de bom senso. O progresso não acalma a sua sede com encantamentos, exige tempo, árdua dedicação, experimentação e controle.

O cérebro gosta de gordura e de doces

Comer é um dos grandes prazeres da vida. Parece um conceito óbvio, mas nem tanto quando falamos de dietas, terapêuticas ou emagrecedoras, onde a exigência principal parece ser, invariavelmente, a renúncia e a privação.

A Dieta Smartfood revoluciona esta maneira de olhar para as dietas e sugere uma série de alimentos saborosos de verdade, como uva, ervilha sem casca, chocolate amargo, morango, que estimulam o prazer do paladar e a manutenção da saúde e do peso ideal. Seria simplesmente ingênuo propor uma perspectiva nutricional duradoura, para a vida inteira, sem levar em conta o fato de que é preciso haver alegria à mesa.

Para nossos antepassados pré-históricos, comer era sinônimo de sobrevivência: suas atividades diárias giravam em torno da busca contínua por alimentos, perseguição de presas, caça de rebentos. Sustentar-se apaziguava suas necessidades primárias e, provavelmente, proporcionava-lhes uma sensação quase mágica de bem-estar. Cerca de dez mil anos atrás, o ato de restaurar as energias também começou a assumir alguma significação simbólica. Aconteceu logo após a revolução neolítica, quando o homem abandonou o nomadismo para se dedicar à agricultura e à criação de animais. O ritmo dos dias mudou, assim como as relações sociais. Gradualmente, os alimentos se transformaram em elementos não apenas consumidos, mas também pensados, em signos de convivência, de criatividade, de amor. Surge então a cultura da comida: os soberanos e os senhores locais encomendam luxuosas refeições aos seus cozinheiros, mas os pratos reconfortantes dos pobres também se tornam acepipes, e permanecem até hoje como símbolos das cozinhas nacionais.

A história da alimentação, em resumo, é parte da história da humanidade e, desta forma, espelha as grandes desigualdades sociais e as disparidades nas relações de poder. Uma história até hoje de fome e de fartura, infelizmente, intimamente ligada à economia, à política, às catástrofes naturais, ao clima e às guerras.

Diante de um mundo mal alimentado encontramos outro, que faz da mesa verdadeira poesia. A literatura deixa escorrer os mais variados molhos, que a pintura retrata. Até um compositor como Gioacchino Rossini se atreve a usar uma metáfora: "O estômago é o maestro que solicita e refreia a grande orquestra das profundas paixões: quando vazio, ele toca o fagote do rancor e a flauta da inveja; quando está cheio, no entanto, agita o sistro do prazer e percute o tambor da alegria." Suas receitas eram quase tão atrevidas quanto os "crescendo" de *Barbeiro de Sevilha*, haja vista os pratos que levam seu nome, como o turnedô acompanhado de *foie gras* e trufas.

Damos um salto de quase cento e cinquenta anos, e ficamos com água na boca ao folhear qualquer best-seller de Andrea Camilleri. Em *L'odore della notte*, para mencionar apenas um, o comissário Montalbano devora uma travessa de batatas assadas, "um prato que podia ser tudo ou nada, dependendo da mão que dosava os temperos, fazendo interagir a cebola com as alcaparras, as azeitonas com o vinagre e o açúcar, o sal com a pimenta".

Tudo isso é só para confirmar que a comida é um prazer, físico e cultural, e que isto basta para nos fazer sentir bem. A Organização Mundial de Saúde atualizou a definição de saúde: não se trata apenas da ausência de doenças, mas sim de bem-estar generalizado. Saúde é sentir-se bem consigo mesmo, no relacionamento com os outros e com o mundo. E, para garantir este bem-estar, não podemos deixar passar em brancas nuvens o sabor de um delicioso jantar.

Todos os prazeres, no entanto, têm seu lado obscuro quando superamos o limite que os separa da obsessão. Uma alimentação errada e descontrolada é uma ameaça. E hoje em dia, desde a Europa até os Estados Unidos, a proliferação da comida definida justamente como "lixo", da expressão em inglês *junk food*, traz consigo toda uma série de patologias correlatas, como câncer e diabetes.

De um lado assistimos a uma orgia gastronômica que, com uma fritura mista, parece anunciar algo mais do que bem-estar e felicidade. Com toda uma variedade de programas televisivos sobre a arte culinária, de livros de receitas, de sites e blogs que tratam do assunto. De outro há o alerta justificado do mundo científico e dos governos, e uma verdadeira festança de dietas comerciais que prometem eliminar quilos rapidamente e sem levar em conta a saúde do indivíduo em sua totalidade.

Tanta informação gera ainda mais dúvidas, e se torna motivo de ansiedade. Não se deve nunca ultrapassar a linha que leva à demonização de qualquer alimento. Uma vez que a ideia da comida e o prazer intrínseco a ela são congênitos ao homem, rejeitá-los equivocadamente tem como consequência ignorar bons conselhos, preceitos e proibições.

Qual a solução? O conhecimento, a liberdade. Uma fatia de torta de vez em quando não mata ninguém, mas se entupir de doces, batatas fritas ou embutidos tem seus efeitos sobre o coração, as artérias, o cérebro e até sobre o DNA.

Nossa própria natureza nos faz gostar de alimentos com gordura e açúcar, como bem sabemos. Durante milhares de anos nossos antepassados tiveram de ir diariamente à procura de presas e de mantimentos para saciar a fome. Por esta razão nosso corpo prefere as comidas mais energéticas, ideais para se preparar para eventuais períodos de vacas magras.

As áreas do cérebro destinadas a regular a alimentação desenvolveram um mecanismo de gratificação sempre que saciamos nosso apetite, saboreamos um sorvete ou experimentamos uma comida bem temperada.

Negar este prazer seria refutar nossa própria natureza. No entanto, uma coisa é ceder diante de alguma tentação; outra é se tornar dependente da sensação de completa entrega mental que experimentamos ao comer uma mousse, *junk food* ou algum lanche industrializado.

Não é simples. A comida desperta em nós a imagem da mãe, e, portanto, mistura-se desde o nascimento com o amor. Sua capacidade de prover conforto é excepcional. A comida tem o poder de anestesiar a dor emocional, aliviar a tristeza, preencher um vazio. Precisamos aprender a ouvir nossa própria voz. Então, pouco a pouco, poderemos nos reeducar.

Pelo que sabemos, Epicuro, príncipe dos hedonistas, não era insaciável. Em sua *Carta sobre a felicidade*, ele escreve que não são "as bebidas e os contínuos bacanais [...] os responsáveis por uma vida agradável", de modo que o verdadeiro sábio "da comida escolhe a melhor, e não a mais farta". O filósofo grego jamais poderia imaginar que, dois mil anos depois de suas teorias, os cientistas conseguiriam descobrir quais são as tais comidas melhores. Os alimentos *smart*.

O diálogo dos alimentos com o DNA

Sabores e cheiros apaziguam nossos instintos primordiais, encantam os sentidos, nos levam de volta à infância numa arrebatadora sinestesia, como conta Marcel Proust nos volumes de *Em busca do tempo perdido*.

Já faz um bom tempo que cientistas chegaram à conclusão de que cabe à alimentação uma enorme fatia de responsabilidade quanto a nossa saúde. Agora, no entanto, sabemos mais: isso acontece porque a comida mantém um diálogo ininterrupto com os genes.

A dúvida diante dessa afirmação é legítima: como é que uma cereja pode se comunicar com o DNA, com o patrimônio genético que herdamos de nossos pais e que fica guardado no núcleo das células?

O relacionamento é biunívoco. Por um lado, os genes influem na maneira pela qual nosso organismo assimila nutrientes; por outro, algumas substâncias (parece inacreditável) conseguem influenciar o comportamento dos nossos genes e modificar o "manual de instruções" do corpo.

Assim sendo, enquanto até poucos anos atrás a nutrição e a genética corriam por trilhos paralelos, elas agora convergem para duas disciplinas emergentes, a nutrigenética e a nutrigenômica, encarregadas de estudar as duas formas de relação entre alimentos e DNA. Especialistas as consideram "a medicina do futuro", a melhor arma que os nossos herdeiros terão ao dispor para viver por mais de um século.

Vamos começar pelas promessas da nutrigenética. Ela estuda a influência dos genes no processo de tolerar ou metabolizar determinados alimentos. Para tornar claro este mecanismo, podemos usar como exemplo a lactase, enzima necessária para quebrar a lactose, o açúcar do leite. Quando o gene responsável pela produção desta enzima não funciona, a pessoa não consegue digerir leite e apresenta sintomas que vão da simples dor de cabeça ao enjoo. Não é por acaso que, atualmente, já podemos fazer testes genéticos que indicam a predisposição à intolerância a laticínios. Dá-se o mesmo com o glúten, cuja intolerância provoca a doença celíaca.

COMO É O DNA

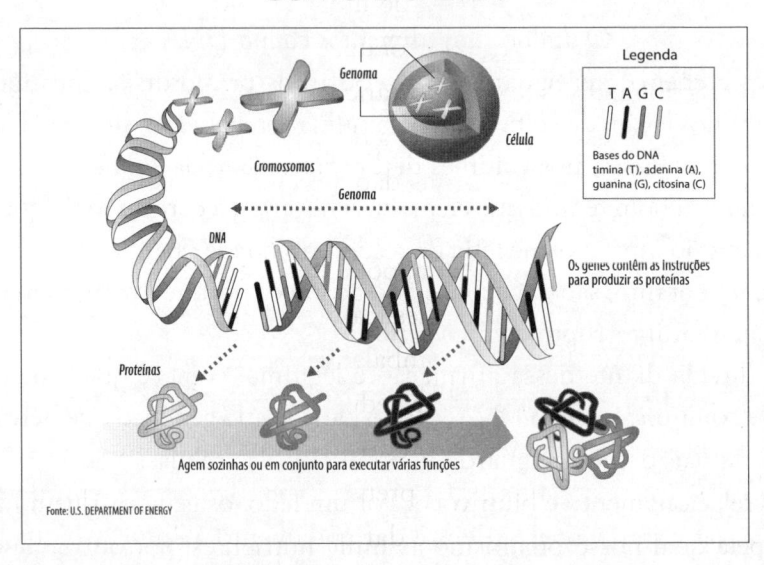

Num futuro próximo, esperamos compreender se um indivíduo sofre de um problema parecido para metabolizar toda uma categoria de alimentos ou, quem sabe, descobrir por que sofre de cefaleia ou tem tendência a engordar, visando encontrar uma dieta elaborada de acordo com seu perfil genético. É claro que existem características comuns, muitas, de fato, uma vez que 99,9% do DNA de todos os humanos são idênticos (do contrário, teríamos rabo como cachorros ou miaríamos como gatos). Mas também há pequenas diferenças, e são justamente elas que nos tornam seres únicos, de olhos castanhos ou azuis, cabelos loiros ou pretos. Únicos, também, no relacionamento com a comida. O próximo passo da nutrigenética será analisar estas diferenças.

A nutrigenômica, por sua vez, se debruça sobre a influência que aquilo que comemos tem sobre nosso DNA. Quando uma cereja completa a sua viagem pelo nosso sistema digestivo, já perdeu por completo o aspecto de frutinha apetecível para se tornar um amontoado de compostos prontos a serem levados pelo sangue. Algumas dessas moléculas podem alcançar o núcleo das células e modificar o funcionamento dos traços genéticos.

Fique bem claro: não se trata de mutações do DNA, como acontece com Peter Parker após ser mordido por uma aranha radioativa. O que ocorre é que, no longo prazo, algumas substâncias podem influenciar a expressão de um ou mais genes, ou seja, mudar a função de um gene sem, no entanto, alterar sua estrutura. Os cientistas dão a estas peculiaridades o nome de modificações epigenéticas.

Deixando a imaginação à solta, poderíamos imaginar uma coalizão de moléculas atarefadas, ligando e desligando um gene como se fosse uma lâmpada, acordando-o ou então embalando-o. Tornar um gene mais ativo ou entorpecê-lo significa aumentar, reduzir ou reprimir a sua tarefa principal, que consiste em organizar a produção de proteínas.

O DNA funciona como uma prensa à qual se conecta um filamento de RNA para transcrever ordens e dar andamento ao processo que leva à síntese proteica. As proteínas, formadas por aminoácidos, podem exercer milhões, bilhões de tarefas: são os tijolos que constroem os ossos, os músculos, a pele, os órgãos; são enzimas encarregadas de várias funções (a digestão, por exemplo); e também constituem o material de hormônios, neurotransmissores e outras moléculas.

Resumindo, o genoma, a totalidade do material genético presente em cada célula, é a central operacional da nossa vida. Guarda as características da espécie humana e as peculiaridades de cada indivíduo. É herdado, imutável, e cuja sequência não se altera.

Mas não é o comandante absoluto. Quem nos diz "faça isto, faça aquilo", quem ordena aos genes que se liguem ou desliguem, é o epigenoma.

Os interruptores que ligam os genes

O epigenoma é um conjunto de processos químicos que permite a leitura das instruções contidas no DNA nos tecidos certos, na hora certa. Colocando de forma mais clara: nossos 25 mil genes são os mesmos em cada célula e cada tecido, mas a atividade é diferente em cada um deles. Quem gerencia este funcionamento é o epigenoma, para que as células do nariz só leiam o capítulo do nariz e os neurônios, o que trata do cérebro, como num livro do qual folheamos apenas determinada seção.

Isto também significa que podemos ter herdado a predisposição para uma doença, marcada numa passagem genética, mas que isso seja apenas uma tendência, não uma condenação: o epigenoma pode silenciá-la ou torná-la explícita. Suas moléculas operam como interruptores que determinam o *on* e o *off* dos genes. Estes interruptores sofrem a influência do ambiente, isto é, de onde e de como vivemos, pois o epigenoma é formado por uma frota de moléculas que podem aumentar de número e dar origem a novos interruptores.

> **APROFUNDANDO**
> *Um exemplo de modificação genética*
>
> Como funcionam as modificações epigenéticas? Há várias maneiras de se adormecer um gene. Uma é a chamada metilação, que consiste no acréscimo de um pequeno grupo químico, a metila, à citosina, uma das bases azotadas que formam as unidades (nucleotídeos) do DNA.
> Algumas moléculas derivadas dos alimentos podem liberar metilas. Outras podem, por sua vez, derreter aquela cola e tornar o gene novamente ativo.

Poderíamos até dizer que o genoma é uma prisão, enquanto o epigenoma é a liberdade. O primeiro descreve o passado, o segundo nos conta onde estamos.

E a alimentação é parte integrante desta metáfora. Os nutrientes podem modificar ou participar da frota química do epigenoma, podem amordaçar algumas sequências nefastas do DNA e desligá-las, ou então estimular expressões gênicas que melhoram a qualidade de vida.

Mesmo os portadores de variações gênicas ligadas à obesidade podem manter um peso normal com uma alimentação saudável. Da mesma forma que *junk food* e vida sedentária podem transtornar a ordem gênica. Estes são somente dois entre milhares de exemplos.

Com o estilo de vida, com a alimentação e o exercício físico, conseguimos mudar o epigenoma e sua ação sobre os genes. É a persistência, seja nos bons ou maus hábitos, que gera consequências. E estas modificações não desaparecem: ficam lá, enquanto as células se separam ao longo da vida, podendo inclusive ser transmitidas aos filhos.

As moléculas que influenciam a longevidade

Algumas moléculas presentes nos alimentos têm tamanho fascínio químico que se insinuam no epigenoma para seduzir os traços do DNA que regulam a duração da vida. Podem inibir os genes do envelhecimento (gerontogenes) e ativar os genes da longevidade (*Longevity Assurance Genes*). Esta descoberta ainda é muito recente, mas abre perspectivas desconcertantes.

Consumindo os alimentos corretos, poderíamos alcançar 120, 130 anos, ou talvez mais. E chegaríamos a esta idade saudáveis, em boa forma, pois agir naquelas vias genéticas também significa reduzir as doenças do envelhecimento, os tumores, a demência.

É neste setor nascente da ciência que operam Pelicci e Titta, que identificaram os Longevity Smartfood. Os remédios naturais são algumas moléculas inteligentes (*smartmolecules*), que pouco a pouco vêm sendo isoladas e avaliadas junto dos respectivos alimentos por meio de pesquisas clínicas em sistemas laboratoriais padronizados. Até o presente momento foram identificadas:

- quercetina (presente em aspargos, alcaparras, chocolate amargo com pelo menos 70% de cacau, cebolas, alface);
- resveratrol (uva);
- curcumina (cúrcuma);
- antocianinas (laranjas vermelhas, repolho roxo, cerejas, frutas silvestres, berinjelas, batatas-doces roxas, ameixas-pretas, *radicchio* vermelho, uva-tinta);
- epigalocatequina galato (chá-verde e chá-preto);
- fisetina (caquis, morangos, maçãs);
- capsaicina (pimenta, páprica picante).

Com toda uma série de processos químicos, estas moléculas *smart* modificam os caminhos genéticos que regem a extensão da vida. E fazem isso simulando o jejum. Na prática, enganam o corpo, levando-o a pensar que está comendo de forma comedida.

Mas vamos dar uns passos atrás, pois estamos diante de uma ciência totalmente nova.

Por que temos os genes do envelhecimento

Perguntas sobre os motivos e os mecanismos do envelhecimento, que desde sempre ocuparam os filósofos, há algum tempo tornaram-se presentes também nos laboratórios. Pois bem, encontramos algumas respostas, e nem todas são óbvias.

Estamos acostumados a pensar que a decadência física se deve ao desgaste, consequência da passagem do tempo. Ninguém fica surpreso quando uma máquina para de funcionar depois de vinte anos de uso. Mas não é bem assim: no caso de quase todos os animais, o envelhecimento é uma condição determinada pelo genoma.

Por quê? Por que existem genes que nos deterioram até ficarmos doentes e morrermos? Na biologia, a explicação de qualquer fenômeno tem a ver com a evolução natural, e não com más intenções.

Segundo a teoria de Charles Darwin, a natureza seleciona e transmite os genes que proporcionam alguma vantagem para a reprodução e inibe os nocivos à sobrevivência da espécie. Os genes do envelhecimento, portanto, existem porque oferecem um benefício para a multiplicação, para a procriação.

E a decadência? É um efeito colateral, algo sem interesse para a seleção natural, uma vez que ocorre depois que a reprodução já aconteceu.

A natureza não sabia que aqueles genes nos levariam à via do ocaso – nem mesmo chegou a pensar no assunto. Para a evolução, preocupar-se com um fenômeno inexistente como o envelhecimento não faria o menor sentido: desde os primórdios da vida na Terra, a morte se deveu principalmente aos predadores, à fome e ao frio.

Apenas nós, humanos, conhecemos o rosto sombrio dos genes do envelhecimento. Só nós conseguimos superar as barreiras do tempo, graças ao progresso. Animais ferozes não nos matam, em muitas áreas do mundo (não todas, infelizmente) nos livramos da fome, do frio e de uma infinidade de doenças fatais. Não era previsível que ocupássemos em massa o planeta até ficarmos de cabelos brancos.

> ## APROFUNDAMENTO
> ### Cem genes regulando a duração da vida
>
> O relato sobre o descobrimento das vias genéticas da longevidade (*Longevity Pathways*) começa em 1988, quando pesquisadores norte-americanos descobrem que um verme, *Caenorhabditis elegans*, vive 65% a mais se, do seu DNA, for eliminado o gene age-1: o primeiro gene do envelhecimento a ser identificado.
> Sete anos depois, novamente nos Estados Unidos, outro gene é silenciado, desta vez no levedo, mas o efeito é oposto: a vida encurta. *Sirt*, o primeiro gene da longevidade.
> Em 1999, a equipe do IEO dirigida por Pier Giuseppe Pelicci descobre que a supressão de um só gene, o *p66*, no rato, prolonga a sua vida em 30%. É a prova de que os gerontogenes também existem em mamíferos.
> Nos anos seguintes, o grupo de pesquisadores de Pelicci percebe que, no rato, o *p66* regula o metabolismo, e demonstra que desempenha a mesma função em seres humanos: nós, portanto, também temos os genes do envelhecimento.
> De 1988 até hoje foram identificados cerca de vinte gerontogenes e genes da longevidade em todas as espécies estudadas: levedos, vermes, moscas, peixes, ratos e macacos. Presume-se que, no homem, haja uma centena.

E aqui estamos nós, agora, a pensar no sentido desses indesejáveis gerontogenes. Mas eles têm uma razão de ser.

A revelação que iluminou os cientistas é que estes traços de DNA têm, todos, a mesma função: controlam o metabolismo energético. A maioria está envolvida na regulação da atividade da insulina, o hormônio que registra a quantidade de açúcares assimilados e que determina como usá-los na produção de energia. Outros modulam a via de *Tor*, um gene que assinala o aporte de aminoácidos, os tijolos das proteínas.

Os genes do envelhecimento, que a esta altura nem deveriam mais ser chamados assim, são ativados quando comemos com fartura. Diante de uma refeição abundante, ordenam que aproveitemos aquela benesse e aceleram o metabolismo: pisam fundo para que se tire daquelas células toda a energia possível de uso imediato, e para que armazenemos uma parte das calorias em forma de gordura.

Há uma dupla finalidade. Por um lado, o corpo dispõe de recursos prontos para uma atividade que requer algum desgaste de energia: a reprodução. Ou seja, aqui está o organismo no máximo da capacidade e do vigor, em condição ideal para a procriação. Por outro, assim como as formigas no verão, acumula mantimentos nos tecidos adiposos e garante reservas de combustível que poderão se mostrar indispensáveis em momentos de escassez. Um depósito consistente como a gordura, aliás, também serve aos animais como defesa contra o frio.

Em resumo, este é o lado bom dos genes do envelhecimento previsto pela natureza: garantir energia imediata a ser usada na reprodução, assegurar reservas para tempos de vacas magras, prover uma defesa eficiente contra o clima hostil.

De fato, se a vida na Terra resistiu, isto se deve justamente a este mecanismo, que assegurou a cada ser vivo a possibilidade de se adaptar às oscilações entre disponibilidade de comida e longos períodos de jejum.

Os animais, inclusive nossos antepassados, não evoluíram dispondo de uma geladeira sempre bem provida. Tiveram de aprender a conviver com eventuais faltas de alimento, com longos períodos de vazio entre uma e outra refeição. E desenvolveram a capacidade de aproveitar os bons momentos.

Para os seres humanos das sociedades industrializadas, no entanto, os tempos em que se caçavam antílopes já se foram. Nos milhares de anos que nos separam da Pré-História, um mero suspiro para a evolução, uma parte da nossa espécie se abrigou num nicho ecológico onde há disponibilidade ininterrupta de alimentos.

Os genes, por sua vez, não se readaptaram. Comportam-se como se ainda estivéssemos na Idade da Pedra: agitam-se quando comemos muito, decretam que se aproveite o máximo de energia possível de um jantar e que se criem depósitos de gordura. Continuam agindo como se, em seguida, não tivéssemos do que viver nem como nos proteger do frio.

Mas como isso afeta, afinal de contas, a longevidade? Uma primeira razão é a hiperprodução de energia que, graças às mitocôndrias, acontece dentro das células, como se elas fossem pequenas usinas elétricas.

As mitocôndrias são organelas que dispõem até mesmo de DNA próprio, dito mitocondrial, que se herda somente da mãe. O trabalho delas consiste em produzir adenosina trifosfato (ATP), a fonte universal de energia para uso imediato, a ser progressivamente liberada para diversos fins: desde a transmissão de impulsos nervosos até a contração muscular.

Produzir estas moléculas, no entanto, acarreta um processo de oxidação (fosforilação oxidativa). Isto é, acontece uma série de reações químicas que geram um fluxo de pares de elétrons que reagem com o oxigênio, formando energia e água. Durante o processo, alguns elétrons acabam forçosamente sendo perdidos e reagem com o oxigênio, formando os radicais livres. Tratam-se de moléculas instáveis, pois seus átomos contêm um elétron desemparelhado na órbita externa (normalmente deveria haver dois ou nenhum). O que fazer, então? Procuram ceder aquele elétron sozinho ou recuperar outro à custa de outras moléculas. E tornam-se tóxicos para as células.

Os seres vivos têm um sistema de defesa: há enzimas que funcionam como uma barreira antioxidante, cedendo um elétron aos radicais livres e neutralizando-os antes que possam atacar e lesar as estruturas biológicas.

Quando surgem muitos radicais livres, devido a refeições abundantes em sucessão, acontece o que chamamos de estresse oxidativo. Neste caso entram em cena alguns genes do envelhecimento, como o *p66*, que simplesmente bloqueiam os sistemas de autocorreção e levam à apoptose, à morte programada da célula. Isto acontece porque codificam proteínas que, com o tempo, provocam o colapso do sistema.

A proteína *p66* opera na mitocôndria, onde acaba por transformar o oxigênio em peróxido de hidrogênio, isto é, água oxigenada. Mas a água oxigenada é perigosa, pois tende a impulsionar reações que libertam um radical hidroxilo: e aí temos realmente um bicho feio, intratável e muito prejudicial. Provoca mutações nas proteínas e no DNA, até levar à morte da célula.

Por que existem genes que matam as células? Porque, afinal de contas, favorecem a renovação dos tecidos. O raciocínio é o mesmo: vamos trocar as velhas células danificadas por novas, vamos dar uma recauchutada no organismo a fim de otimizá-lo para a reprodução. Tudo bem enquanto somos jovens animais sujeitos à alternância entre alimento e jejum. Tudo bem enquanto as reservas naturais do corpo, quer dizer, as células primitivas que chamamos de estaminais adultas, cumprem com o seu dever: sabem muito bem se dividir e substituir as companheiras perdidas. Mas, com o passar do tempo, todas as numerosas estaminais tornam-se preguiçosas e incapazes.

Nascemos com uma espécie de capacete que protege os cromossomos, nos quais está enrolada a dupla hélice do DNA. O nome desta proteção é telômero. Estas pequenas próteses, porém, não são eternas: toda vez que há uma divisão celular, e portanto toda vez que há uma duplicação do DNA, elas se encurtam. Até a nossa dupla hélice não ter mais proteção. O DNA pode então ser danificado (e aí aparecem os tumores típicos da senescência), ou até deixar de se duplicar, com consequente decréscimo do número total de células estaminais. O preço biológico que pagamos pela renovação celular é o envelhecimento.

O que acontece conosco, seres humanos do terceiro milênio? Quando superalimentados, ficamos sujeitos a um estresse oxidativo permanente e, portanto, à ação constante dos genes do envelhecimento, como o *p66*.

Os gerontogenes determinam o acúmulo de gordura

Outro aspecto negativo (para nós) provocado pelos gerontogenes é o acúmulo de gordura, e não somente do ponto de vista do sobrepeso. O tecido adiposo favorece a produção de hormônios e de substâncias inflamatórias, dando origem a mecanismos que levam ao câncer e a outras patologias.

Gerontogenes como o *p66* foram selecionados pela evolução natural para aumentar as reservas de gordura capazes de nos ajudar em ambientes hostis, com escassez de alimentos e baixas temperaturas. Entretanto, como hoje dispomos de comida farta e de mecanismos externos para nos defender do frio, o acúmulo de gordura acaba apenas por nos expor a doenças.

Pelicci e o seu time demonstraram que os animais desprovidos de *p66* não só vivem mais como também são mais magros, tanto assim que mesmo quando submetidos a regimes hipercalóricos não se tornam obesos. Além disso, apresentam menor incidência de doenças e até de tumores.

Estes efeitos podem ser parcialmente explicados pelo fato de o *p66* agir nas mitocôndrias, provocando estresse oxidativo. Este gene, porém, também está envolvido em vários processos que regulam a sensibilidade à insulina e à adipogênese, isto é, à formação de gordura corpórea.

Em outras palavras, com o passar do tempo o *p66* se torna, junto com outros fatores genéticos e ambientais, responsável pela obesidade e pela resistência à insulina. Esta resistência, no caso da superalimentação, provoca a incapacidade das células de metabolizar os excessos, ocasionando o acúmulo de glicose: a antessala do diabetes.

A menor incidência de tumores em ratos sem o *p66* pode ser explicada pela menor secreção de adipocinas, moléculas produzidas pelo tecido adiposo, e por uma menor sensibilidade das células à ação dos hormônios que favorecem a proliferação de células cancerosas.

Não foi nada boa, para os ratos sem *p66*, a transferência para uma estabulação ao ar livre na Sibéria: nenhum deles sobreviveu aos rigores do inverno, enquanto as demais cobaias que ainda tinham o gene se saíram bem.

A experiência do IEO demonstra que o *p66* é fundamental para a sobrevivência num ambiente hostil, ao mesmo tempo em que é causa de envelhecimento num local protegido, como um laboratório. Também sugere que eliminar os efeitos do *p66* em seres humanos, hoje, combateria a decadência sem apresentar riscos.

Uma dieta pela vida

Em outras palavras, a evolução selecionou determinados genes para nos permitir administrar da melhor forma possível os recursos energéticos num mundo carente de comida. Um instrumento extraordinário para a sobrevivência da espécie humana. A natureza, entretanto, não poderia prever que, algum dia, iríamos viver num mundo com fartura de alimento. Neste mundo, genes como o *p66* continuam ativos e, ironicamente, tornam-se nocivos.

Levar-nos à decadência e à morte, portanto, não é a finalidade dos genes do envelhecimento. Trata-se apenas de uma espécie de "imposto" a ser pago por outra função que a evolução selecionou para o bem da espécie.

O DIÁLOGO ENTRE COMIDA E DNA

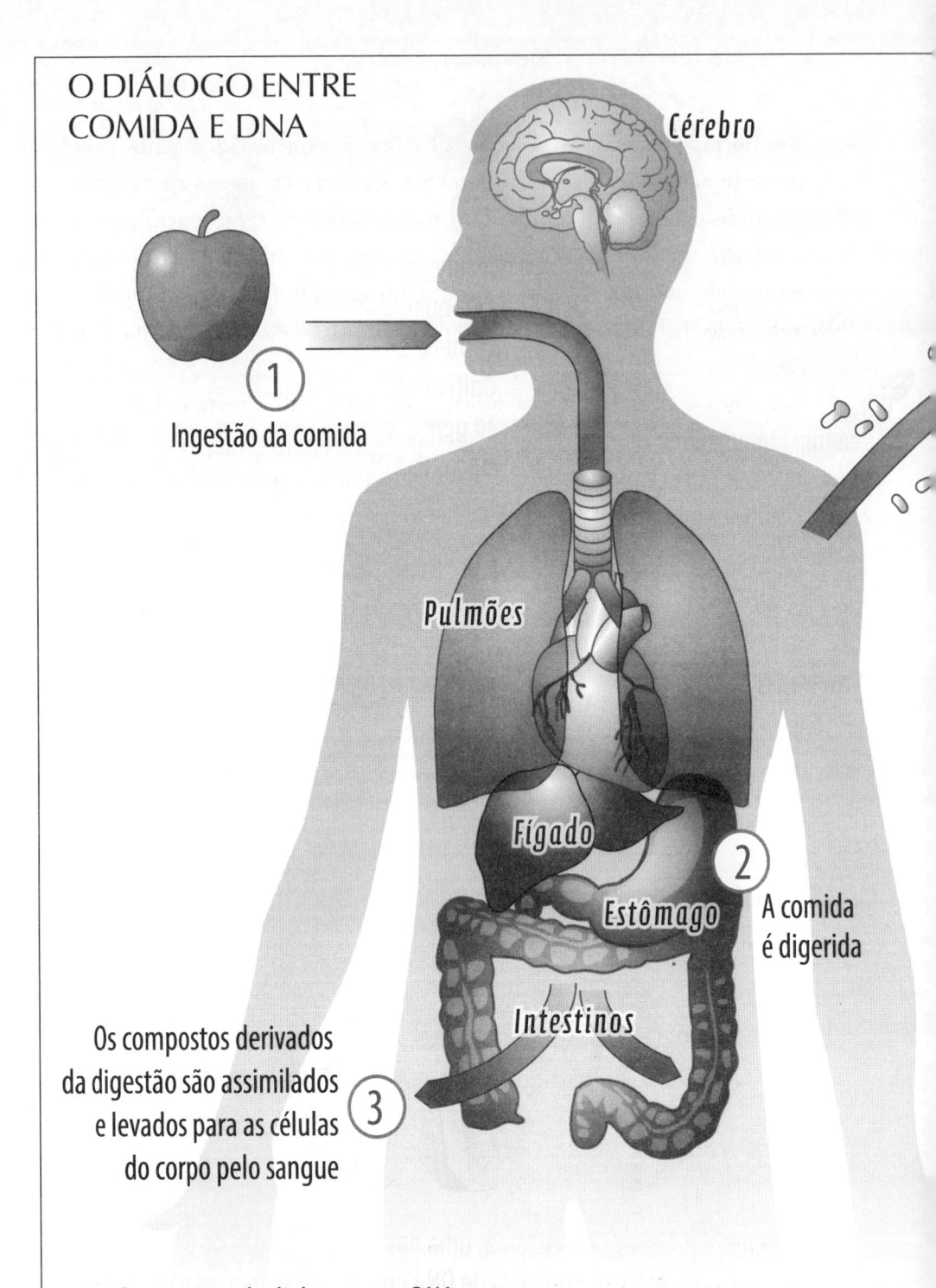

Cérebro

① Ingestão da comida

Pulmões

Fígado

Estômago

② A comida é digerida

Intestinos

③ Os compostos derivados da digestão são assimilados e levados para as células do corpo pelo sangue

Como a comida dialoga com o DNA

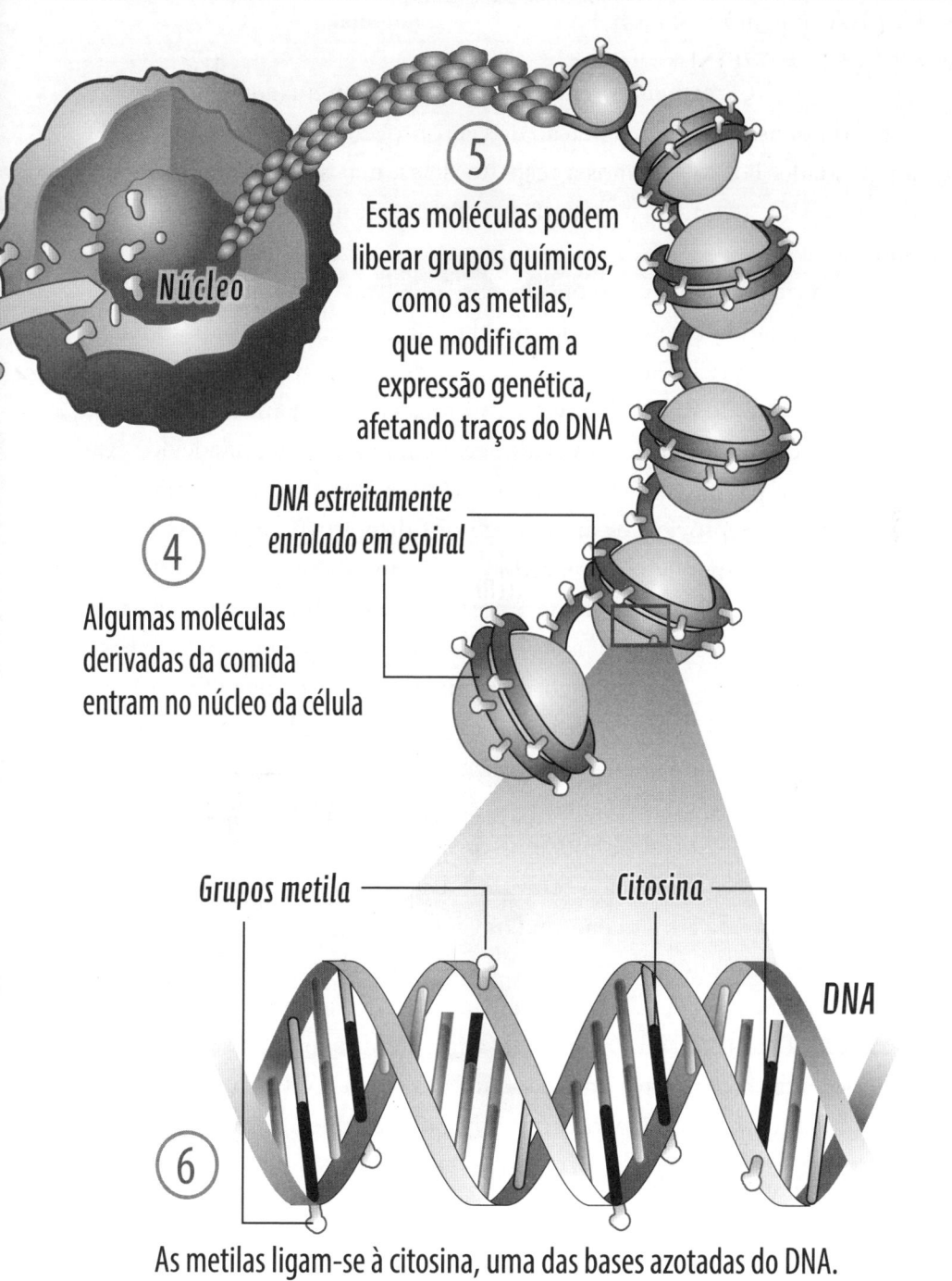

(5) Estas moléculas podem liberar grupos químicos, como as metilas, que modificam a expressão genética, afetando traços do DNA

DNA estreitamente enrolado em espiral

(4) Algumas moléculas derivadas da comida entram no núcleo da célula

Núcleo

Grupos metila

Citosina

DNA

(6) As metilas ligam-se à citosina, uma das bases azotadas do DNA. Com a metilação, o segmento de DNA enrola-se e o gene não se expressa.

Os caminhos genéticos que prolongam a vida

Para compensar a insana agitação dos gerontogenes, existem os genes da longevidade. Pouco sabemos a respeito deles, mas sabemos com certeza que também afetam o metabolismo, conforme indicam os primeiros dados.

Eles fazem exatamente o oposto dos "pilantras" que encurtam a vida. Ativam-se quando há escassez de comida e determinam que se use somente a energia armazenada previamente para reparar os tecidos danificados. Há um excesso de radicais livres? Lá vêm as enzimas para neutralizá-los. Resumindo, os genes da longevidade agem em prol da integridade do organismo, para que ele seja capaz de superar uma fase adversa. É como se a natureza tivesse provido os animais de um dispositivo para superar essa fase adversa, visando adiar a reprodução até um momento favorável.

Sem hiperprodução de energia, portanto, nada de armazenagem: não faz sentido desperdiçar combustível quando o tanque está vazio. Os gerontogenes, por sua vez, ficam quietinhos quando a barriga está vazia. O metabolismo fica mais lento. A insulina não corre de um lado para outro, as mitocôndrias se acalmam, não há formação de grandes reservas de adipose.

Em resumo, as mais recentes pesquisas sugerem que, durante a evolução, o problema central de todos os organismos foi a elaboração de um programa genético eficaz para otimizar o uso da energia. Nos períodos de escassez de comida entram em cena os genes da longevidade, que impelem a utilizar toda a energia disponível na manutenção da saúde do corpo, prolongando a duração da vida à espera de um vigor renovado para a reprodução. Por outro lado, quando há alimento de sobra, passam a agir os genes do envelhecimento, que mandam usar toda a energia disponível a fim de ficarmos prontos para a reprodução. Isto assegura a imortalidade da espécie, em detrimento da integridade do corpo.

O poder da restrição calórica

Experimentos demonstraram que uma dieta de baixo teor calórico (isto é, comer menos, mas sem chegar à desnutrição) ativa os genes da longevidade e inibe os do envelhecimento. O que acontecia, justamente, conforme a evolução moldava nosso metabolismo durante a ausência de comida.

A restrição calórica (CR, *Caloric Restriction*) foi capaz de prolongar a existência em todas as espécies nas quais foi testada, desde leveduras até vermes, desde ratos até cães. Em todas as pesquisas foi comprovada a função metabólica dos genes da longevidade.

Se um animal for alimentado com uma quantidade de calorias de 30% a 40% menor à que consumiria se tivesse oferta ilimitada de alimento, viverá mais. Quanto mais? Cerca de 30% entre os ratos, até 200% entre as moscas e as aranhas. Pois é, isso mesmo.

Contudo, o mais extraordinário é que com a restrição calórica não apenas aumenta a longevidade como também diminuem as moléstias relacionadas com idade avançada: o câncer, as patologias cardiovasculares e as neurodegenerativas, como a Alzheimer e a doença de Parkinson.

O passo seguinte será provar que tudo isso também vale para nós, humanos. Nos últimos tempos foi feita uma descoberta que pode convencer até os mais céticos. Em julho de 2014, a revista *Science* publicou um trabalho histórico, no qual ficou demonstrado que a restrição calórica aumenta em 30% a expectativa de vida dos macacos, cortando ao mesmo tempo pela metade o aparecimento de tumores e de patologias cardiovasculares. A pesquisa foi levada adiante por 30 anos, justamente a duração média da vida dos símios.

Já não há motivos para achar que a equação não seja válida também para nós: menos calorias, mais vida e mais saúde. Juntam-se a isto outros dados encorajadores decorrentes de pesquisas retrospectivas sobre populações que, por variados motivos, tiveram de baixar o teor calórico. E não é surpresa que o número de tumores também tenha diminuído, pois os genes que provocam o envelhecimento são os mesmos que causam o câncer ligado à senectude.

A restrição calórica, portanto, nos leva de volta ao passado. E a triste conclusão é que escolhemos uma maneira de conviver com a comida que encurta o nosso potencial de vida e aumenta a probabilidade de adoecermos. Sentada no banco dos réus está a disponibilidade excessiva de alimentos.

Jejuar vez por outra seria proveitoso para recalibrar o sistema, dar um descanso às mitocôndrias e reduzir a gordura acumulada. Durante a evolução, era justamente o que acontecia em nossos lares antes que as despensas ficassem sobrecarregadas de mantimentos.

Mas reduzir em 30% as calorias, *tout court* e para sempre, é uma proposta drástica demais para a maioria das pessoas; acabaria não sendo aceita por motivos sociais e porque, afinal, não vivemos num laboratório onde seria possível dosar os alimentos todos os dias na medida certa.

A comida é um prazer, aninhado naquele cantinho de bem-estar que torna a vida merecedora de ser vivida. Não faz sentido correr atrás da longevidade por si só. Não deve ser uma competição para ver quem vive mais, mas sim para ver quem vive melhor.

Estão em andamento estudos que buscam formas de restrição calórica compatíveis com uma vida prazerosa.

As pesquisas sobre o jejum alternado

Quase todas as religiões promovem o jejum. Não sobrecarregar o corpo é uma maneira de limpá-lo e de purificar o espírito. No budismo, o jejum é um meio para se alcançar a paz da mente, livrando-a dos desejos. O hinduísmo estabelece a relação harmônica entre corpo e alma, aproximando-nos do absoluto. Durante o mês do Ramadã, a abstenção da comida é para os muçulmanos um rito social e espiritual, para fechar as portas diante das tentações e abri-las para os pobres e necessitados. E os cristãos devem respeitar o jejum durante a Quaresma, como forma de penitência.

Umberto Veronesi, ateu, passa o dia todo praticamente sem comer, só consumindo uma leve refeição à noite: seu comportamento é uma escolha de vida, uma ética. A ideia de o jejum fazer bem, de vez em quando, é uma das intuições deste médico respeitado, que fundou o IEO em 1991. E, de fato, a pesquisa está cada vez mais interessada no assunto, para entender como, por meio da restrição calórica, é possível observar em humanos efeitos análogos aos constatados nos animais.

O resultado mais recente foi dado pelos estudos de um italiano, Valter Longo, diretor do Instituto de Longevidade da Universidade do Sul da Califórnia e diretor do programa de pesquisas Oncologia & Longevità do IFOM (Istituto FIRC di Oncologia Moleculare), de Milão.

Depois de anos de tentativas e reflexões, ele elaborou uma dieta batizada de pseudojejum (DMD, em italiano), que prevê um regime de baixo teor de proteínas e de nível extremamente reduzido de açúcares durante 5 dias, a cada 3 a 6 meses. Um programa bastante fácil, na verdade, pois não requer sacrifícios prolongados.

Longo testou este regime consigo mesmo e com outras pessoas, assim como com cobaias em laboratório, e os resultados foram publicados na revista *Cell Metabolism* em 2015.

Os 19 voluntários ficaram parcialmente de jejum por cinco dias seguidos, uma vez por mês, ao longo de 3 meses. Nos demais dias, estavam livres. Os carboidratos representavam 42% a 43% da dieta, 11% a 14% eram proteínas e 46% eram gorduras, com uma redução calórica total entre 34% e 54%.

Os participantes foram submetidos a controles após voltarem à alimentação habitual: estavam mais magros, tinham uma menor quantidade de gordura visceral e, no sangue, um nível mais baixo de marcadores de doenças cardiovasculares e de inflamação (Igf-1, glicose hemática, proteína C-reativa). Não houve qualquer consequência negativa nos músculos e nos ossos.

Em ratos foi possível medir outros parâmetros. Para início de conversa, a longevidade aumentou em 10%. Verificou-se um número menor de tumores, melhora das funções do sistema nervoso, nenhuma perda de massa muscular e até um aumento da densidade óssea.

De acordo com Longo, o pseudojejum reprograma o organismo, no sentido de que o corpo não só envelhece mais devagar, adoece menos, mas também rejuvenesce. Isso mesmo: o organismo empurra um pouco para trás os ponteiros, pois se livra das células inúteis, desnecessárias e anômalas, ao mesmo tempo que é impelido a religar o mesmo tipo de células estaminais que operam após o nascimento. Assim como na criança, em que as estaminais formam as várias partes do organismo, no adulto (período em que normalmente ficam adormecidas) são capazes de regenerar órgãos e tecidos.

Os efeitos nas cobaias da restrição calórica levada adiante por quatro dias, duas vezes por mês, mostram um surpreendente rejuvenescimento de ossos, músculos, sistema imunológico, fígado e também do cérebro (no hipocampo dos animais mais velhos mediu-se uma notável neurogênese).

É um estudo fascinante, ao qual certamente se seguirão outros. Mas atenção: como o próprio Longo adverte, um jejum deste tipo não pode ser improvisado, tanto que a dieta dos voluntários foi acompanhada por um rigoroso controle médico. É preciso levar em conta as condições físicas de cada um, pois o pseudojejum não pode ser seguido, por exemplo, por crianças, idosos nem pessoas com doenças crônicas.

Uma dieta com alimentos que imitam o jejum

O time Smartfood procura influenciar os genes da longevidade sem recorrer à restrição calórica. O objetivo é agir mais na qualidade do que na quantidade de alimentos.

Os Longevity Smartfood fazem parecer que estamos de jejum – no entanto, continuamos comendo.

As sete *smartmolecules* identificadas em bebidas e alimentos comuns (quercetina, resveratrol, curcumina, antocianinas, epigalocatequina galato, fisetina e capsaicina), na verdade, não provocam uma menor absorção das calorias. O que elas fazem é impulsionar as mesmas vias metabólicas acionadas pela carência de alimento. É por isso que são chamadas de miméticas do jejum. Inibem os gerontogenes e despertam seus primos bonzinhos, os genes que prolongam a vida.

As laranjas vermelhas são um dos alimentos mais estudados. Elas são *smart* devido à grande quantidade de antocianinas, os pigmentos que lhes dão a cor intensa e característica. Pois bem, nos ratos, a laranja vermelha estimula os genes ligados à duração da vida, acaba com a obesidade e tem um efeito protetor contra doenças cardiovasculares. Outro exemplo: o resveratrol da uva junta-se ao *Sirt*, o primeiro gene da longevidade que se descobriu, e o põe em movimento.

Junto com os Longevity, na Dieta Smartfood encontramos os alimentos protetores: frutas, verduras, cereais integrais, sementes e legumes. Eles proporcionam todas as substâncias de que precisamos para funcionar a contento, de proteínas a vitaminas, de fibras a carboidratos, de gorduras boas a sais minerais. E, no coquetel dos Protective Smartfood, essas substâncias previnem aterosclerose, tumores, diabetes, obesidade e um sem-número de outras encrencas.

Os alimentos smart também contribuem para manter a linha. Os Longevity cuidam de refrear os genes que governam o acúmulo de gordura, enquanto os Protective, com seu grande poder de induzir a saciedade, nos convidam a escolher cardápios saudáveis. Ao consumir os alimentos adequados, limitamos o desejo por comidas hipercalóricas e, fazendo algum exercício físico, reduziremos nosso peso de forma natural, sem recorrer a drásticos regimes artificiosos.

A *composição da refeição inteligente*

A Dieta Smartfood não pretende ditar regras quanto a gramas, porções nem número de refeições diárias. Comer é um ato irrenunciável, seguir uma dieta saudável é uma escolha, e transformar o almoço e o jantar em rituais normativos é uma insanidade.

Em termos gerais, para um adulto, a Dieta Smartfood se baseia em cinco pilares, fundamentos de uma educação alimentar fácil de ser memorizada.

Com estes pilares em mente, cada um adapta as sugestões à sua vida. Você costuma pular o almoço? Não há problema, desde que isso não o leve a beliscar salgadinhos e doces a toda hora. Se a pessoa estiver com fome, é melhor que coma alguma coisa saudável nos horários canônicos, para evitar este tipo de tentações. Acha uma sopa suficiente antes de ir para a cama? Tudo bem, o importante é que ao longo do dia não lhe tenham faltado proteínas, frutas e carboidratos complexos.

A refeição smart não se refere, especificamente, ao almoço ou ao jantar: o que ela pretende é salientar a quantidade e a qualidade dos alimentos a serem consumidos ao longo do dia.

Para nos mantermos magros, mais saudáveis e longevos, não há varinhas mágicas: é preciso reformular as bases da nossa alimentação, adaptá-la aos ritmos, à personalidade, à sociedade e aos valores. Tanto faz que eles sejam vegetarianos, hedonistas ou ambientalistas.

1. Metade: verduras e frutas

Uma forma rápida de escolher refeições saudáveis e amigas da silhueta é olhar para os alimentos: metade do almoço e metade do jantar devem ser formadas por verduras e frutas. Para sermos precisos, mais verduras do que frutas, como enfatiza o Departamento de Nutrição da Universidade Harvard. Ricos em água e fibras, os vegetais saciam, refreiam a absorção de açúcares e gorduras e são pouco calóricos, para não mencionar as substâncias benéficas com que nos presenteiam, desde os fitocompostos até as vitaminas.

Não é preciso pesar porções, nem se preocupar se estivermos num restaurante ou no refeitório da empresa. Verduras são perfeitas como acompanhamento ou tempero de entradas e pratos principais. Mas também deveriam ser experimentadas como antepastos ou aperitivos: proporcionam uma sensação de saciedade que nos induz a comer menos. Frutas também podem ser ingredientes das receitas, misturadas ao iogurte ou servidas nas saladas.

O ideal é variar ao máximo, para aproveitar todo tipo de nutrientes. Deveríamos nos portar como se cultivássemos uma imensa horta, colhendo aos poucos tudo aquilo que ela produz. Também pode ajudar confiar na estratégia das cores: o branco da couve-flor, o vermelho dos tomates, o verde das abobrinhas, o amarelo e o alaranjado das nêsperas e das cenouras, o azul e o roxo dos figos e das berinjelas.

2. Um quarto: cereais, de preferência integrais

Apesar do que dizem as dietas hiperproteicas, é bom saber que não podemos passar sem os carboidratos. Eles contêm glicose, o principal combustível do organismo, inclusive do cérebro.

O cerne da questão é evitar a sobrecarga de calorias. Precisamos de moderação, não podemos nos entupir de entradas (que, na Itália, quase sempre são massas).

Num modelo ideal elaborado pela Harvard Medical School, de Boston, os cereais representam quase um quarto da refeição. Dê preferência aos integrais, não refinados, ou seja, não despidos da camada externa que carrega os micronutrientes e as fibras. Cabe às fibras, aliás, nos dar a sensação de saciedade e controlar a absorção de açúcares e gorduras pelos intestinos. Os melhores são aqueles submetidos o mínimo possível a processos industriais, como o arroz, a cevada, o farro (um tipo de trigo silvestre, muito duro, que por não ser muito rentável fora quase esquecido, mas que agora voltou com sucesso às mesas), o trigo e o milho.

3. Um quarto: proteínas

Será que ainda é preciso dizer que a carne vermelha não é a única fonte de proteínas que existe? A melhor opção é alternar os tipos de mostruário proteico, que não deve representar mais que um quarto do almoço e do jantar. Deve-se dar particular atenção aos legumes, às castanhas (nozes, avelãs e amêndoas) e às sementes (desde as de girassol até as de abóbora).

4. Temperos com gorduras boas e aromas

As gorduras boas são indispensáveis. O azeite de oliva extravirgem, típico da cozinha mediterrânea, e os demais óleos de sementes (extraídos a frio), por exemplo, são fontes de ácidos graxos saturados que funcionam como varredores das artérias, protegendo-nos da aterosclerose.

O tempero perfeito não passa sem elas, desde que não se abuse da quantidade. Também é aconselhável usar ervas aromáticas, protetoras por natureza e boas para reduzir a necessidade de sal.

5. Abram alas aos Smartfood

Os Smartfood são alimentos derivados do reino vegetal, que os peritos do Fundo Mundial para a Pesquisa sobre o Câncer nos incentivam a explorar. Frutas e verduras formam metade do almoço e do jantar smart. Mais um quarto cabe às proteínas, mas também neste nicho temos as fantásticas leguminosas. Tudo temperado com azeite, de preferência extravirgem, ervas aromáticas e especiarias.

Os vinte **Longevity Smartfood**, além de ricos em substâncias benéficas, contêm moléculas que demonstraram, em análises laboratoriais e testes com animais, influenciar os genes que regem a duração e a qualidade da vida. Todos podem ser facilmente encontrados e, com surpresa, o chocolate integra essa lista:

Laranja vermelha (de casca alaranjada, mas vermelha por dentro)
Aspargos
Caqui
Alcaparras
Repolho roxo
Cereja
Chocolate amargo (com pelo menos 70% de cacau)
Cebola
Cúrcuma
Morango
Frutas vermelhas (amora, mirtilo, framboesa, groselha)
Alface
Berinjela
Maçã
Pimentas e páprica picante
Batata-doce roxa
Ameixa-preta
Radicchio
Chá-verde e chá-preto
Uva

UM CONSELHO
Mais alimentos de origem vegetal

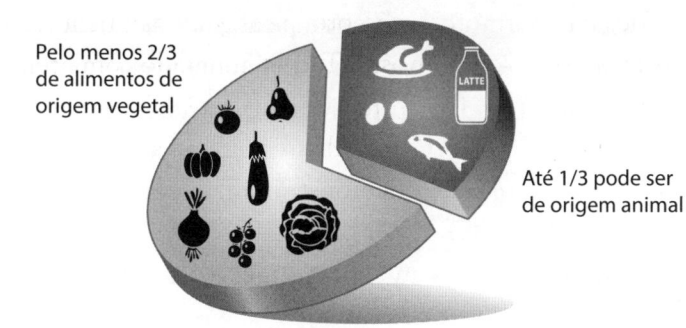

Pelo menos 2/3 de alimentos de origem vegetal

Até 1/3 pode ser de origem animal

Todos os estudos concordam num ponto: devemos comer mais alimentos de origem vegetal, pelo menos 2/3 do total consumido por dia, para reduzir o sobrepeso e os riscos de uma série de patologias. Os alimentos de origem animal, desde o leite até o peixe, não são excluídos, mas não devem representar mais de 1/3 do que se come diariamente. Mais espaço, portanto, para frutas e verduras, cereais integrais e legumes.

Frutas e verduras. Ricas em água e fibras, têm baixa contribuição calórica e são uma importante fonte de micronutrientes.

Leguminosas. Excelente fonte de proteínas. Contêm fibras, fitocompostos e muito pouca gordura (somente 3%).

Cereais. Pois é, o elemento básico das massas também tem origem vegetal. Prefira cereais integrais, principalmente em grãos.

Castanhas e sementes oleosas. São repletas de micronutrientes e gorduras saudáveis, benéficos para o sistema cardiovascular.

Ervas aromáticas e especiarias. Não só enriquecem o sabor dos pratos, evitando o uso excessivo de sal e molhos, como também contribuem com vitaminas, sais minerais e fitocompostos.

Azeite e óleos. Extravirgem de oliva e óleos de sementes extraídos a frio são o melhor tempero. Inúmeras pesquisas apontam os benefícios de seus ácidos graxos, preciosos para o nosso corpo.

Os dez **Protective Smartfood** são alimentos e categorias de alimentos que fornecem vitaminas, minerais como cálcio e ferro, polifenóis e gorduras boas, indispensáveis para o nosso organismo. Demonstraram, nas pesquisas, que podem nos proteger da obesidade e de muitas doenças crônicas. Vamos deixar de lado, portanto, a obsessão pelas calorias e incluir em nosso cardápio grãos integrais e saborear tranquilamente avelãs, nozes e amendoins. Eis aqui os Smartfood que nos livram das encrencas:

Alho
Azeite de oliva
Cereais integrais
Ervas aromáticas
Frutas frescas
Frutas secas
Leguminosas
Óleo de sementes
Sementes oleosas
Verduras

Quais tentações devem ser evitadas

Bem, não podemos evitar algum sacrifício, afinal de contas. As tentações, nas sociedades industrializadas, assumem a forma de batatas fritas, biscoitos, bolachinhas, brioches, salgadinhos, bombons, bebidas açucaradas, embutidos, pratos prontos, aperitivos e coquetéis.

O Fundo Mundial para a Pesquisa sobre o Câncer lançou em 1997 um programa que inclui o estudo sistemático da literatura sobre alimentação e estilo de vida, para preparar um relatório sobre o que de fato tem validade científica.

Peritos confirmaram que uma dieta saudável e variada, rica em frutas e verduras de cores variadas, em cereais integrais e leguminosas (centrada, portanto, em vegetais), tem a capacidade de prevenir o sobrepeso e a ocorrência de câncer.

A seguir, está o que deve ser limitado, ainda que não totalmente eliminado, a partir das recomendações elaboradas em 2007 (uma atualização está prevista para 2017).

Carnes processadas e embutidos. As carnes processadas e os vários embutidos contêm conservantes potencialmente cancerígenos, estão cheias de sal e de gorduras saturadas. Os estudiosos do Fundo Mundial para a Pesquisa sobre o Câncer não querem nem mesmo endossar um consumo modesto e esporádico desses produtos. E os peritos da OMS até chegaram a compará-los, em 2015, ao fumo e ao amianto.

Carne vermelha. Comer um bife de boi, de vitela, uma costela de cordeiro, de cabrito ou de porco não parece perigoso para a saúde, mas é preciso evitar os excessos. As evidências são convincentes.

Alimentos ricos em sal. Reduzir a quantidade de sal significa basicamente limitar o consumo dos muitos alimentos que o contêm, começando pelos alimentos industrializados (até os doces). Devido à presença de sal e de gordura nos queijos curados é melhor comê-los apenas de vez em quando, preferindo os laticínios frescos e magros. Menos sal previne a hipertensão, como bem sabemos, mas também o câncer de estômago, cuja ocorrência aumenta, segundo fortes evidências, quando se consome embutidos em excesso.

Produtos industrializados com alto teor energético. Os alimentos considerados de alto teor energético têm muitas calorias concentradas num pequeno volume, principalmente de gordura e/ou açúcar. Centenas de tecnólogos alimentares e de marqueteiros trabalharam para torná-los mais apetecíveis e sedutores, desde a embalagem até o sabor, pois a finalidade é vender, conquistar o público. Mas exagerar nos lanchinhos, biscoitos e similares aumenta o peso e o risco de doenças patológicas crônicas.

Bebidas açucaradas. Bebidas gaseificadas estão cheias de açúcar e não contêm qualquer outro nutriente. Seu consumo desmedido é a entrada do sobrepeso e da obesidade, com todo o cortejo de patologias relacionadas.

Os mesmos limites caracterizam as bebidas à base de chá ou com porcentagens mínimas de suco de fruta, quase sempre muito calóricas.
Bebidas alcoólicas. O álcool de vinhos, coquetéis, aperitivos, digestivos e de espumantes (champanhe, prosecco e similares) é metabolizado como um composto tóxico. Para evitar riscos, fixamos um limite tolerável pelo organismo. No caso do vinho, corresponde a uma taça por dia para as mulheres e até duas para os homens.

A importância de evitar o sobrepeso

O biótipo magro impôs-se na moda, no cinema e na publicidade como o ideal. É o padrão de beleza do nosso tempo. Talvez represente a obsessão de nos tornarmos "transparentes, parecidos com a imagem diáfana e idealizada das estrelas", como escreveu o filósofo e sociólogo Jean Baudrillard.

Não cabe à ciência dissertar sobre estética. Mas cabe, sem dúvida, à psiquiatria e à medicina tratar da anorexia e das desordens alimentares que podem ser fatais. Todas essas ciências, entretanto, compartilham o interesse pelo excesso de peso. Infelizmente, a relação entre barriga protuberante e patologias crônicas não precisa de demonstração.

Os tumores para os quais dispomos de dados incontestáveis quanto à relação com a obesidade são dez: ovário, endométrio, pâncreas, cólon, reto, mama, próstata, rim, vesícula biliar e esôfago (com ocorrência de até 40% nos últimos dois).

Mas o número de diferentes tipos de tumor relacionados com a obesidade tende a aumentar. Num estudo recente publicado pela revista *Lancet*, onde a conexão entre obesidade-sobrepeso e câncer foi estudada em 5,2 milhões de pessoas, também foi constatada ligação com a leucemia, relação que se intensifica quanto maior o número de quilos excedentes. Às vezes as medidas corporais influenciam o próprio curso da doença.

Estima-se que será possível prevenir as treze formas mais comuns de câncer apenas combatendo o sobrepeso e a obesidade. O risco de tumores cairia em 20%.

Qual a correlação? O tecido adiposo não fica ali, inerte, simplesmente inchando a barriga. Ele se comporta como uma espécie de glândula, que amplifica a produção de hormônios e libera substâncias inflamatórias, dando origem a processos responsáveis pelo câncer e outras patologias.

A leptina é um hormônio produzido pelas células adiposas, tanto em pessoas gordas quanto magras. Numa pessoa saudável, a leptina é secretada com fartura no fim da refeição. Ela comunica ao cérebro que novas reservas de gordura foram estocadas e que, portanto, pode ser enviado um sinal de saciedade e de possível aumento de gasto energético, de aceleração do metabolismo, para reequilibrar a presença de adipócitos (as células que formam o tecido adiposo). Ao contrário, se você jejuar, a concentração do hormônio no sangue se reduz, o gasto energético diminui e você fica com fome.

Por que nos obesos, cujo nível de leptina é extremamente elevado, o apetite não se aplaca e os lipídios não são queimados? Ainda não se encontrou uma resposta definitiva. Uma hipótese sugere que a produção excessiva desregula por completo o delicado sistema que governa a fome. Em outras palavras: os receptores do cérebro acabam se tornando insensíveis ao hormônio da saciedade e deixam de controlar as reservas de gordura.

As alterações metabólicas também reverberam na insulina, o hormônio secretado pelo pâncreas para regular os níveis de glicose depois de uma refeição, para que ele possa entrar nas células e desempenhar o seu papel de combustível do organismo.

O tecido adiposo produz substâncias que reduzem a sensibilidade dos tecidos à insulina. Assim, com a mesma quantidade de insulina, entre os obesos há menor entrada de glicose nas células. E ela permanece no sangue, estimulando maior produção de insulina. São as primeiras fases do diabetes. Estabelece-se um círculo vicioso que leva à extinção da produção de insulina e ao aumento de glicose no sangue.

O tecido adiposo, que afinal de contas é mais um tecido endócrino, também segrega substâncias inflamatórias. Para mencionar algumas, nos obesos aumenta o número de macrófagos, glóbulos brancos que nos protegem de algumas infecções, mas que atraem moléculas pró-inflamatórias como o *Tumor Necrosis Factor* e a *interleucina-6*. E a condição inflamatória, como bem sabemos, é terra fértil para o desenvolvimento de tumores.

Está na hora de acabar com o mito que diz que obesos têm metabolismo lento. Na verdade, é justamente o contrário: quando as calorias que entram são abundantes, aumentam a produção de energia nas células e o acúmulo de gorduras. Quem impulsiona esta hiperatividade são os genes do envelhecimento, que regulam as vias metabólicas.

Com o passar do tempo, a obesidade modifica o epigenoma, conjunto de mecanismos que regem o genoma. Os traços do DNA envolvidos no metabolismo e na longevidade começam a agir de forma diferente, e tudo fica mais complicado. Isso também ocorre porque o efeito no epigenoma não desaparece depois de um lanchinho; ele permanece a médio e longo prazos, podendo até ser transmitido hereditariamente.

Foi provado, por exemplo, que o excesso de gorduras alimentares adormece os genes que codificam os receptores da melanocortina, um hormônio que atua sobre o cérebro apaziguando a sensação da fome. A carência de atividade deste hormônio aumenta o apetite.

Quanto mais cedemos, mais ficamos com fome. Ao que parece, a dieta hipercalórica estimula o nascimento de novos neurônios dentro do hipotálamo, estrutura que harmoniza uma série de processos metabólicos, e que infelizmente se relaciona com hormônios que impulsionam o consumo de comida.

Esta é a base neurobiológica da obesidade, que, como outras formas de dependência, precisa ser tratada em várias frentes.

É um problema gigantesco. Cerca de 68% das pessoas apresentam excesso de peso nos Estados Unidos, 60% na Europa, 57% na Itália (sendo 10% de obesos). Juntamente com os franceses, os adultos italianos são os mais magros entre os europeus, enquanto as crianças italianas apresentam o recorde oposto: são as mais obesas.

Uma dieta pela vida

> ## UM CONSELHO
> ### As regras de ouro para a balança
>
> As regras para mantermos o peso sob controle são poucas e simples:
> – prestar atenção na quantidade e na qualidade da comida no prato e comer menos durante algum tempo (70 gramas de massa, por exemplo, em vez de 80), recorrendo a um nutricionista em caso de necessidade;
> – comer muitos alimentos de origem vegetal;
> – manter-se fisicamente ativo todos os dias, sem se entregar ao sedentarismo;
> – reduzir ao mínimo o consumo de produtos alimentares muito energéticos, em que há açúcares e gorduras em demasia;
> – evitar ao máximo bebidas açucaradas.

É difícil que um regime emagrecedor seja suficiente para quebrar o círculo vicioso que leva ao crescente aumento de peso, tanto que existem centros com equipes de psicólogos, gastroenterologistas, dietistas e outros especialistas para cuidar das pessoas obesas.

Até hoje, infelizmente, as campanhas de prevenção não tiveram sucesso, há interesses econômicos demais por trás dos estilos de vida dominantes, e demasiados condicionamentos culturais. Não podemos baixar a guarda. O assunto deveria envolver não apenas médicos, psicólogos e demais profissionais do setor de saúde, mas também políticos e agentes culturais.

A atividade física prolonga a vida

A atividade acrescenta anos à vida e vida aos anos. Mais magros, mais ágeis, mais saudáveis, mais vigorosos: são inúmeras as vantagens de uma alimentação saudável.

Todos os médicos, sem exceção, recomendam a prática de atividade física. A conclusão imediata é que o conselho se deve à necessidade de queimar calorias. Pois de fato é isso: correr, malhar e caminhar comportam um gasto energético, prevenindo o aumento de peso.

O exercício dos músculos, no entanto, não serve somente para nos tornar esbeltos e transformar nossa barriga num "tanquinho": faz com que adoeçamos menos. E não estamos falando de dorzinhas e mau jeito nas costas, que podem incomodar, mas desaparecem com o treinamento certo. De fato caem os riscos de se ter câncer, doenças cardíacas, diabetes do tipo 2 e osteoporose.

A correlação com a prevenção dos tumores parece justificada diante dos efeitos biológicos da atividade física:

- melhora do sistema digestivo e aumento da velocidade do trânsito gastrointestinal;
- redução da gordura corporal;
- incremento do sistema imunológico;
- aumento da sensibilidade à insulina.

O Fundo Mundial para a Pesquisa sobre o Câncer declarou convincente, em 2007, as evidências de que um estilo de vida ativo nos protege da ocorrência de tumor do cólon e, nas mulheres, do tumor do endométrio e da mama depois da menopausa.

Não é preciso praticar triatlo. Segundo a Organização Mundial de Saúde, atividade física quer dizer "qualquer esforço exercido pelo sistema osteomuscular que se traduz num consumo de energia maior do que aquele em condição de repouso". Para isso, só precisamos de uns poucos estratagemas durante o dia: preferir as escadas ao elevador, descer dos meios de transporte públicos uma parada antes ou estacionar o carro longe do local de trabalho. Os idosos e os preguiçosos podem dançar, cuidar do jardim, passear ou andar de bicicleta de três a cinco vezes por semana.

Quem tem boa vontade, mas não está acostumado a se mexer, deve saber que a recomendação é desenvolver uma atividade física durante pelo menos trinta minutos por dia, não necessariamente seguidos: isso equivale a certos tipos de exercícios, a uma caminhada rápida ou aos trabalhos domésticos. Já para os mais esportivos, é aconselhável meia hora de atividade vigorosa ou uma hora de exercícios de intensidade moderada, de três a cinco vezes por semana.

Vale tudo, cada um pode escolher o programa mais oportuno. O que importa é não ficar o tempo todo esparramado no sofá vendo televisão ou sentado à escrivaninha, hábitos que, além do mais, convidam ao abuso de comidinhas industrializadas e bebidas açucaradas.

O movimento, além do mais, revigora o humor, não só os músculos. Mesmo com uma caminhada de apenas dez minutos aparecem no cérebro as endorfinas, neurotransmissores que produzem sensações de bem-estar: sensações, aliás, que as mesmas endorfinas liberam no nosso cérebro depois de um orgasmo.

Um futuro geneticamente modificado?

Exercícios, dieta, estilo de vida: tudo visa manter a juventude. A ciência largou com bastante atraso nos estudos sobre o envelhecimento. Nossa imaginação considera o processo tão óbvio que não merece ser analisado.

Quando começamos a nos indagar, no entanto, compreendemos que a duração da vida não é predestinada. Os gerontogenes estão ali, no DNA, para cuidar de outras coisas, para nos levar a armazenar energia quando há fartura de comida. Fazer envelhecer, portanto, não é a finalidade deles. Em outros termos, o caminho para o ocaso não é uma necessidade genética. No nosso acervo genético, aliás, temos genes que prolongam a vida! E foi daí que partiu a corrida dos nossos cientistas para recuperar o tempo perdido.

Em 2014, foi testado o fármaco Rapamycin. E, como documentou a revista *Nature*, funcionou: prolongou a vida nos ratos bloqueando *Tor*, o gene que dá partida às manobras do envelhecimento. Infelizmente, não pode ser usado no homem, mas outros remédios virão. No IEO, trabalha-se no desenvolvimento de moléculas smart como fármacos capazes de inibir os gerontogenes.

Uma das aplicações mais importantes dos estudos sobre a longevidade tem a ver com a oncologia, uma vez que muitos genes do envelhecimento são os mesmos que causam os tumores da terceira idade: espera-se identificar substâncias naturais e princípios ativos que refreiem a ação dos gerontogenes, a fim de prevenir a ocorrência de tumores ou para curá-los.

A pesquisa, de qualquer maneira, está cheia de interrogações. Os genes do envelhecimento podem ser modificados? Se estão no nosso sistema, alguns consideram, devem ser úteis. Afinal, não há nada inútil em nosso organismo; somos mecanismos que funcionam como um relógio suíço.

Se os manipularmos, não estaremos correndo o risco de nos prejudicar? Os cientistas que se dedicam ao assunto acham que não, e provaram isso em laboratório. Nos mamíferos, silenciar os gerontogenes e estimular os traços da longevidade não só prolongam a vida como também afastam as doenças da velhice, particularmente o câncer.

No *Homo sapiens*, estas vias genéticas são vias metabólicas, magníficas para assegurar a sobrevivência em épocas em que, entre uma caçada e outra, entre uma árvore carregada de frutos e outra, só havia fome. Acumulavam-se reservas de energia quando se aproveitava uma boa refeição e recorria-se a elas quando a barriga ficava vazia. É por isso que as espécies que nos cercam não se extinguiram, é por isso que pudemos nos reproduzir apesar das privações e do ambiente hostil.

Mas agora, com os homens cercados de fartura, estas manobras ainda têm sentido? A resposta é que os gerontogenes parecem provocar mais danos do que qualquer outra coisa. Na verdade, estão operando o tempo todo, considerando a maneira com que nos alimentamos. Como resultado, o metabolismo funciona a mil por hora, acumulando gorduras, enquanto ficamos doentes e murchamos.

> ## CURIOSIDADE
> ### *Cuidado com as dietas genéticas na internet*
>
> Aposta-se na alimentação personalizada: dentro de algumas décadas, os especialistas poderão definir a melhor dieta para cada um, conforme o seu DNA. Mas atenção: ainda é uma expectativa, não uma realidade. Circulam por aí muitas dietas genéticas, basta dar uma olhada na internet: programas e mais programas hipocalóricos baseados em amostras de saliva e questionários sobre estilo de vida, mas que não oferecem qualquer prova de validade, não permitem juízos sobre a sua real eficácia e sua capacidade de baixar o peso. Até uma dieta da moda, como a do grupo sanguíneo, pode ser considerada genética, mas não há provas científicas de que um regime estudado para o grupo A, O, B ou AB leve a uma maior perda de peso.

Estamos preparados para um futuro de modificações genéticas? Muitos desconfiam deste tema, ficam com medo dos contras que poderão surgir diante de informações preciosas sobre o genoma, e não têm certeza de que seja possível intervir a nosso favor.

Também se agitam antigas bandeiras ideológicas e se confunde pesquisa científica com eugenia, a teoria do melhoramento da espécie que nos remete aos delírios raciais dos nazistas. Devemos pensar bem e ficar atentos, não há dúvida. Mas seria impossível ignorar que a definição da sequência do genoma humano foi um descobrimento histórico, que a compreensão do motivo pelo qual alguns genes se portam de certa forma já se tornou um ponto firme e irrenunciável da medicina.

"Nada deve ser receado na vida, só deve ser compreendido. Está na hora de compreendermos mais para que possamos recear menos." Quem escreveu isto foi Marie Curie, a primeira pessoa a ganhar dois prêmios Nobel, de física em 1903 e de química em 1911. Houve enormes progressos desde que a cientista polonesa, com suas descobertas, contribuiu para o surgimento da radioterapia para os tumores. Novas curas, novos medicamentos poderosos, diagnósticos precoces.

O século 21 teve início com o mapeamento do genoma humano, uma revolução fundamental: tornou possível esquadrinhar o manual de instruções que acompanha o indivíduo desde a primeira fagulha de vida, para constituir o corpo, fazê-lo funcionar e procriar.

Paralelamente, foram analisados os benefícios dos alimentos: descobriu-se o papel das vitaminas, dos sais minerais e das fibras nos tecidos e nos diferentes órgãos, até as pesquisas mais recentes sobre a relação entre DNA e moléculas da longevidade.

Os conhecimentos genéticos podem dar uma enorme contribuição às curas. Barack Obama destinou 215 milhões de dólares do orçamento de 2016 para sequenciar o genoma de um milhão de voluntários norte-americanos e criar um imenso banco de dados que permita aos pesquisadores comparar históricos clínicos e efeitos de fármacos: é a *Precision Medicine Initiative*, o projeto da medicina de precisão, termo escolhido para definir as curas sob medida e os fármacos inteligentes. Pois se percebeu que a própria patologia muda de um indivíduo para outro, e cada um precisa ser tratado de forma diferente.

Haverá quem prefira não se opor ao curso da natureza. Quem achará absurdo povoar a Terra ainda mais e por mais tempo, debelar doenças incuráveis, instruir o DNA para que nos faça envelhecer menos e viver mais. Mas o instinto de sobrevivência é mais forte do que as teorias na história deste mundo. E a ciência o personifica, seguindo adiante entre mil perguntas e dúvidas, mas sempre sem parar.

2
Os Longevity Smartfood

Um pequeno grupo de cientistas dirige as pesquisas em busca das substâncias que mimetizam o jejum, moléculas presentes em determinados alimentos, capazes de influenciar os caminhos genéticos da longevidade da mesma forma com que age a restrição calórica: mais anos a serem vividos, menos probabilidades de contrairmos patologias típicas da idade avançada, como câncer e diabetes.

Já foram estudados vários compostos, todos de origem vegetal, e, no IEO, Pier Giuseppe Pelicci e Lucilla Titta listaram os alimentos mais comuns que contêm estes compostos em quantidade considerável: são os Longevity Smartfood.

Ainda não temos resultados de pesquisas envolvendo seres humanos que os relacionem com uma maior expectativa de vida, mas estudos realizados sobre os efeitos destes alimentos em humanos e animais mostraram benefícios extraordinários para a saúde. Será que podemos relacionar isso com a presença das moléculas smart? É uma hipótese válida.

Pesquisas mostram que as substâncias que mimetizam o jejum dão partida a um processo similar àquele provocado pelo estresse biológico da alimentação escassa: ativam os genes encarregados de aumentar a sobrevivência das células, enquanto silenciam os do envelhecimento que impulsionam a hiperprodução de energia, a renovação celular e o acúmulo de gordura. Desta forma, a despeito da idade, preservam-se as atividades naturais de defesa e de manutenção do organismo.

Uma vez que está provado que a restrição calórica contribui com a longevidade em todos os seres vivos nos quais foi testada, inclusive em macacos, temos bons motivos para supor que as smartmolecules testadas em laboratórios e nos roedores também possam funcionar com os seres humanos.

David Sinclair, um dos diretores, na Harvard Medical School, dos laboratórios dedicados ao estudo dos mecanismos biológicos do envelhecimento, é um caçador de substâncias miméticas do jejum.

A primeira que ele conseguiu isolar foi o **resveratrol**, já conhecido pelos seus efeitos na proteção do sistema cardiovascular: com a sua equipe, comprovou que a molécula encontrada tipicamente na uva prolonga em 15% a vida do verme *C-elegans* e em 29% a da mosca-das-frutas. Para sermos mais precisos, ele ativa o *Sir2*, o gene da longevidade descoberto em 1995, que codifica uma classe de proteínas: as sirtuínas.

Quando o resveratrol faz parte do conjunto químico que envolve o DNA, o epigenoma, ele se liga às sirtuínas, ativa as propriedades enzimáticas delas e dá origem a uma sequência de eventos moleculares que levam a uma sucessão de boas coisas: fazem com que a célula viva mais e aumentam a sensibilidade à insulina, isto é, permitem a entrada da glicose, que desta forma não permanece no sangue e deixa de estimular a produção de insulina (mecanismo que, com o passar do tempo, leva ao diabetes). E mais: parece que provocam o deslocamento das reservas de gordura das células adiposas ao sangue, para então transformá-las em energia dentro dos vários tecidos. Todas essas ações têm lógica, pois os genes da longevidade regulam o metabolismo. Como resposta à carência alimentar, o *Sir2* procura fazer com que o organismo sobreviva, buscando combustível onde e como pode.

Quando a gordura não se acumula, o tecido adiposo diminui a produção de hormônios e de substâncias inflamatórias, os primeiros responsáveis pelo aparecimento de tumores.

Sir2 significa *Silent Information Regulator 2*, justamente porque entre as suas funções há aquela de silenciar vias genéticas que, veja só, são as do envelhecimento. Quando ele entra em cena com as suas enzimas, os gerontogenes se calam.

A versão do *Sir2* dos mamíferos chama-se *Sir1*. E, nos estudos em proveta, Sinclair percebeu que o resveratrol permite que 30% das células humanas sobrevivam às radiações gama, comparado com 10% das não tratadas. Em resumo, o resveratrol ativa as sirtuínas humanas, que por sua vez reforçam as células e as consertam.

Nos mamíferos, foram identificados sete genes que pertencem à família *Sirt* (*Sirt1-7*). Eles são agora o principal alvo dos cientistas no caminho da longevidade.

Como é que a molécula de um alimento pode estimulá-las? Em toda célula, grande parte do DNA organiza-se em estruturas chamadas cromatinas: nelas, os ácidos nucleicos ficam envolvidos por conjuntos de proteínas que os empacotam, as histonas.

As histonas podem ser modificadas por diferentes moléculas, como por exemplo grupos acetílicos, que determinam o nível com que as histonas se compactam em volta do DNA. Quando os grupos acetílicos são removidos (desacetilação), os genes presentes naquela parte do genoma se enroscam estreitamente em torno das histonas, comprimem-se ainda mais e permanecem inativos. É como se ficassem colados, bloqueando a sua leitura.

As sirtuínas, codificadas pelo gene *Sirt2* nos organismos inferiores e pelo homólogo *Sirt1* nos mamíferos, têm a capacidade de remover os grupos acetílicos das histonas. São ativadas quando não há comida, mas também quando alguma molécula dos alimentos se combina com a cromatina. Estas modificações epigenéticas fazem com que os gerontogenes fiquem amordaçados.

MECANISMOS EPIGENÉTICOS

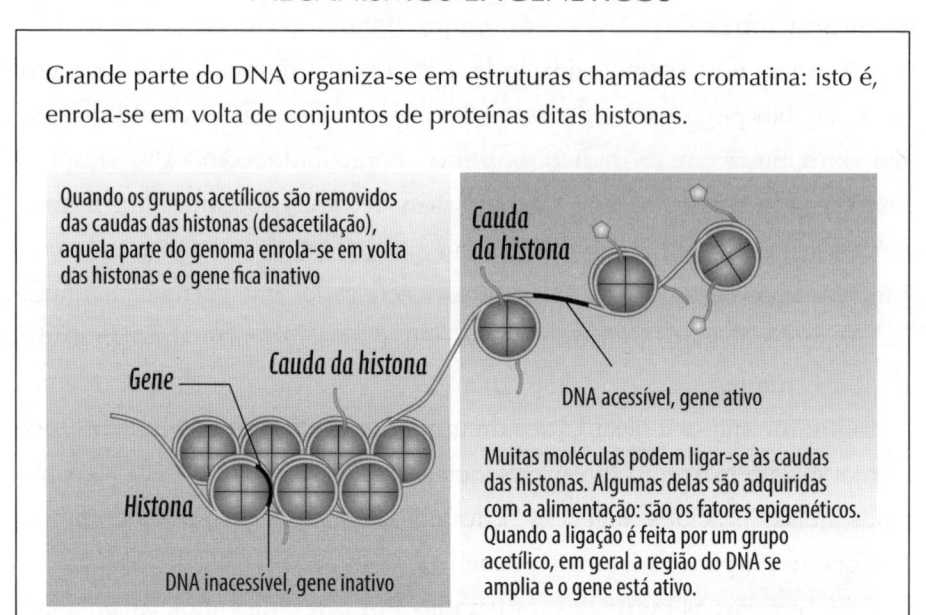

Grande parte do DNA organiza-se em estruturas chamadas cromatina: isto é, enrola-se em volta de conjuntos de proteínas ditas histonas.

Quando os grupos acetílicos são removidos das caudas das histonas (desacetilação), aquela parte do genoma enrola-se em volta das histonas e o gene fica inativo

Gene — *Cauda da histona*

Histona

DNA inacessível, gene inativo

Cauda da histona

DNA acessível, gene ativo

Muitas moléculas podem ligar-se às caudas das histonas. Algumas delas são adquiridas com a alimentação: são os fatores epigenéticos. Quando a ligação é feita por um grupo acetílico, em geral a região do DNA se amplia e o gene está ativo.

Sinclair identificou também a **fisetina**, presente em caquis, morangos e maçãs: ela parece estimular a produção de sirtuínas. Quando a orquestra fica sob a batuta do *Sir2*, entre os "maus" que acabam encostados num canto encontramos *Tor*. *Tor* é sensível aos aminoácidos: depois de uma boa refeição rica em proteínas, tira vantagem da situação e dá a partida àquele mecanismo que torna os seres vivos prontinhos para a reprodução: aumenta o número de células, impelindo-as à reprodução. Mas no jejum, se cala. Assim como fica calado o *p66*, que de outra forma induziria a apoptose, isto é, a morte programada da célula.

No conjunto, o mecanismo favorece a renovação do corpo, mas, ao longo da vida de um organismo, a perda de células é um fator importante de envelhecimento, principalmente nos tecidos não renováveis como coração e cérebro. É por isso que refrear o processo, com as moléculas que mimetizam o jejum, pode promover tanto a longevidade quanto a boa saúde.

É assim que as vias genéticas do envelhecimento e da longevidade parecem funcionar. A palavra está sempre com uma ou outra: produzem proteínas que têm a peculiaridade de se inibirem reciprocamente. Se quem fala é *Tor*, bloqueiam-se as sirtuínas, e vice-versa. Faz sentido, uma vez que regulam a mesma função, o metabolismo. Com fartura de comida, engata-se a hiperprodução de energia, a renovação celular e o acúmulo de gordura; com pouco ou nada para comer cuida-se da salvaguarda do corpo, da manutenção e do reparo de células e tecidos.

As moléculas que imitam o jejum enganam o DNA: modificam a cromatina e, mesmo que se devore um antílope inteiro como os nossos antepassados, mesmo que se siga uma dieta rica em gorduras, conseguem fazer com que alguém como *Tor* seja silenciado e só deixam trabalhar os bons genes. Seria então assim que agem as **antocianinas**, que proporcionam a cor azul ou púrpura às laranjas vermelhas, às frutas silvestres, aos repolhos roxos, às cerejas, às beringelas, às batatas-doces de casca roxa, às ameixas-pretas e ao *radicchio* vermelho. Numa pesquisa de 2010 em que se procurava definir o papel delas na atividade antiproliferativa do tumor do cólon, descobriu-se que inibem *Tor*. É possível que isso aconteça porque promovem a ação da enzima AMPK, uma proteína presente em muitas células que é como um sensor energético: quando o alimento escasseia, mantém *Tor* calado e favorece os processos de manutenção celular.

Para silenciar *Tor*, como foi demonstrado por experiências com animais, também há a **epigalocatequina galato** do chá-verde e do chá-preto. As mesmas pesquisas também evidenciaram a eficácia de três especiarias: a pimenta calabresa e a páprica, graças à **capsaicina**, e a cúrcuma, devido ao seu pigmento **curcumina**.

As moléculas que mimetizam o jejum conseguem reduzir a obesidade entre os animais: isto foi claramente constado numa experiência no IEO, com ratos aos quais havia sido ministrado suco de laranja vermelha. Outra pesquisa provou que, em lugar das antocianinas, o que sobrava era a **quercetina**, cujo efeito protetor cardiovascular já é conhecido.

A quercetina caracteriza cinco Longevity Smartfood: aspargos, alcaparras, chocolate amargo, cebolas e alface.

Num experimento, um grupo de roedores foi alimentado com uma dieta com alto teor de gordura, e outro com a mesma dieta, mas também com quercetina. Os resultados demonstraram que a molécula protegeu os ratos do aumento de peso, da perda de sensibilidade à insulina e da diminuição da tolerância à glicose. A dieta rica em gorduras inibe a enzima AMPK nas células do tecido adiposo, enquanto a quercetina mantém ativa essa proteína evitando a adipogênese, a formação de gordura, com todas as consequências que isso comporta.

Neste capítulo tratamos como protagonistas os vinte alimentos definidos como Longevity. Temos certeza de que contribuem com a longevidade em seres humanos? É possível. E, neste caso, conhecemos a dosagem? Não, não há fundamentos científicos para nos assegurar que um grama de pimenta ou que o suco de três laranjas vermelhas por dia nos livrará dos males da idade avançada. Pelo menos, por enquanto.

A ciência da longevidade e a nutrigenômica estão dando os primeiros passos. O que aprendemos ainda é muito pouco, assim como é pouco o que podemos aplicar às nossas escolhas cotidianas.

Mas, então, vale a pena consumi-los? Sim, claro, sem dúvida alguma. Na hipótese de as moléculas deles copiarem os efeitos da restrição calórica sobre os nossos processos genéticos, usá-los é uma experiência sem riscos que vale a pena. De qualquer maneira, os seus benefícios para a saúde são tão variados e documentados que, a esta altura, teremos pelo menos conseguido uma reserva de substâncias protetoras.

LARANJA VERMELHA

Molécula smart: antocianina

No sopé das encostas do Etna, o vulcão que muge e solta rios de lava sem parar, cresce a laranja vermelha da Sicília. É mais que um fruto, é uma espécie de laboratório químico em miniatura, e quase todas as suas substâncias ajudam a lubrificar as engrenagens do nosso corpo. Mas o que tornou as variedades Moro, Tarocco e Sanguinello as estrelas de pesquisas conduzidas em todo o mundo é a exorbitante quantidade de antocianinas, os pigmentos responsáveis pelo vermelho escuro dos gomos, entremeados de tons purpúreos e matizes violáceos.

As antocianinas estão entre as moléculas miméticas do jejum e, na laranja vermelha, são tão numerosas que tornam o fruto um Longevity Smartfood por excelência.

O SUCO FREIA-GORDURA. Há vários indícios que ligam esta fruta às vias metabólicas que influenciam a longevidade. Em ratos, a administração de laranja vermelha estimula genes relacionados com a duração da vida e tem efeito protetor contra doenças cardiovasculares. E um ramo de pesquisa intrigante no qual trabalha o IEO diz respeito à inibição da adipogênese, isto é, a formação do tecido adiposo estimulada particularmente pelo *p66*, um dos genes do envelhecimento.

Um teste inicial se deu com animais e o resultado foi surpreendente: o suco de laranja não só não provoca aumento de peso corporal, como também impede o acúmulo de gordura. Experimentos subsequentes com culturas celulares e sobre a expressão gênica no tecido adiposo dos animais tratados confirmaram que o consumo de suco de laranja vermelha tende especificamente a modificar o metabolismo lipídico, no sentido de que mesmo na presença de uma dieta rica em gorduras não há formação de tecido adiposo.

Outra pesquisa, publicada pelo *World Journal of Gastroenterology*, demonstrou que a administração de laranja vermelha reduziu os triglicerídeos, o colesterol plasmático e o acúmulo de gordura no fígado nos animais sujeitos, ao mesmo tempo, a uma dieta hipercalórica. Está em andamento, no IEO, um experimento em voluntários. O projeto STAR (Smart Trial Arancia Rossa) avaliará os efeitos do suco de laranja vermelha do Etna em mulheres operadas de tumores e submetidas a uma terapia que, infelizmente, tem como efeito colateral a hipercolesterolemia e o aumento de peso.

É muito cedo, ainda, para se definir a dosagem certa de suco e fazer dele um instrumento de prevenção da obesidade. Mas podemos certamente sugerir, como estratégia dietética, o consumo dos gomos para aplacar a fome. A contribuição calórica das laranjas é muito reduzida (cerca de 40 quilocalorias por 100 gramas), as gorduras são inexistentes, e vale a pena consumir um pouco do albedo, a parte branca, que é mais rica em fibras.

Além disso, imperdíveis mesmo são as antocianinas, as moléculas smart que já mereceram os louros no paraíso dos vegetais devido à enxurrada de efeitos benéficos: defesa contra tumores, aterosclerose e diabetes.

NA COZINHA
O suco pode ser congelado

Um bom suco de laranja vermelha é uma verdadeira panaceia, desde que seja tomado na hora, sem demora, pois do contrário perde o vigor, como costumamos dizer: em contato com o ar os compostos se oxidam e perdem rapidamente a eficácia. A boa notícia é que podemos manter uma razoável reserva de suco durante o inverno guardando-o no freezer, pois as antocianinas resistem bastante bem ao congelamento.

AS PESQUISAS PELO MUNDO AFORA. É preciso haver um arranjo particular entre céu e terra para que as laranjas vermelhas sintetizem tamanha quantidade de antocianina, como acontece nos arredores do Etna, desde a planície de Catânia até a região de Siracusa e em parte de Enna. Aqui, onde a cratera torna fértil o solo, entre o dia e a noite há uma grande excursão térmica no inverno, o clima é seco no período entre outubro e dezembro, quando os frutos amadurecem. Calor, frio e estiagem. E as laranjeiras, justamente para enfrentarem um clima tão hostil, produzem antocianinas como escudo. O espantoso é que estes pigmentos também protegem os seres humanos, incapazes de produzi-los, como as plantas.

Em alguns territórios do Brasil, da Califórnia, da Flórida, da Espanha, do Japão, da África do Sul e do Irã também são cultivadas laranjas vermelhas, por sua vez estudadas e analisadas. Na Flórida, por exemplo, foram isoladas antocianinas numa variedade local, a Budd.

E onde não há antocianinas faz-se o possível para introduzi-las: em Valência experimenta-se a modificação de mudas autóctones juntando a elas um gene encontrado nas vermelhas sicilianas e batizado de *Ruby*. Pois seria justamente o *Ruby*, identificado em 2012 pelos pesquisadores do Projeto Europeu ATHENA, o gene extremamente ativo da fruta cítrica cultivada nos arredores do Etna, responsável pela notável produção de antocianinas. A finalidade é conseguir variedades que permitam o cultivo de forma mais ampla, a fim aumentar a disponibilidade de frutas providencialmente benéficas. A natureza conhece muito bem o seu ofício e nós procuramos imitá-la.

Afinal de contas, nem sabemos de onde começar para enumerar as dádivas das laranjas vermelhas. Grande parte do mérito cabe às antocianinas, claro, mas não podemos nos esquecer dos nutrientes que também encontramos nas variedades amarelas, desde os carotenoides até os mais de 200 tipos de polifenóis (a família de compostos fitoquímicos que compreende os flavonoides, entre os quais a própria antocianina), desde magnésio, potássio, selênio até os terpenos que dão à casca o característico perfume. E há também a vitamina C: as laranjas vermelhas são um verdadeiro fenômeno, contendo cerca de 50 miligramas de vitamina C por cem gramas.

A PROTEÇÃO DO CORAÇÃO. A gratidão às antocianinas deveria vir do fundo do coração. Está provado que desempenham um notável papel protetor sobre todo o sistema cardiovascular, reduzindo os fatores de risco: abrandam a pressão alta, baixam o chamado colesterol ruim (LDL, *Low Density Lipoprotein*), aliviam os estados inflamatórios e aumentam a elasticidade dos vasos sanguíneos.

NA COZINHA
Pontos positivos dos sucos industrializados

Não apenas gomos e sucos caseiros, mas também os sucos comerciais parecem guardar notáveis quantidades de micronutrientes e, por isso, são usados em inúmeros experimentos. Um estudo iraniano de 2012, por exemplo, chegou à conclusão de que eles reduzem de forma significativa tanto a pressão diastólica como a sistólica. Outras pesquisas sugerem que o consumo de sucos de laranja 100% enriquecidos com cálcio e vitamina D, atualmente produzidos por muitas empresas, é de grande utilidade para a saúde óssea e para a luta contra a osteoporose, mas os resultados precisam ser aprofundados. É claro que a escolha deve recair sobre produtos sem conservantes e sem adição de açúcar, compostos de 100% de líquido da fruta (cuidado: não de suco concentrado). Normalmente são encontrados nas gôndolas refrigeradas dos supermercados.

ASPARGOS

Molécula smart: quercetina

Os aspargos encabeçam a lista do seleto número de culturas a serem produzidas numa eventual colônia em Marte, para onde está programada uma missão humana em 2030. Adoram solo ferroso, como o marciano, e dentro de estufas pressurizadas cresceriam imponentes, pois a gravidade do planeta vermelho é um terço da nossa. Seriam um excelente alimento.

Os turiões, como definimos em botânica os rebentos que comemos, contêm justamente ferro, um pouco de vitamina C e muita, muita vitamina K (uma porção de 200 gramas de aspargos contém mais da metade das nossas exigências diárias), necessária para a normal coagulação do sangue e, ao que tudo indica, capaz de prevenir o excesso de perda óssea que pode ocorrer nos idosos.

Os aspargos também têm duas substâncias tão poderosas e obstinadas que podem superar as barreiras do núcleo celular e entrar onde estão guardados os tijolos da vida. Uma é o ácido fólico, ou vitamina B9, indispensável na síntese, no conserto e no funcionamento do DNA e do RNA. A outra é a quercetina, um flavonoide smart.

Após atravessar as paredes intestinais, a quercetina e seus metabólitos (produtos derivados, frutos de modificações durante a digestão) formam um círculo e alcançam a dupla hélice que enrosca os filamentos com as informações sobre o que somos e do que poderíamos ser. Os estudos mais bem encaminhados falam de uma relação de que muito gostamos entre a molécula e as vias genéticas envolvidas na longevidade. Outras pesquisas asseguram que uma alimentação rica em quercetina é uma excelente maneira de manter o coração saudável.

> ## UMA CURIOSIDADE
> *O mistério do cheiro sulfuroso do xixi*
>
> Este assunto, que é desaconselhável tratar quando sentamos à mesa, levanta a questão do motivo pelo qual o xixi, depois de comermos aspargos, tem um cheiro sulfuroso, parecido com o de repolho cozido. Benjamin Franklin, um dos pais fundadores dos Estados Unidos, considerou-o desagradável. Marcel Proust mencionou-o de forma claramente lisonjeira: em sua obra mais admirada, *Em busca do tempo perdido*, lembra o êxtase que despertavam nele os aspargos, que ainda podia reconhecer "quando, depois de comê-los no jantar, entregava-me a noite inteira à brincadeira, tão poética e grosseira quanto um devaneio de Shakespeare, de transformar o meu urinol num perfumador".
> O fenômeno intriga os cientistas. O primeiro estudo remonta a 1891, e até hoje persistem aspectos misteriosos. Ou melhor, compreendeu-se que o fedor, ou o eflúvio, se preferir, depende dos metabólitos voláteis produzidos pelo nosso corpo, moléculas que contêm enxofre. Só que fabricá-los ou não seria uma questão predeterminada pela genética. Uma análise publicada em 2011 pela *Chemical Senses*, conhecida revista que trata da interação entre a química e as percepções sensoriais, estabeleceu que 8% dos sujeitos estudados não produzem metabólitos depois de uma porção de aspargos, enquanto 6%, apesar de gerá-los, não se dão conta do cheiro. Pesquisas anteriores haviam chegado a resultados diferentes, e a palavra final sobre o assunto ainda terá de esperar algum tempo.

PROPRIEDADES DIURÉTICAS E ANTITUMORAIS. O nosso Longevity Smartfood também se mostra proveitoso para a boa forma física. Isso se deve à asparagina, um aminoácido responsável pelo cheiro azedo e que foi isolado pela primeira vez, justamente, em extratos de aspargos. Ela tem propriedades diuréticas, facilitadas pelo elevado teor de água das hortaliças (92%). Outro ponto a favor, em termos de balança, é a presença de fibras e a risível contagem de calorias: 24 em cada cem gramas.

O National Cancer Institute aponta um motivo particular para o consumo de aspargos: eles contêm mais glutationa do que qualquer outro vegetal. Este antioxidante neutraliza os radicais livres e é objeto de atentos estudos na prevenção de alguns tumores.

COMO COZINHÁ-LOS. Mais uma vez, cabe à ciência dar numerosas sugestões culinárias. Para início de conversa, os aspargos devem ser guardados por no máximo dois ou três dias na geladeira (nunca em temperatura ambiente), em recipiente de plástico ou em saquinhos de papel, pois devido ao seu alto teor aquoso murcham facilmente. A colheita acontece na primavera, mas, reunidos em pequenos maços, podem ser congelados, para depois serem mergulhados diretamente em água fervendo.

Evite prendê-los com elástico, pois o cheiro da borracha estraga o sabor. Para mantê-los de pé, na panela, com as pontas fora da água, é melhor usar barbante de cozinha. Nesta altura o importante é minimizar a perda de nutrientes durante o cozimento: aconselhamos aferventar por três ou quatro minutos, em pouca água.

Como temperá-los? Um estudo demonstrou que a absorção de quercetina, molécula da longevidade, é facilitada pela presença de gordura na refeição, e a vitamina K também é lipossolúvel. Uma gordura boa, no caso, é o azeite de oliva extravirgem, que soma suas próprias vantagens às da hortaliça.

CAQUIS

Molécula smart: fisetina

Diospyros kaki é uma das mais antigas árvores frutíferas cultivadas pelo homem. O nome científico tem etimologia grega: *diós* e *pyrós*, "fruto dos deuses". Os chineses chamaram-no de "árvore das sete virtudes", entre as quais a longevidade. Hoje em dia há quem prefira chamá-la de "árvore da paz", porque foi uma das poucas espécies que sobreviveram ao bombardeio atômico de Nagasaki, em agosto de 1945. Metaforicamente, sua obstinação em sobreviver seria transmitida a nós também quando comemos os seus frutos, os caquis.

Segundo os estudos sobre os mecanismos biológicos do envelhecimento, uma molécula presente nele, a fisetina, desempenharia um poderoso papel antienvelhecimento, ligando-se aos genes da longevidade.

A PREVENÇÃO DO ÍCTUS. Antes de ser definida como smart, a fisetina já havia despertado o interesse dos cientistas devido a suas notáveis propriedades. Para começar, seus efeitos sobre os neurônios. Um estudo (metanálise) de 2015 atribui ao caqui um papel terapêutico potencial na prevenção e no tratamento de aterosclerose cerebral, diabetes e hipertensão, conseguindo proteger de danos como o íctus e a isquemia. Os resultados nos são fornecidos principalmente por estudos laboratoriais e precisam ser aprofundados. Da mesma forma que estudos clínicos posteriores, realizados com humanos, precisam de hipóteses que confiram ao fruto atividades anti-inflamatórias, de defesa do sistema imunológico e de escudo contra o câncer (provocando a morte programada das células tumorais do cólon e da próstata) – benefícios que se devem à fisetina e, talvez, também a outros polifenóis, como as catequinas.

Para os orientais, todas estas certezas são confirmadas. O caqui tem uma longa história na medicina tradicional chinesa, onde é receitado para a prevenção de isquemia, pressão alta, angina, aterosclerose e doenças inflamatórias.

Muito popular na China, no Japão e na Coreia, a árvore chegou à Europa cerca de 200 anos atrás, e à Itália, onde teve um sucesso inesperado, no começo do século passado. Emília-Romanha, Campânia e Sicília cultivam intensivamente a planta, cujos frutos, no outono, são exportados para o mundo inteiro.

A UTILIDADE PARA OS OLHOS. Entre os trunfos do caqui encontramos o retinol, uma das formas da vitamina A, assim chamado devido à sua ação específica na retina. O betacaroteno, pigmento que dá a cor alaranjada ao caqui, também é um precursor da vitamina A, útil para os olhos assim como para a síntese proteica e a formação dos ossos.

ALCAPARRAS

Molécula smart: quercetina

Em relação ao peso, nenhum outro vegetal contém maior proporção de quercetina quanto as alcaparras. E é justamente este flavonoide que torna o nosso ingrediente aromático de entradas, pratos principais e acompanhamentos um Longevity Smartfood.

As alcaparras não são frutos, e sim botões florais de um pequeno arbusto cujo nome científico é *Capparis spinosa*. As moitas da planta crescem espontaneamente ao longo da costa do Mediterrâneo, gostam de sol e se insinuam entre muros e rochedos.

GUERRA CONTRA VÍRUS E TRIGLICERÍDEOS. Os seus botões, do tamanho de ervilhas, eram louvados por dois famosos médicos gregos: Dioscórides e Galeno. Nos dias atuais, os cientistas voltaram a se indagar sobre as propriedades terapêuticas das alcaparras. Será que elas são de fato antivirais, antimicróbicas e anti-inflamatórias? Em 2011, segundo uma revisão de todas as pesquisas sobre o assunto, tudo parecia indicar que sim, pelo menos em nível de dados de laboratório.

É a partir de 2013, no entanto, que começaram as experiências com humanos, quando foram observados 60 pacientes diabéticos que consumiram diariamente um extrato de alcaparras. Ainda não entendemos direito o mecanismo responsável, mas graças à composição do alimento foi constatada uma diminuição significativa da glicose e dos triglicerídeos no sangue. Será que a responsável foi a quercetina?

É impensável entupir-se de alcaparras na esperança de conseguir efeitos positivos sobre a saúde. Mas é bom saber que o ingrediente de um molho pode ser um novo aliado, entre outros.

O máximo da atividade benéfica é proporcionado pelos botões frescos, colhidos na estação quente, enquanto o conteúdo de quercetina baixa um pouco com a conservação, assim como se reduz também a concentração do outro flavonoide, o kaemferol (que é estudado no âmbito da prevenção oncológica).

O conselho para as alcaparras conservadas no sal já é bem conhecido por quem tem prática de cozinha: deixá-las de molho até desaparecerem todos os resquícios de sódio.

REPOLHO ROXO

Molécula smart: antocianina

"Inúmeras são as virtudes do repolho, tão numerosas quanto os autores que dele trataram, tanto assim que se queixar do mau cheiro que exala quando é cozinhado quase tornou-se falta de respeito." Assim escrevia Plínio, o Velho, no primeiro século depois de Cristo, citando Hipócrates e outros médicos gregos e romanos. Médicos com os quais, depois de dois mil anos, só podemos concordar. Vários estudos clínicos atribuem às mais de 300 variedades de repolhos e brócolis, da família das brassicáceas (anteriormente chamadas de crucíferas, devido à forma em cruz das suas flores), a virtude de reduzir o risco de desenvolver muitos tipos de câncer.

AS PESQUISAS DOS ONCÓLOGOS. Num estudo da Universidade de Wageningen, na Holanda, foram examinadas algumas pesquisas que demonstram como o aumento do consumo de repolho, brócolis, couve-flor e couve-de-bruxelas pode reduzir o surgimento de tumores no pulmão, pâncreas, bexiga, próstata, tiroide, pele, estômago e mama. Ainda não existe o que os cientistas chamam de prova convincente, mas há inúmeros indícios.

As substâncias antitumorais das brassicáceas que concentram a atenção dos pesquisadores são os glucosinolatos, cuja estrutura compreende uma molécula de enxofre (responsável pelo "mau cheiro" que Plínio mencionava), uma parte açucarada e uma parte não açucarada (aglicona).

Há uma coisa curiosa a respeito dos glucosinolatos: eles são uma defesa das plantas, porque lhes conferem um típico sabor amargo que desencoraja insetos e animais herbívoros, mas também nos protegem quando os assimilamos por meio do consumo de repolho e brócolis, porque se comportam justamente como uma espécie de pesticida, que mata as células tumorais.

Esta ajuda, para sermos precisos, não depende do glucosinolato como um todo, mas sim de alguns dos seus compostos, entre os quais os isotiocianatos, os tiocianatos e as nitrilas. Os isotiocianatos têm o poder de estimular enzimas hepáticas que favorecem a decomposição de substâncias tóxicas e até de reativar o gene *p53*, que é defeituoso nas células tumorais e que tem a tarefa de deter a sua proliferação.

Por sua vez, outra substância das brassicáceas, o indol, parece ser capaz de reduzir o risco de tumores hormônio-dependentes, como o da mama, alterando o metabolismo dos estrógenos. E somente no brócolis está presente, com fartura, o sulforafano, a cuja ação anticancerígena se junta a bactericida contra o *Helicobacter pylori*, que provoca gastrite crônica, úlcera péptica e tumores do estômago.

UM CARREGAMENTO DE VITAMINA C. Poucos sabem disso, mas as brassicáceas contêm tanta vitamina C quanto as laranjas, contribuindo, portanto, para prevenir as moléstias típicas do inverno, como resfriados e gripes, pois a vitamina C ajuda as células a se defenderem e tem um efeito indireto no sistema imunológico. É uma pena que na maioria dos casos os brócolis e similares sejam cozidos, podendo então perder até metade do seu conteúdo de vitamina C.

O repolho roxo, que em suas variedades europeias pode ser vermelho, vence a concorrência com as demais brassicáceas num ponto: ao contrário do brócolis e da couve-de-bruxelas, contém antocianinas, os pigmentos que lhe dão a cor típica e que o premiam com o título de Longevity Smartfood. Como sugerem os estudos do IEO, estas moléculas imitam os efeitos da restrição calórica nas vias genéticas da longevidade.

> ## NA COZINHA
> *Como levar à mesa as substâncias antitumorais*
>
> Entre as substâncias antitumorais das brassicáceas estão os glucosinolatos. Para que eles se portem como exterminadores de células cancerígenas, no entanto, não podem continuar inteiros. Têm de se transformar em isotiocianatos, tiocianatos e nitrilas, os quais, por sua vez, produzem outros compostos essenciais na luta contra tumores.
> Estas classes de substâncias são libertadas por hidrólise (isto é, por efeito da água), graças à ação de uma enzima que se chama mirosinase, presente nos nossos vegetais. A explicação é necessária, uma vez que indica a melhor forma de consumir as brassicáceas.
> Em outras palavras, vamos imaginar que estamos comendo repolho roxo numa salada. Enquanto mastigamos, as células vegetais se fragmentam, e é como se abrissem as duas portas que prendiam, a primeira, os glucosinolatos, e a segunda, a enzima mirosinase. Separados da planta, acabam se encontrando no nosso sistema digestivo, e a mirosinase pode quebrar o composto.
> Mastigar bem e demoradamente permite que as substâncias não fiquem enjauladas, mas cortar o repolho em fatias e triturá-lo já ajuda, porque provoca a soltura de mirosinase com um aumento de compostos bioativos quatro vezes maior do que aquele que encontramos no alimento íntegro.
> Picar o repolho roxo e comê-lo cru numa salada é a maneira mais apropriada para assimilar toda a sua carga nutricional que, em parte, se perde no cozimento.

O PREPARO COMO MANDA O FIGURINO. Como comê-lo, afinal? Cru, numa salada. Um estudo chinês de 2014 analisou detalhadamente o que acontece com o repolho roxo quando está cozinhando.

As antocianinas passam por maus bocados: a perda mais consistente foi observada após a fritura (-62%), mas as coisas não melhoram muito na fervura (-55%) nem no preparo em forno de micro-ondas com muito pouca água (-46,1%). O cozimento mais aconselhável é a vapor, que só joga fora 17,5% de antocianinas.

Refogar e ferver também significa destruir a vitamina C e aniquilar os glucosinolatos (-76,7% na fritura e -76,3% na fervura), pois a enzima deles é muito sensível ao calor e porque são hidrossolúveis, ficando, portanto, na água do cozimento. Os prejuízos com o vapor e as micro-ondas, no entanto, não são excessivos.

As conclusões dos cientistas chineses? O repolho deveria ser comido cru, mas, considerando os hábitos asiáticos (e ocidentais também), não podemos condenar o uso da panela: a recomendação é de deixá-lo cozinhar o menor tempo possível e usar uma quantidade mínima de água.

CEREJAS

Molécula smart: antocianina

"Uma cereja leva à outra", diz um ditado italiano, e é bom que seja assim mesmo. As cerejas deleitam o paladar e talvez possam contribuir com a longevidade. Não têm nada a ver com o pecado da gula. Em seu diâmetro de cerca de 2 centímetros, guardam uma quantidade de antocianinas tão grande que lhes garante a cor vermelho-escuro, quase azulado nos tipos mais valorizados, como o *duroni* de Vignola. Enquanto as saboreamos, elas nos brindam com um punhado de sustâncias smart que talvez possam protelar um pouco mais nosso destino.

UM CONSELHO
Excelentes petiscos para quem está de dieta

Pensar que as cerejas combinam com uma dieta nos deixa bem-humorados, pois elas satisfazem o desejo por doces mesmo tendo muito poucas calorias, apenas 38 por 100 gramas sem caroço (cerca de 130 gramas delas inteiras), e 86% de água. As fibras solúveis enchem-se de água no estômago, proporcionando sensação de saciedade, enquanto a fartura de potássio favorece a diurese.

Exagerar, é claro, contraria o princípio de moderação, ainda mais porque a substância açucarada, o sorbitol, mesmo em doses comedidas tem efeito laxante (o que, no entanto, é uma vantagem para quem sofre de prisão de ventre). Uma quantidade aconselhável é de 20-30 cerejas, mas é oportuno que cada um decida por si mesmo.

O sorbitol, de qualquer maneira, tem uma grande qualidade: é um açúcar reduzido a poliol, isto é, uma molécula de glicose acrescida de elétrons (o termo científico é alditol de glicose), que o organismo transforma em monossacarídeos sem a intervenção da insulina, e isto o autoriza a entrar com todo o direito no cardápio dos diabéticos.

As antocianinas têm um nome tão bonito quanto as cerejas: deriva da união de duas palavras gregas, *anthos* (flor) e *kyanos* (azul). Flores azuis que desabrocham no núcleo das nossas células e enganam os genes da duração da vida, com uma fascinação que enreda o destino gravado no DNA.

As antocianinas não são todas iguais; conhecemos pelo menos quinhentas variedades que pigmentam flores e frutos. A diferença depende das cerca de vinte antocianidinas que as compõem e da maneira com que se ligam a um ou mais açúcares. Nas cerejas há principalmente três tipos de antocianidinas: a peonidina, a pelargonidina (que também aparece nas framboesas) e a cianidina, a mais comum, também presente no repolho roxo e nas amoras. Resumindo, é uma verdadeira avalanche de pigmentos, como demonstrou um estudo italiano que examinou 24 variedades que crescem na Sicília. Elas vão se espalhando pelo corpo, com benefícios que vão desde os vasos sanguíneos e parecem se espalhar até em nível genético.

Nas pequenas frutinhas, colhidas entre fins de maio e julho, a ação dos antocianos se junta à dos compostos fenólicos, que tornam tão vivos os tons escarlates da cor, e um tanto azedinho o sabor. Em testes de laboratório, os compostos fenólicos (no caso das cerejas, derivados em sua maioria dos ácidos hidroxicinâmicos) parecem ter o poder de refrear a proliferação das células tumorais.

UMA ARMA CONTRA A GOTA. A cereja continua sendo estudada e venerada. No Japão, a floração primaveril das árvores é uma celebração, o *hanami*, um rito de contemplação que tem origens milenares. E os cientistas prestam homenagem ao espírito sagrado que o fruto tem em lendas e mitologias descobrindo novas propriedades, sejam elas devidas às antocianinas, aos ácidos fenólicos, aos sais minerais ou à vitamina C.

Uma pesquisa do Western Human Nutrition Research Centre, na Califórnia, destaca capacidades anti-inflamatórias capazes de aliviar os ataques de gota, baixando os níveis do ácido úrico. Outro estudo, escandinavo, sugere que o suco de cereja poderia proteger os desportistas dos danos oxidativos. Tudo isso, no entanto, precisa de mais pesquisas, de avaliações mais completas.

O que nos alenta, de qualquer forma, é que ao prazer físico de saborear um fruto tão bom podemos juntar a consciência de que uma árvore pode nos brindar com dádivas tão inestimáveis para a saúde.

CHOCOLATE

Molécula smart: quercetina

Ah, o chocolate! Nove entre dez pessoas o adoram. Contudo, mais da metade delas sofre, porque ele é tão bom, consolador e afrodisíaco que, em seu mundo imaginário, surge como um pecado causador de acne, um atentado contra a silhueta e a boa saúde. Mas, nada disso, louvemos o chocolate! Amado, decantado e amargo – isto é, com alto percentual de cacau. É realmente confortante saber que um alimento como este torna a vida mais aprazível e, talvez, até a prolonga.

Era o ano 1000 quando os maias, pioneiros, começaram a cultivar plantas de cacau. Hoje assistimos ao culto do chocolate – até os laboratórios científicos são invadidos por ele. Mais e mais pesquisadores se dedicam a estudar os benefícios de um alimento que se tornou uma síntese de cargas simbólicas.

A última fronteira tem a ver com uma molécula que ele contém, a quercetina, capaz de forçar os genes do envelhecimento a dar marcha a ré. Um Longevity Smartfood, portanto, inclusive porque há inúmeras provas sobre suas propriedades benéficas para o coração.

A AÇÃO BALSÂMICA SOBRE O CORAÇÃO. Aqui precisamos mencionar uma metanálise recente, de 2015, que entre outras coisas questiona como um produto que contém gordura e açúcar pode ter efeitos positivos para nossa saúde. Na Universidade de Leeds, no Reino Unido, compararam-se os vários estudos realizados nestes últimos anos e concluiu-se que o consumo regular de 30-40 gramas de chocolate amargo por dia (um ou dois quadradinhos) consegue baixar a pressão, regular os níveis de colesterol, melhorar a elasticidade dos vasos e a fluidez do sangue. Parece mentira, mas vantagens ainda maiores foram constatadas em pessoas que haviam sofrido danos cardiovasculares e que tinham diabetes.

OS LUGARES-COMUNS. O que o chocolate apronta dentro do nosso corpo continua sendo algo bastante misterioso. Parece que os principais atores da ação balsâmica sobre o coração e as artérias são a quercetina, dois flavonoides (catequinas e procianidinas) e também a teobromina, um alcaloide derivado da cafeína. E é justamente para garantir a presença destas substâncias que sempre recomendamos a escolha do chocolate amargo, com uma concentração de pelo menos 70% de cacau. As pesquisas e o bom senso convidam a saborear um ou dois quadradinhos por dia.

Até os nutricionistas mais precavidos começaram a incluir esta dosagem nas dietas emagrecedoras, para evitar que os que enfrentam o regime fiquem deprimidos.

APROFUNDAMENTO
Chocolate ao leite e branco perdem as moléculas protetoras

Os apreciadores do chocolate ao leite precisam se conformar: pode ser que satisfaçam seu paladar, mas a ciência não apoia sua escolha. Um estudo de 2003, promovido pelo Instituto Nazionale di Ricerca per gli Alimenti e la Nutrizione (INRAN, atualmente CREA Alimenti e Nutrizione), revela que o amargo poderia aumentar em 20% a concentração de moléculas protetoras no sangue, enquanto o chocolate ao leite não teria efeito algum. O motivo? As moléculas do leite capturam as protetoras do cacau, os flavonoides. Parece que até o amargo perde toda a eficácia quando acompanhado por um copo de leite e quando o cacau amargo acaba na xícara da refeição matinal.

O chocolate branco, então, tecnicamente nem deveria ser considerado chocolate, uma vez que não contém cacau, mas sim somente manteiga de cacau (20%), açúcares, leite ou derivados.

As comilanças, de qualquer maneira, não são amigas nem da balança nem da saúde, como podemos facilmente entender: 100 gramas de chocolate escuro contêm nada menos do que 33 gramas de gorduras e 500 calorias. Vale a pena dar uma lida no rótulo: melhor se, entre os ingredientes, só aparece a manteiga de cacau, e não outras gorduras vegetais, além dos já mencionados 70% de cacau.

Duas observações, apenas para acabar com alguns lugares-comuns. O chocolate amargo, consumido em quantidade aceitável, não altera os níveis de colesterol no sangue (pelo contrário) e não provoca acne, no sentido de não haver provas que demonstrem a correlação com as espinhas.

"Come chocolates, pequena; come chocolates!", diz Fernando Pessoa no poema "Tabacaria". "Olha que não há mais metafísica no mundo senão chocolates." Um halo místico envolve o cacau desde os tempos dos maias e dos astecas, e permanecem a surpresa, o espanto, até mesmo entre os cientistas. Em algumas experiências procurou-se entender se as moléculas do cacau, tomadas individualmente, poderiam dar os mesmos resultados satisfatórios. Neste caso, seria possível isolá-las e transformá-las em suplementos alimentares. Mas nada disso: os flavonoides e a teobromina, sozinhos, não proporcionam uma proteção similar. Fica a convicção de que fantástica mesmo é a mistura combinada pela natureza na planta e transformada em chocolate pela ação humana.

CEBOLA

Molécula smart: quercetina

Por que picar cebolas nos faz chorar? Por que comê-las cruas deixa o hálito impregnado? É a pequena vingança a que devemos nos submeter quando agredimos este bulbo, como fazem os parasitas. O órgão subterrâneo, que é o artífice da reprodução assexual da planta, defende a sua integridade desencadeando algumas moléculas com átomos de enxofre quando sofre algum dano por parte de insetos ou animais (inclusive nós).

Quando "ferimos" a cebola, os sulfóxidos se combinam com uma enzima que, com a ajuda de outra enzima, se transforma em substâncias voláteis. Ao entrar em contato com o humor aquoso do bulbo ocular, tornam-se ácido sulfúrico, que irrita e provoca as lágrimas. A solução é cortar a cebola em água corrente ou molhar a faca, pois as substâncias irritantes são hidrossolúveis.

Assim que as moléculas sulfurosas param de nos fazer lacrimejar, começam a criar problemas para os outros, porque após a digestão voltam à boca e criam o mau hálito. Devemos, então, botar para correr a cebola crua? A halitose pode ser aliviada esfregando dentes e língua, principalmente a parte perto da garganta, mas para os amantes é sempre aconselhável uma degustação em dupla.

ESCUDO CONTRA O TUMOR DO ESTÔMAGO. É preciso deixar claro que, à parte o incômodo individual e social, os compostos sulfurosos que defendem a cebola também são uma arma a nosso favor: segundo o Fundo Mundial para a Pesquisa sobre o Câncer, eles desempenhariam um papel ativo na prevenção do câncer de estômago. Este tipo de tumor pode surgir após uma infecção de *Helicobacter pylori*, a bactéria responsável por úlceras e gastrites. Afastar o pesadelo de neoplasias das vias digestivas poderia ser o poder antibiótico da alicina, o composto sulfuroso típico da cebola.

E não é só. O coquetel de substâncias sulfurosas e de polifenóis do bulbo também parece ser uma eficaz proteção para o coração. É a conclusão de um amplo estudo de 2008 do Instituto Mario Negri, de Milão, a respeito de 760 pessoas que haviam sofrido um ataque cardíaco e de 682 indivíduos saudáveis (que representavam o grupo de controle). Nos resultados, publicados no *European Journal of Nutrition*, conclui-se que comer uma cebola por semana reduz o risco de infarto em até 20%.

Duas moléculas benéficas para o sistema cardiovascular fazem rima: alicina e quercetina. A primeira contém o enxofre, e também aparece em outras plantas, como o alho e o alho-poró, e a segunda é um flavonoide que, entre as liliáceas, está presente apenas nas cebolas (branca, dourada e roxa) e nos aspargos. A quercetina, sem dúvida, é uma das moléculas da longevidade que hoje merecem nossa mais atenta observação.

A cebola roxa é mais rica em polifenóis e contém mais outra combinação química capaz de ligar-se às vias genéticas da longevidade: a antocianina, o pigmento vermelho arroxeado.

CRUA OU COZIDA? Cebolas são um Longevity Smartfood. Mas não podemos dizer o mesmo dos *onions rings*, os anéis fritos servidos por redes de fast-food, tão ao gosto dos norte-americanos. E tampouco do refogado dos pratos mediterrâneos, não só devido à gordura destes preparos. O problema é que os compostos fenólicos e sulfurados, que nos fazem bem, não resistem ao calor e são perdidos durante o cozimento.

Não é fácil converter-se à cebola crua, que faz a felicidade de quem a come em saladas com tomates e nos crustáceos à catalã. A química ensina que triturar e mastigar demoradamente torna biodisponíveis os compostos sulfurados: eles se formam quando os sulfóxidos entram em contato com a enzima alinase, que sem o corte ficaria quietinha em seu nicho, na cavidade da célula vegetal.

> ## NA COZINHA
> *Como preparar o refogado*
>
> A tradição gastronômica organizaria uma revolta só de pensar em desistir do refogado, embora ele não seja propriamente a coisa mais saudável do mundo. Eis aqui a maneira para torná-lo, pelo menos, mais smart:
> – corte a cebola em fatias bem finas, para que murche rapidamente;
> – coloque-a na frigideira com pouco azeite, ainda frio;
> – junte um fio de água, a fim de baixar a temperatura na panela ou frigideira (a água faz com que não se superem os 100 graus, enquanto o azeite sozinho alcança temperaturas mais altas);
> – logo que a cebola começar a dourar, junte imediatamente os demais ingredientes, para que ela não queime.

Podemos, de qualquer forma, fazer um elogio à cebola cozida, princesa de inúmeras receitas. Perde polifenóis e compostos sulfurosos, é verdade, mas mantém intacta sua preciosa fibra, a inulina. É uma fibra que não só faz o trabalho de todas as demais fibras vegetais, isto é, refrear a absorção de açúcares e gorduras, como também alimenta as bactérias boas do intestino, que nos ajudam a digerir melhor. Quem não suporta vê-la no prato nem mesmo cozida pode recorrer ao processador: neste caso, assim como o tomate, ela acaba se tornando uma parte cremosa do molho.

CÚRCUMA

Molécula smart: curcumina

Na ilha de Okinawa, no Japão, está a concentração mais alta do mundo de centenários e ultracentenários. O fato mais surpreendente é que chegam à veneranda idade em condições de saúde física e mental excepcionais. Envelhecem bem. Alguns continuam trabalhando, outros praticam artes marciais. Sorriem.

As pessoas, por lá, ficam doentes muito mais raramente de íctus ou diabetes, de obesidade ou Alzheimer. A incidência de doenças cardiovasculares é 80% menor do que nos Estados Unidos, a de tumores 40% menor, há menos osteoporose, e até os níveis de colesterol no sangue são mais baixos.

Uma parte do mistério pode ser explicada pela alimentação que se inspira na filosofia *Ishoku-dogen*, que em japonês quer dizer "a comida é um remédio".

As pessoas comem pouco, não ultrapassam 1.100 calorias diárias, alimentam-se com vegetais, muitos peixes, arroz, soja e alga kombu. Um ingrediente consumido em Okinawa, nas sopas ou acrescentado ao chá, é a cúrcuma, o pó que se obtém através da moagem do rizoma de uma planta (a *Curcuma longa*). Na Índia ela é considerada uma especiaria sagrada entre os fármacos naturais da medicina ayurvédica. É usada sozinha ou como base principal do curry.

BARREIRA CONTRA OS ESTADOS INFLAMATÓRIOS. Os nutricionistas começaram a se interessar há algum tempo pela cúrcuma, amada no Oriente há mais de cinco mil anos. Os estudos se concentraram na curcumina, o pigmento que proporciona a intensa cor amarela ao pó. Os resultados nos deixam boquiabertos, pois a substância parece promover toda uma série de relações com o nosso corpo. Uma delas é a capacidade de acabar com os estados inflamatórios, geradores de obesidade, diabetes, doenças cardiovasculares e tumores. Experimentando-a em animais, por enquanto foi demonstrado que a cúrcuma previne a ocorrência dessas patologias não somente através do controle da inflamação, como também agindo diretamente sobre algumas células particulares do fígado e do pâncreas.

Nas experiências com humanos, observou-se um equilíbrio na quantidade de açúcares no sangue dos diabéticos, assim como um aumento do colesterol "bom" (HDL) em detrimento do prejudicial (LDL). Além disso, nos pacientes com aterosclerose, a curcumina leva a uma diminuição dos níveis de fibrinogênio, uma proteína necessária ao mecanismo de coagulação do sangue, diminuindo assim o risco de trombose.

No que concerne ao câncer, não há dúvidas quanto a sua relação com o estado inflamatório e com o estresse oxidativo, ambos combatidos pela especiaria. E mais: experiências in vitro atribuem à cúrcuma a capacidade de refrear o desenvolvimento tumoral através da ação de vários mecanismos.

RECEITAS DE CENTENÁRIOS. Acaba não sendo nem um pouco estranho que a curcumina se inclua entre as smartmolecules. Sua ação parece expressar-se inibindo *Tor*, um dos gerontogenes. Num estudo sobre células de rabdomiossarcoma, um tumor maligno das partes moles, tratadas com curcumina, notou-se claramente uma diminuição da atividade de *Tor*. E poderia justamente decorrer da contenção deste gene do envelhecimento a propriedade antitumoral da molécula, evidenciada no mesmo estudo: a detenção da proliferação celular.

Seria conveniente aprender a usar a cúrcuma também na alimentação ocidental. Não é preciso converter-se às receitas orientais; bastam umas pitadas da especiaria ou de curry nas verduras ou no peixe, durante o cozimento. Com mais uma vantagem nada desprezível: a redução da necessidade de sal.

A cúrcuma se torna realmente uma fera ao juntar-se à pimenta-do-reino, pois uma molécula deste, a piperina, amplifica a ação da curcumina, e ao azeite de oliva extravirgem, uma fonte de gordura que aumenta a biodisponibilidade da molécula smart.

MORANGOS

Moléculas smart: fisetina e antocianina

Vênus chorou, chorou muito sobre o túmulo do lindo jovem Adônis, e as suas lágrimas tornaram-se frutinhas da cor e do formato de pequenos corações. Os morangos, doces, vermelhos e perfumados, só podiam nascer mesmo da deusa do amor. É o que conta o mito latino, "comida das fadas", nas palavras de Shakespeare.

Os cientistas não usam versos para descrever as suas experiências, mas há uma poesia da natureza que podemos descobrir ao folhear os dados listando as virtudes destes frutos, que amadurecem de maio a julho, chegando às vezes até outubro. Numa polpa tão diminuta escondem-se alquimias capazes de encher as células, os vasos sanguíneos, e talvez até os neurônios, de benefícios.

E possuem não uma, mas sim duas moléculas da longevidade, tão mágicas, como diriam os menos fiéis à linguagem de Galileu, a ponto de influir nas vias genéticas do envelhecimento. São elas a fisetina, a mesma de maçãs e caquis, e as antocianinas, que também pigmentam de vermelho as groselhas e as framboesas.

Pertencem, ambas, à classe dos flavonoides, que no reino vegetal defendem as plantas das radiações ultravioletas e, no corpo humano, exercem funções igualmente protetoras.

Às antocianinas são atribuídas atividades antioxidantes e anti-inflamatórias, obstruindo os mecanismos geradores do desenvolvimento de doenças crônicas, diabetes, obesidade, câncer e patologias cardiovasculares.

UMA BARREIRA CONTRA A ATEROSCLEROSE. As pesquisas mais numerosas sobre os morangos são as que estudam o seu efeito no perfil lipídico, isto é, na quantidade e na qualidade das gorduras presentes no sangue: as conclusões têm constantemente salientado uma diminuição do colesterol ruim, o LDL.

O risco de aterosclerose depende particularmente da oxidação das lipoproteínas LDL, com o acúmulo de placas nas artérias, e isso torna claro o bom trabalho desempenhado por antioxidantes como as antocianinas. Além do mais, os resultados das pesquisas foram conseguidos com indivíduos obesos ou com predisposição para doenças cardiovasculares, cujas primeiras melhoras foram notadas quatro semanas após consumirem morangos ou outras frutas vermelhas, numa média de duas porções por dia (300 gramas).

As pesquisas sobre a ação anti-inflamatória são menos numerosas, mas com resultados importantes: provou-se que comer morangos de forma regular, mesmo na baixa estação, reduz a presença de compostos responsáveis pela condição inflamatória. A inflamação é um mecanismo de defesa, mas acaba sendo um problema quando se torna crônica, pois o nosso organismo não consegue mais controlá-la: infelizmente, se transforma na base sobre a qual se desenvolvem o câncer, a obesidade e as patologias cardiovasculares. Pois é, as frutinhas vermelhas ajudam o corpo a lutar contra as inflamações. Mas não é só.

CONTRA A PERDA DE MEMÓRIA. Os morangos possuem uma incrível quantidade de fisetina, mais um flavonoide cujas qualidades excepcionais estão sendo descobertas. Foi reconhecida sua capacidade de dar um empurrão no *Sirt1*, um gene da longevidade, intervindo no ciclo perpétuo de eventos correlatos à idade avançada.

Enquanto isto, uma metanálise de 2013, assinada por autores norte-americanos da Universidade de Wisconsin, examinou pesquisas que merecem a nossa atenção. Logo de início, percebe-se que a fisetina in vitro possui propriedades anticancerígenas graças à capacidade de refrear a proliferação e induzir à apoptose (morte programada) das células malignas. Observou-se este fenômeno, por exemplo, nas culturas celulares de tumores do cólon, da próstata e do pâncreas, e nos melanomas (tumores da pele). Graças às antocianinas, as frutas vermelhas desempenham um papel de proteção também no que diz respeito ao intestino, ao estômago, ao ovário e aos rins, como mostram alguns estudos conduzidos na Itália (com o amparo da AIRC, Associazione Italiana per la Ricerca sul Cancro). A partir de estudos que ainda precisam de análises complementares, parece que a fisetina é capaz de livrar os neurônios das consequências do passar dos anos, como a perda de memória, e dos danos da isquemia e das demências.

CURIOSIDADE
Uma porção já satisfaz a necessidade de vitamina C

Os morangos têm um exorbitante conteúdo de vitamina C. Basta saber que a nossa necessidade diária está entre 85 miligramas nas mulheres e até 105 nos homens, e que uma porção de morangos (cerca de 150 gramas) nos presenteia com nada menos que 80 miligramas. A vitamina C estimula as defesas imunológicas, facilita a absorção do ferro, participa da síntese de hormônios e de neurotransmissores. Dá uma ajuda anti-idade à pele, porque estimula a produção de colágeno. E os alimentos que a possuem com fartura, segundo um informe científico internacional de 2007, poderiam desempenhar um papel importante na prevenção dos tumores do esôfago.

Claro, são muitos os vegetais que têm esta vitamina que, no entanto, se perde na água e em altas temperaturas. Com os morangos, não há problemas. A melhor maneira de apreciá-los é ao natural: não precisa acrescentar nada, muito menos açúcar. O desejo de doçura é satisfeito pelo sabor em si, e as calorias mantêm-se em valores mínimos (27 em cada 100 gramas).

FRUTAS VERMELHAS

Molécula smart: antocianina

Entre a vegetação rasteira que vinga no clima úmido dos bosques encontramos os mirtilos, as groselhas, as framboesas, as amoras e os morangos silvestres (menores que os cultivados, mas muito mais saborosos). Os anglo-saxões dão a todas estas frutinhas o nome genérico de *berries*.

As variadas cores, do preto ao vermelho, dependem dos pigmentos que as caracterizam: as antocianinas, moléculas smart que dialogam com os genes da longevidade e assim afastam o envelhecimento e os tumores. Cada fruto possui quantidades diferentes e qualidades variadas destes conjuntos orgânicos: as framboesas, por exemplo, são particularmente ricas em pelargonidina, enquanto as amoras esbanjam cianidina. De qualquer maneira, brindam-nos com suas vantagens.

FAXINEIRAS DAS ARTÉRIAS. Estudos nos dizem que as antocianinas protegem o coração e o sistema circulatório. Parecem Cinderelas que se movem pelos vasos, varrendo as gorduras. E limpam por toda parte: fora com os radicais livres, fontes de decadência celular e moléstias! Fora com substâncias inflamatórias que, com o passar do tempo, podem levar ao câncer! E não é só: também massageiam as paredes dos vasos (endotélio), de forma que as veias, as artérias e os capilares se fortalecem e a circulação melhora. Isso explica por que as frutas vermelhas são prescritas como remédio quando as pernas ficam inchadas e pesadas.

Em todas estas operações, elas são ajudadas por outras substâncias, pois os frutos podem ser pequenos, mas possuem uma incrível concentração de moléculas: fenóis como os taninos, vitamina C e cálcio também entram em cena.

NA COZINHA
Como ter sempre à mão amoras e mirtilos

As frutas vermelhas são colhidas durante poucos meses. Mas podemos manter o estoque pelo ano inteiro. Eis como:

SUCOS. Pesquisas demonstram que as antocianinas também são eficazes nos sucos de mirtilos e de groselhas, desde que sejam integrais, preparados na hora, sem adição de açúcar e não derivem de sucos concentrados.

FRESCOS IMPORTADOS. Framboesas, mirtilos e amoras podem ser encontrados o ano todo nos supermercados. Convém comprá-los? A Itália importa frutas de qualidade e a viagem não acarreta uma significativa perda de nutrientes. O susto fica por conta do preço e da consciência ecológica. Para chegar da América do Sul, os mirtilos percorrem milhares de quilômetros, gastando combustível e emitindo dióxido de carbono. Precisamos parar para considerar a sustentabilidade da nossa alimentação: só pensar em nós mesmos não é suficiente, também precisamos cuidar da imensa casa que nos hospeda, o planeta.

ABAIXO DE ZERO. As frutinhas frescas podem ser congeladas em casa. Foi demonstrado que o frio só altera em mínima parte as propriedades nutritivas. Algumas embalagens contaminadas do produto congelado provocaram casos de hepatite na Europa. Para evitar problemas, precisamos lembrar que o vírus da hepatite A é rapidamente desativado com o calor. Podemos usar à vontade, portanto, amoras e mirtilos congelados no preparo de tortas que vão ao forno, ou fervendo-os por dois minutos, tempo que não destrói os micronutrientes. Está claro, no entanto, que é melhor não usar o produto congelado no preparo de saladas e sorvetes.

DOCES E GELEIAS. Com o cozimento perde-se uma considerável quantidade de polifenóis, é verdade, mas os que sobram ainda nos proporcionam muitos benefícios. Estudos têm mostrado que muffins e geleias, de preferência preparados com quantidade reduzida de açúcar, e doces feitos com farinhas integrais guardam a maioria das suas qualidades nutritivas.

Os mirtilos pretos ou azuis, tanto faz, tornaram-se uma verdadeira paixão entre os cientistas, quase certos de poder documentar sempre um resultado surpreendente, como fica claro numa pesquisa americana publicada em 2010 pela Oklahoma State University. Foram reunidos homens e mulheres que sofriam de síndrome metabólica, uma patologia que na verdade é um amontoado de fatores de risco, desde a obesidade abdominal até a hipercolesterolemia. Um grupo devia tomar, todos os dias por dois meses, um suco de mirtilo (equivalente a 350 gramas de frutos frescos), enquanto a outro era ministrada somente água. Nos membros do primeiro grupo registrou-se uma diminuição da pressão sanguínea, do colesterol LDL e dos derivados da oxidação lipídica (a reação responsável pelas placas ateroscleróticas).

Graças às antocianinas, *ça va sans dire*. Nos mirtilos elas são tão impressionantes que conseguem levantar suas armas mesmo quando enjauladas dentro de um muffin, o bolinho preferido no café da manhã anglo-saxão. Apesar dos açúcares? Apesar do cozimento que desgasta os polifenóis? Isso mesmo, como salientou um estudo europeu de 2014: o muffin contém 42% menos antocianinas do que o suco de mirtilo, mas ainda assim melhora o tom e a elasticidade do endotélio (isto é, do tecido de veias e artérias) dos voluntários.

Talvez nem tivéssemos precisado de uma pesquisa dessas. Mas há algo interessante que decorre dela (além do fato de que comer muffins é saudável): a experimentação acaba com o mito de que "mais é melhor". Às vezes basta uma pequena quantidade para acertar o alvo, o resto é inútil.

A propósito de sabores doces, outra análise verificou que, na geleia de framboesa, a quantidade de uma substância importante, o ácido elágico, aumenta até dobrar em relação ao fruto fresco.

O ácido elágico, presente nas frutas vermelhas, nos morangos e nas romãs, é um fenol da família dos taninos que possui extraordinárias capacidades antitumorais. A sua eficácia em refrear o crescimento das células cancerosas pode ser claramente constatada nas culturas laboratoriais: segundo estudos conduzidos no Canadá, país rico em frutas vermelhas, o composto impede que as células doentes criem vasos sanguíneos para se alimentar (mecanismo definido como angiogênese, típico de muitos tumores).

APAGA-SE A GASTRITE. Os elagitaninos também dão partida a um mecanismo capaz de apagar a gastrite, como demonstrou a Università degli Studi de Milão, em 2013, com um experimento publicado em *PLOS One*: o consumo diário de amoras e framboesas aplaca a inflamação estomacal.

Sobram vantagens também para o intestino, onde vivem microrganismos de toda espécie que se alimentam da comida que não digerimos e não absorvemos. As bactérias boas adoram alguns tipos de fibras, empanturram-se tanto delas que se tornam bem gordinhas e viçosas, até ganharem a sua batalha cotidiana contra o exército dos microrganismos maus, que nos fazem adoecer. Pois é, as frutas vermelhas contêm essas fibras, ditas probióticas, do grego *bios*, vida.

Um experimento de 2011 da Università degli Studi de Milão, em colaboração com a Universidade do Maine, mostrou que o consumo diário de suco de mirtilo (obtido a partir de extrato de mirtilo desidratado a frio e água) durante seis semanas faz proliferar os lactobacilos acidófilos e as bifidobactérias, nossos amigos. A prova estava nas fezes dos que participaram do experimento.

ALFACE

Molécula smart: quercetina

A alface integra o time dos Longevity Smartfoods em todas as suas variedades, desde a romana até a americana, desde a lisa até a roxa crespa. Vale a pena levá-las à mesa: sua molécula de longevidade é a quercetina, mas as folhas também são ricas em sais minerais. Os benefícios com que ela nos brinda são louváveis do ponto de vista dietético e da saúde.

O TRUQUE FREIA-FOME. Um truque para não comer demais é servir a salada como antepasto, não só como acompanhamento.

O cálculo das calorias é risível, entre 15 e 20 por cem gramas, assim como o das gorduras. Para compensar, há fartura de água (94,3%) e bastante fibra para encher a barriga e criar uma sensação de saciedade, controlando assim a absorção intestinal de glicose, gorduras e colesterol.

Em outras palavras, depois da alface o apetite se acalma e, melhor ainda, as massas, o pão e os pratos principais são digeridos de forma a não atrapalhar o equilíbrio de glicemia e insulina. Ótimo para quem quer manter a forma, perder alguns quilos, manter sob controle o diabetes e o colesterol.

Os estudos de uma equipe japonesa provaram, nos ratos, que a quercetina, o fitocomposto smart da alface, pode funcionar como freio para o sobrepeso e os problemas correlatos. Para sermos mais precisos, a experiência tinha como finalidade provar que uma alimentação rica em quercetina poderia aliviar a obesidade, a hiperglicemia e a hiperinsulinemia induzidas por uma dieta com excesso de gorduras, açúcar e colesterol. A molécula parece ser particularmente eficaz para ativar a proteína AMPK, ligada aos genes da longevidade e capaz de inibir o ganho de peso.

> **CURIOSIDADE**
> *Óleo de alface contra a insônia*
>
> Uma curiosidade nos chega do Egito, onde na época dos faraós a alface crescia em pés enormes e era consagrada ao deus Min, protetor da fertilidade. Em 2011 foi publicado no *International Journal of General Medicine* um estudo piloto realizado em Alexandria sobre a eficácia do óleo de semente de alface (preparado e apreciado pelos egípcios) sobre os distúrbios do sono. Os 60 pacientes insones tratados com mil miligramas daquele óleo por dia apresentaram melhora.

Os cientistas japoneses supõem que, também para nós, a quercetina seja um composto alimentar capaz de prevenir as patologias ligadas a um estilo de vida não propriamente ideal.

A molécula aparece em maior ou menor quantidade em todas as variedades de alface, porque os fitocompostos diferem conforme a tipologia e a estação. É extremamente abundante no tipo de folhas roxas, que tem a vantagem adicional de também guardar outras moléculas Longevity, as antocianinas, os pigmentos responsáveis pela diferença de cor.

UMA LIMPEZA EFICAZ. Não podemos deixar de cuidar da limpeza com a devida atenção. A alface, pela forma de ser cultivada e colhida, pode estar contaminada por *Escherichia coli*, uma bactéria capaz de provocar disenterias banais, mas também patologias sérias. Uma pesquisa norte-americana de 2014 salientou que uma lavagem eficaz leva de 30 segundos a 5 minutos.

Quanto ao resto, é só recortar as folhas e o prato está pronto. Omitir o sal e temperar com pouco azeite de oliva são duas sugestões fáceis de assimilar. O vinagre enaltece o sabor, enquanto o limão aumenta a biodisponibilidade do ferro contido nas células.

BERINJELA

Molécula smart: antocianina

A berinjela é cultivada na Índia desde a Pré-História, mas só chegou à Europa em 1400, graças, aos árabes. Atualmente, é um dos símbolos da gastronomia mediterrânea.

Suas moléculas da longevidade são as antocianinas, os pigmentos vegetais que dão a cor roxa azulada à casca. Por isso não faz sentido descascar as berinjelas durante o preparo.

Mas a polpa também não é de se jogar fora. Sua força está no teor de potássio e fibras. A dupla se mostra vencedora para o sistema cardiovascular, uma vez que o potássio equilibra a pressão, abrandando os efeitos do sódio, e as fibras controlam a absorção intestinal do colesterol e da glicose.

OS MELHORES MÉTODOS DE COZIMENTO. As receitas ideais? Como ensinam os livros de cozinha, é aconselhável cortar as berinjelas e deixá-las sorar, para eliminar os líquidos que dão o sabor amargo. Uma vez enxaguadas, começa o preparo. Dois estudos (de 2010 e 2015) analisaram o que acontece com os fitocompostos deste vegetal dependendo dos diferentes tipos de cozimento. A fritura é a forma de preparo que mais aumenta a presença de gorduras (melhor limitar-se a salteá-las rapidamente na frigideira), a fervura com adição de azeite de oliva não só não prejudica a concentração de fitocompostos totais como até a aumenta, e o preparo na grelha reduz em até 50% as antocianinas da casca.

Assim, recomenda-se cozinhar as berinjelas com um fio de água (eventualmente aromatizada com alho), pois elas absorvem facilmente líquidos, uma vez que têm consistência esponjosa. Só no fim se acrescenta o azeite que, desta forma, permanece cru e não perde as suas qualidades. Quem gosta pode dar cor ao conjunto com tomates e perfumar o prato com ervas aromáticas.

Longe de mim afirmar que a *caponata* e a *parmigiana* não são duas experiências inesquecíveis ao paladar, mas no dia a dia é melhor evitar encher de gordura um vegetal que, por conta própria, quase não tem nenhuma (apenas 18 por cem gramas).

E, falando em dietas, há um mito que merece ser mais bem avaliado: a berinjela tem muito ácido clorogênico, um composto apresentado como milagroso no controle do peso, que impulsionou as vendas do café verde, outro vegetal no qual está presente. Por enquanto, porém, não há provas disto e a Autoridade Europeia para a Segurança dos Alimentos (EFSA) fez questão de salientar que faltam estudos clínicos sobre o ácido clorogênico no que diz respeito ao risco de obesidade.

MAÇÃ

Moléculas smart: fisetina e quercetina
(antocianina quando a casca é vermelha)

Pelo que nos conta Voltaire, em 1666, Isaac Newton estava sentado sob uma árvore quando foi atingido por uma maçã. Foi uma iluminação: começou a matutar sobre as diferenças entre o fruto e a lua, que, ao contrário, continuava parada no espaço sem cair em sua cabeça, e acabou pensando na força gravitacional.

A maçã tem uma dimensão mítica, desde Adão e Eva até a bruxa da Branca de Neve, desde a trespassada por Guilherme Tell ao pomo de ouro que Páris doou a Afrodite, desde o símbolo de Nova York até os computadores da Apple. Também ocupa uma fatia considerável do mercado: é o fruto mais consumido na Itália, o segundo nos Estados Unidos. Tão apreciado que a sabedoria popular criou um ditado: *An apple a day keeps the doctor away* ("Uma maçã por dia mantém o médico distante").

É um fato notório que ela faz bem – como todos os vegetais, aliás. Mas os cientistas querem usar o próprio método de Newton para entender por que ela faz todo este bem. A mais recente surpresa vem de uma molécula, a fisetina, a mesma que encontramos nos morangos e nos caquis. É um flavonoide que parece mimetizar os efeitos do jejum diante dos genes da longevidade. Mas agora com uma vantagem: é possível encontrar maçãs praticamente durante o ano todo, e são boas companheiras desde o fim do verão até o começo da primavera.

Enquanto esperamos por novos estudos sobre a nutrigenômica, já sabemos que a fisetina, segundo uma pesquisa americana de 2013 que avaliou estudos in vitro, possui propriedades anticancerígenas, no sentido de conseguir deter a proliferação das células tumorais, e promove a apoptose, a morte programada daquelas células.

NÃO DEIXE DE COMER A CASCA. As maçãs, em quantidade diferente de acordo com a variedade (e há milhares delas), contêm mais dois compostos da longevidade: a quercetina, como as cebolas e os aspargos, e as antocianinas (quando a casca é vermelha). Resumindo, um time de polifenóis que se faz presente até na camada mais externa. Por isso que é aconselhável comer a casca também, com um mínimo de precauções para evitar pesticidas e contaminações bacterianas: basta lavar direito em água corrente e enxugar para tirar qualquer outro resíduo.

A mistura de compostos fenólicos, como tudo indica, parece tornar este pequeno pomo um verdadeiro escudo contra fatores de risco cardiovascular. É interessante saber a maneira com que nos protege: segundo evidências fornecidas por uma metanálise de 2015, as maçãs, após serem reduzidas a uma papa química e terem passado pelo estômago, acabam interagindo com a mais ampla comunidade de micróbios do nosso corpo – a dos intestinos.

APROFUNDAMENTO
A pesquisa: a maçã contra a obesidade

Maçã para emagrecer? Sim, isso mesmo. Corta-fome, fim de refeição, alternativa à própria refeição: a maçã pode até ser a tentação de Adão, mas é uma tentação à qual não devemos resistir, parafraseando Oscar Wilde. Um estudo recente sobre a relação de crianças norte-americanas e obesidade demonstrou que as que consumiam maçã (a fruta, mas também sucos integrais e purê) conseguiam resultados melhores na balança do que as demais.

ADUBO DA FLORA INTESTINAL. Um adulto carrega, em média, um quilo e trezentos gramas de micróbios que, em sua maioria, ficam no morno cantinho onde as substâncias nutritivas são assimiladas e passam para o sangue, e onde o que não se digere é expelido. Nestas operações todas, os "alienígenas" que hospedamos nos ajudam com repercussões que, do baixo-ventre, reverberam para o resto do corpo.

Para a flora intestinal, a fibra da maçã é uma espécie de fertilizante: fornece as substâncias nutritivas aos micróbios e encoraja o desenvolvimento dos de natureza benéfica. Mas as fibras, junto com os polifenóis também contidos na maçã, favorecem um tipo de troca de informações entre as células, que em termos técnicos costumamos chamar de sinalização celular. Graças à maçã, acontece uma comunicação para nós proveitosa no que concerne a funções fisiológicas importantes: permeabilidade intestinal, absorção das gorduras, metabolismo dos sais biliares e dos lipídios, homeostase da glicose. Tudo isso contribui para a saúde do coração e dos vasos sanguíneos. A pectina, um tipo de fibra presente na maçã e da qual a sua casca é particularmente rica, é um formidável caçador de colesterol.

E também cabe à pectina, entre as outras coisas, nos ajudar a resolver os problemas da diarreia: as bactérias da microbiota transformam-na numa espécie de forro lenitivo para as paredes irritadas do intestino. Ou, a fim de combater a prisão de ventre, os médicos recomendam comer uma maçã cozida por dia.

BATATA-DOCE ROXA

Molécula smart: antocianina

Roxa a casca, roxa a polpa, com algumas variedades mais claras, que tendem ao rosado. Não é em toda parte que se encontram batatas assim. Populares na América do Sul, elas começam a ser cultivadas também na Europa. O motivo de ganharem de dez a zero das outras batatas é a presença de antocianinas, os pigmentos que lhes dão a cor e que as tornam chiques para os pratos nobres dos grandes chefes.

Para estes vegetais, as antocianinas são uma garantia contra as doenças e a seca. Para os seres humanos são moléculas de inestimável valor: parece que promovem a longevidade, desencorajam o câncer e afastam os riscos cardiovasculares. Num estudo de 2015 com 15 atletas monitorados durante um período de treinamento, notou-se que o consumo de batatas-doces roxas reduziu os marcadores ligados às inflamações e aos danos causados pela atividade esportiva.

As batatas-doces roxas constam, portanto, entre os Longevity Smartfood por serem ricas em fitocompostos preciosos, não só na casca (como as berinjelas) como também na polpa.

Obviamente, onde é quase desconhecida e difícil de encontrar, o seu consumo constante é praticamente impensável. Mas uma dieta da longevidade não é uma cura que depende de apenas um alimento em particular, como um remédio prescrito pelo médico; ela é uma paleta de matizes, um arco-íris de oportunidades.

BATATAS NÃO BATATAS. Para evitarmos um equívoco botânico, precisamos dizer que a batata-roxa é uma variedade de batata-doce (*Ipomoea batatas*), uma raiz tuberosa que pertence à família das Convolvuláceas. A batata-inglesa, por sua vez, pertence à família das Solanáceas, junto com tomates e pimentões. As diferenças nutricionais mais relevantes são a concentração de antocianinas e a notável presença de equivalentes de retinol (vitamina A) e de carotenoides nas batatas-doces roxas.

Como cozinhá-las? Uma análise de 2015 pesquisou os métodos de preparo, notando que fervura, cozimento a vapor e no forno de micro-ondas aumentam a disponibilidade de antocianinas. Melhor esquecer a fritura, que acrescenta gorduras e calorias a um ingrediente por si só rico em amidos (87 calorias por 100 gramas).

As batatas não são um alimento que permite excessos, pois possuem alto índice glicêmico (ver página 186). O sistema mais saudável para que as batatas-doces roxas não faltem na nossa mesa é o mesmo aconselhado para as demais batatas: cozinhe em água fervente com a casca e espere esfriar.

AMEIXA-PRETA

Molécula smart: antocianina

É só falar em ameixas, que nos lembramos de quão úteis elas são para quem sofre de prisão de ventre. Sim, elas funcionam como laxante natural. Numa revisão de vários estudos realizada em 2014, há não só a confirmação como também a dosagem: 100 gramas por dia do fruto fresco parecem ser uma bênção divina em caso de prisão de ventre (obstipação, ou constipação intestinal) crônica, um problema que atinge um em cada cinco italianos (sendo 80% mulheres). Por quê? Devido às fibras, mas principalmente ao seu açúcar, o sorbitol.

O INTESTINO AGRADECE. O mecanismo é a osmose, a busca de equilíbrio da água. Quando um solvente tem maior concentração de solutos do que outro, isto é, quando tem mais açúcares ou sais, o líquido mais pobre tende espontaneamente a atravessar membranas semipermeáveis e a juntar--se ao líquido rico, até os dois possuírem a mesma concentração.

O sorbitol é um açúcar de difícil digestão e que, por isso, acaba chegando ao intestino. Aqui, pelo princípio osmótico, absorve água, o que dá às fezes uma consistência mais mole.

APROFUNDAMENTO
Ameixas secas previnem a osteoporose

Numa curiosa metanálise de 2009, chegou-se à conclusão de que as ameixas secas fazem bem aos ossos e ajudam a prevenir a osteoporose. Mas ainda não se sabe ao certo qual componente do fruto desidratado é responsável pelo benefício.

Dado que o sorbitol se transforma em monossacarídeos sem a intervenção da insulina, costuma ser usado como edulcorante em produtos industriais (mesmo os aconselhados aos diabéticos) no lugar da sacarose, com o nome E420. Como em algumas balas, por exemplo, onde aparece a advertência: "O consumo excessivo pode ter efeito laxativo."

Nas ameixas secas a concentração de sorbitol é de cinco a dez vezes maior do que na fruta fresca, garantindo, portanto, a ação laxativa. O fruto seco, além do mais, está disponível o ano todo, mesmo depois do verão, quando a colheita acaba.

O produto desidratado mantém os efeitos positivos, mas é mais doce e possui menor concentração de polifenóis. Por isso, na estação, vale sempre a pena escolher os frutos frescos. Ainda mais em se tratando de ameixas-pretas, que juntam aos demais flavonoides as antocianinas, os pigmentos que colorem a casca e que foram identificados como moléculas da longevidade. Há variedades por toda parte, na Europa e nos Estados Unidos, onde cresce a Califórnia Azul, na China e no Japão, onde a ameixa vermelho-roxa é chamada Sangue de Dragão.

A ameixa vermelha, um Longevity Smartfood, também guarda em si boa quantidade de sais minerais.

PIMENTA E PÁPRICA PICANTE

Molécula smart: capsaicina

A capsaicina é a substância química que deixa a nossa boca em chamas quando comemos pratos temperados com pimenta (calabresa ou de outro tipo) ou páprica picante. Nem todos toleram a sensação de ardência na língua, mas, quem gosta dela, fique sabendo que talvez esteja ingerindo uma molécula da longevidade.

Vista sob as lentes dos pesquisadores do IEO, a capsaicina parece refrear os ponteiros do tempo. Desconhecemos, por enquanto, a dosagem certa – são necessários experimentos, testes, provas e mais provas. Tampouco podemos pensar em tornar picante qualquer alimento – não faria o menor sentido.

A capsaicina é um composto muito habilidoso na hora de enganar. Passa a perna nos termorreceptores, ligando-se a eles, pois dispõe da maneira correta para fazê-lo: temos a impressão de que a temperatura aumenta em nossa boca, mas não é bem assim. Quem usa o truque oposto é o mentol, com o aparente frescor das mucosas.

É bom saber, aliás, que de nada adianta beber água para aliviar a ardência: a capsaicina não se dilui facilmente. É melhor comer um pedacinho de pão, que remove fisicamente a molécula dos termorreceptores.

A substância da pimenta, ao que parece, também mimetiza os efeitos da restrição calórica, enganando assim os genes da longevidade. Como ficou patente num estudo de 2013, as células tumorais tratadas com capsaicina apresentaram aumento da atividade da proteína AMPK, exatamente como quando jejuamos, e atenuou-se a expressão de *Tor*, um dos gerontogenes.

REDUÇÃO DO APETITE. Uma das descobertas mais recentes, todas elas igualmente surpreendentes, nos leva a pensar que o sabor picante é capaz de burlar de alguma forma uma série de neurônios, aplacando o apetite.

Foi o que demonstrou um estudo de 2005, publicado no *International Journal of Obesity*. Foram recrutados 12 homens e 12 mulheres que aceitaram fazer as principais refeições no refeitório do centro de pesquisas, dois dias seguidos por semana durante um mês. Meia hora antes do almoço e do jantar ingeriram 0,9 grama de pimenta moída e misturada com suco de tomate, ou então suco de tomate puro, ou cápsulas de capsaicina ou, finalmente, cápsulas de placebo. As sensações de fome e de saciedade foram registradas antes e depois de cada refeição, mas também foi analisada a qualidade, o peso e a contribuição calórica da comida escolhida. Ficou claro que, depois do suco de tomate com pimenta, os voluntários sentiam menos fome, escolhiam alimentos menos gordurosos, e o aporte calórico médio que ingeriam era de 10% a 16% mais baixo do que no caso do suco simples ou do placebo. As cápsulas de capsaicina também tinham algum efeito, mas o resultado era bem menos satisfatório.

Sabores fortes para emagrecer, então? Talvez, pois a relação entre picante e controle do peso foi confirmada em 2014 por um compêndio da literatura científica.

A pimenta e a páprica picante, entretanto, também influenciam o colesterol e os triglicerídeos. Os dados de uma pesquisa de 2006, publicada no *British Journal of Nutrition*, sugerem que uma *chili diet* previne a formação de placas ateroscleróticas (que ocorrem justamente devido à oxidação das lipoproteínas LDL): isso ficou evidente analisando amostras de sangue dos participantes, que diariamente, durante quatro semanas, temperaram as refeições com 30 gramas de pimenta fresca picada.

Em 2015 o *Journal of Translational Medicine* publicou um estudo piloto sobre vinte pessoas que concluiu que o consumo de especiarias, entre as quais a páprica, reduz em 31% os triglicerídeos em circulação depois de uma refeição gordurosa. Observadas no microscópio, as moléculas das especiarias parecem bloquear duas enzimas secretadas pelo pâncreas, a lipase pancreática e a fosfolipase. Cabe a elas quebrar as gorduras ingeridas em moléculas menores, que possam atravessar as paredes intestinais. Inibir estas enzimas, portanto, significa que uma quantidade menor de lipídios chegará ao sangue.

VITAMINA C PARA ABSORVER O FERRO. Merecem louvor os astecas, que não dispensavam a pimenta no preparo da sua comida, e até mesmo nas bebidas à base de cacau. Louvor, também, para a Itália meridional, particularmente para os calabreses, que transformaram sua pimenta numa verdadeira bandeira da gastronomia regional. Entre as inúmeras vantagens, a vitamina C, abundante na especiaria, torna mais fácil a absorção do ferro de legumes e vegetais.

Muito rica da mesma vitamina também é a páprica picante, típica da cozinha húngara, resultado da moagem das sementes de uma variedade de pimentões, entre os quais o *Capsicum annuum*, isso é, a pimenta tipo calabresa, que é a base da especiaria homônima.

RADICCHIO VERMELHO

Molécula smart: antocianina

O *radicchio* é um tanto amargo, pois contém ácido chicórico. Poucos sabem que a substância é um derivado da cafeína. Aparece em todas as plantas que pertencem à família das chicórias, como o *radicchio*, a endívia e a catalônia. Não é por acaso que em alguns supermercados se encontra pó de chicória, com o qual se prepara um substituto do café que tem cada dia mais adeptos.

MENOS DORES DE ARTRITE. Um estudo húngaro de 2011 feito com 27 pessoas saudáveis proporcionou um encorajador ponto de partida para descrever os efeitos antitrombóticos e anti-inflamatórios dos compostos fenólicos, entre os quais o ácido chicórico, presente na infusão de chicória. Um ano antes, aliás, uma pesquisa norte-americana com 40 pacientes que sofriam de artrite, tratados com crescentes doses de raiz de *radicchio* em cápsulas, já mostrava uma melhora: menos dores, menos rigidez.

O *radicchio* roxo acrescenta aos benefícios nutricionais do ácido chicórico o das antocianinas, os pigmentos que dão cor às folhas. São polifenóis que mantêm a saúde dos vasos sanguíneos e protegem o coração. Estas moléculas são estudadas devido à sua capacidade de silenciar os genes do envelhecimento.

Como todos os Longevity Smartfood, esta hortaliça de inverno também não pode faltar numa dieta de controle do peso. Constituída por água (94%) e com apenas 13 calorias, é rica em fibras, fantásticas para regular o equilíbrio intestinal e para dar uma sensação precoce de saciedade. Mais um elogio para o *radicchio* roxo, em todas as suas variedades: ele também contém uma considerável quantidade de sais minerais, principalmente cálcio e potássio.

COMO CONSUMI-LO. Para manter inalterada a concentração dos seus componentes, o *radicchio* deve ser consumido em até três dias desde que foi comprado e guardado na geladeira. É aconselhável comê-lo cru, pois só assim se garante a plena eficácia de suas sustâncias. Se for cozido, não deve ficar no fogo por mais de 8 minutos.

Os mais desprovidos de imaginação continuarão a comê-lo nas saladas: o sal é dispensável, basta um fio de azeite, vinagre ou limão. Os tradicionalistas irão colocá-lo entre os protagonistas do clássico grelhado, mas é bom lembrar que a grelha e o cozimento reduzem o conteúdo de antocianinas. Os cozinheiros mais ousados poderão experimentá-lo em molhos para tira-gostos ou transformá-lo em pesto para massas.

E o que dizer do risoto com *radicchio*? Puro prazer, uma delícia, e os prazeres também prolongam a vida.

CHÁ-VERDE E CHÁ-PRETO

Molécula smart: epigalocatequina galato

O chá é a bebida mais difundida no mundo depois da água. De uns tempos para cá, espalhou-se a saudável moda do chá-verde, originário da China, do Japão e da Índia, mas estudos recentes também promovem o chá-preto, que afinal é o mais consumido.

AS DIFERENÇAS ENTRE OS DOIS CHÁS. A planta é a mesma, *Camellia sinensis*; o que muda é o tratamento dado às folhas, que no verde quase não sofrem modificações, enquanto no preto são maceradas, desidratadas e moídas, o que provoca uma reação de oxidação. O que acontece, então, em nível molecular? Mudam a quantidade e a qualidade de polifenóis e de cafeína.

Os polifenóis são justamente os responsáveis pelos benefícios atribuídos à bebida, principalmente pela categoria dos flavonoides. O chá-verde contém maior concentração de flavonoides simples, chamados catequinas, que com os demais polifenóis constituem nada menos que um terço do peso das folhas. No preto as catequinas são parcialmente convertidas, durante a fermentação oxidativa, em dois flavonoides mais complexos: as teaflavinas e as tearubiginas, típicas somente do chá-preto e que também se mostraram interessantes aos olhos dos cientistas.

Presente em ambos os tipos, a epigalocatequina galato está na mira dos laboratórios já faz algum tempo, mas agora está sendo estudada pelo papel que desempenha nos traços de DNA ligados à longevidade. Neste ponto, a diferença entre os dois chás é gritante: não que seja irrelevante no preto, mas a concentração da molécula é muito maior no verde.

Talvez nem valha a pena mencionar, mas as versões industrializadas não são Longevity Smartdrink. Não passam de bebidas açucaradas com gosto de chá: é só olhar o rótulo. É indispensável o ritual, as folhas e a xícara, como era na época de Confúcio e como continua sendo o hábito dos ingleses. Tempo, paciência e espera são exigências muitas vezes impostas pelas melhores coisas da vida. "A amizade e o amor não se pedem como a água, mas se oferecem como o chá", diz um ditado Zen.

OS EFEITOS SOBRE A PRESSÃO. Preparar uma infusão é um ato de amor com o próprio corpo, sem contar os aspectos meditativos que, de qualquer maneira, têm suas razões de ser. Numa revisão crítica de 2014, que confirma os resultados de metanálises anteriores, foram examinados 11 estudos que avaliavam como tomar chá-verde era capaz de melhorar a condição de 821 pessoas, tanto saudáveis quanto com diagnóstico de doenças cardiovasculares: ficou evidente que o consumo, após 3/6 meses, teve efeito positivo sobre a pressão diastólica e sistólica e no colesterol total, reduzindo as lipoproteínas "ruins" (LDL). As pesquisas não levaram em conta somente a bebida, mas também extratos em cápsula, que parecem ter tido alguma eficácia.

NA COZINHA
Folhas em infusão por pelo menos 5 minutos

As substâncias do chá-verde e do chá-preto precisam passar para a água se quisermos que cheguem ao organismo. Todos os flavonoides são solúveis em água e o processo depende da duração da infusão, que deve ser de pelo menos 5 minutos.

Mesmo que o efeito protetor sobre o sistema cardiovascular tenha sido confirmado, não podemos dizer o mesmo sobre a função anticâncer: precisamos de mais estudos, de mais testes. Que serão feitos, pois já existem todas as premissas: as pesquisas epidemiológicas salientaram que entre as populações que consomem chá-verde com regularidade há um risco menor de aparecimento de tumores e, pelas análises em laboratório, parece que as catequinas refreiam a proliferação das células cancerosas.

NADA DE LEITE OU DE AÇÚCAR. Apesar dos inúmeros informes e das notícias que invadiram a internet, não há provas que confirmem a conexão entre catequinas, cafeína e controle do peso. Este ponto é deixado bem claro num estudo de 2013 publicado no *American Journal of Nutrition*. Ainda assim, o chá-verde e o chá-preto continuam sendo perfeitos em qualquer dieta, porque são completamente desprovidos de calorias. Todos já sabem que não devemos acrescentar açúcar, mas é bom lembrar que o leite também é desaconselhável, pois neutraliza os polifenóis. Nenhuma restrição, para quem assim preferir, quanto ao limão no chá-preto. No caso do chá-verde, não temos conselhos a dar, mas, afinal de contas, a acidez do limão não combina com ele.

Para concluir, a cafeína. O alcaloide, presente nos dois tipos de chá, é o pesticida natural que a planta desenvolve para se proteger. Durante décadas pensou-se que fosse motivo de hipertensão, mas na verdade o seu consumo moderado não parece ter este efeito negativo; os estudos sobre o chá, aliás, parecem demonstrar o contrário: a pressão arterial baixa. A tolerância à cafeína, de qualquer maneira, é individual, e, portanto, é melhor que cada um decida a partir de eventual mal-estar.

UVA

Molécula smart: resveratrol
(na uva preta também estão presentes as antocianinas)

A videira apareceu na Terra vários milhões de anos atrás. Ela é uma planta extremamente antiga, que sempre acompanhou a história do homem. Os gregos consagraram a Dionísio, deus do vinho, os seus cachos tão carregados de bagos, símbolo de abundância.

A uva, afirmam os cientistas, tem tudo para ser uma verdadeira bênção da natureza. Todas as variedades têm um incrível conteúdo de polifenóis, um coquetel que as pesquisas demonstraram estar envolvido num amplo espectro de atividades biológicas. E numerosas pesquisas epidemiológicas parecem confirmar a relação entre o seu consumo e um menor risco de doenças cardiovasculares.

Entre os polifenóis da uva, o mais famoso é o resveratrol (um não flavonoide da classe dos estilbenos), presente principalmente na casca, mas também merecem ser lembrados os flavonóis e os flavan-3-óis, localizados tanto na casca quanto nas sementes.

A uva-preta é a estrela: não só chega a ter uma quantidade de fitocompostos até seis vezes maior do que a verde, mas também possui o gênero de compostos fenólicos que dá a cor vermelha aos frutos, as antocianinas. Isto quer dizer que ela possui duas substâncias da longevidade: as antocianinas e o resveratrol, esta a primeira molécula mimética do jejum presente num alimento a ser isolada e testada.

A diferença com a uva verde de mesa, que também contém resveratrol, parece ser fundamental para os efeitos em nossa saúde. Num teste publicado em 2015, 69 voluntários foram divididos em três grupos. O primeiro consumiu 500 gramas de uva preta-por dia, durante oito semanas; o segundo, a mesma quantidade de uva-branca; e o terceiro, nada. Notou-se que em todos aqueles que haviam consumido o fruto (sempre com casca e sementes) o colesterol havia baixado, mas somente no grupo da uva-preta a redução foi significativa (tanto do LDL quanto do colesterol total). Incrivelmente, a glicemia não havia aumentado, apesar dos açúcares, aproximadamente 75 gramas por porção diária.

Poderíamos, então, passar sem uva e sem outros frutos, tomando em seu lugar o resveratrol ou outros polifenóis em pílulas? Na proteção ao coração, isso não funciona. Uma metanálise de 2013 prova, por exemplo, que o extrato das sementes (a parte mais rica em compostos fenólicos) não faz efeito sobre o colesterol nem sobre os triglicerídeos, ao passo que funciona quando comemos a fruta in natura. Isto nos leva a crer que a influência sobre os mecanismos que nos defendem das doenças cardiovasculares depende da maravilhosa cumplicidade de dezenas de substâncias.

NÃO DEIXE DE COMER AS SEMENTES. E aqui uma palavrinha para os que cortam da sua alimentação os frutos da videira, receando que as calorias façam avançar os ponteiros da balança. Há açúcares, é verdade, mas também temos a fibra, que ameniza o seu impacto. Até existe a ampeloterapia, uma cura à base de uva, tradicionalmente considerada diurética e emagrecedora. Agora, empanturrar-se de uma só comida nunca é aconselhável, pois acabaríamos descartando nutrientes que são indispensáveis. Mas, durante a vindima, no fim do verão, podemos aproveitar os cachos para substituir, de vez em quando, um almoço canônico, para variar o café da manhã, para aplacar um repentino acesso de fome vespertina, para completar uma refeição. Sempre, como se deduz das pesquisas, sem descartar as cascas nem as sementes.

3
Os Protective Smartfood

Os Protective Smarfood também prolongam a vida. Pode ser que suas moléculas não dialoguem diretamente com as vias genéticas da longevidade, mas falam com as células ou com o sistema imunológico, com o estômago ou com a flora intestinal.

E são nomes que fazem bem ao corpo, que protegem, justamente, de doenças e dos quilos extras.

O aliado da qualidade de vida e da linha é o reino vegetal, dizem milhares de pesquisas de milhares de cientistas.

Um vultoso estudo europeu, o EPIC (European Prospective Investigation into Cancer and Nutrition), levado a cabo de 1992 a 2000, investigou, entre outras coisas, a conexão entre o diabetes e o consumo de frutas, verduras e leguminosas. Depois de acompanhar 10 mil pacientes diabéticos, concluiu-se que quem consumia estas categorias de alimentos estava menos sujeito a acidentes cardiovasculares fatais. E mais: a um aumento de 80 gramas por dia no consumo de frutas, leguminosas e verduras estava associada uma redução em 6% do risco de morte.

Numerosos outros estudos também têm demonstrado que uma alimentação baseada em cereais, leguminosas, hortaliças e frutas protege de alguns tumores, de doenças cardiovasculares e do sistema respiratório, do diabetes, da síndrome metabólica, da diverticulite e da constipação intestinal (prisão de ventre).

Esta ação formidável se deve às gorduras não saturadas e às vitaminas, à fibra e aos compostos que só as plantas possuem e que, por isto mesmo, são chamados de fitocompostos (do grego *phytón*, planta).

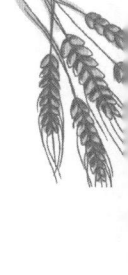

A lista dos Protective Smartfoods é fácil de ser lembrada: verduras, frutas frescas e secas, oleaginosas, leguminosas, cereais integrais e seus derivados e sementes. Para temperar, azeite de oliva, ervas aromáticas e alho. Mas, na verdade, um sem-número de pessoas se farta com almoços e jantares à base de massa, queijos e carne, deixando de lado os pimentões, as peras, as lentilhas. Eis o que essas pessoas perdem, e que nunca deveriam esquecer, para garantir saúde e boa forma.

ÁCIDOS GRAXOS. Vamos deixar claro, logo de início, que os lipídios são fundamentais para a sobrevivência, embora só a menção deles evoque pesadelos com dietas e doenças cardiovasculares. Algumas vitaminas são lipossolúveis, isto é, só podem ser assimiladas quando também há gorduras no sangue, como A, D, E, K, F e Q. E mais: as paredes das células, que regulam a entrada e a saída de todas as substâncias, são formadas pela chamada dupla camada lipídica. Por esses motivos, não faz sentido imaginar um regime totalmente insípido, sem qualquer tempero, somente sopa de verduras, sem ao menos um fio de azeite. No equilíbrio do corpo, isto não funciona.

Nos alimentos, a maior parte dos lipídios está presente na forma de triglicerídeos, isto é, moléculas compostas de uma unidade de glicerol e três de ácidos graxos. Os ácidos graxos dos triglicerídeos, no entanto, têm estruturas químicas diferentes, e é aí que as coisas mudam. Há duas categorias principais:

– **Os ácidos graxos saturados** têm uma conformação linear e rígida, que os torna compactos e sólidos em temperatura ambiente. Estão presentes em maior quantidade em alimentos de origem animal, como manteiga, banha, margarinas de qualidade duvidosa, creme de leite, carnes gordas, embutidos, conservas e queijos curados, e em alguns produtos de origem vegetal muito usados ems produtos industrializados, como óleo de palma, óleo de coco e manteiga de cacau.

– **Os ácidos graxos insaturados** possuem uma estrutura que poderíamos definir como "quebrada", de forma que são líquidos em temperatura ambiente. Dividem-se, por sua vez, em monoinsaturados e poli-insaturados (que compreendem as séries ômega-3 e ômega-6). Estão presentes em Smartfoods como o azeite de oliva, as sementes e as oleaginosas (amêndoas, avelãs, nozes e similares).

Enquanto o consumo exagerado de gorduras saturadas faz subir os níveis de colesterol e glicerídeos no sangue, o consumo de gorduras insaturadas nas doses certas faz com que baixem. A literatura científica prova isso de forma bem clara. Outras consequências do exagero nas gorduras saturadas são o acúmulo de peso e a ação sobre o sistema imunológico. Enquanto as insaturadas fortalecem a membrana celular, que dessa forma fica menos sujeita aos ataques de vírus e bactérias, as saturadas contribuem para o aumento do estado inflamatório.

Portanto, não faz sentido demonizar um alimento a partir do teor de lipídios. Uma coisa é um bolinho frito em óleo de palma, outra bem diferente é um punhado de amêndoas.

Segundo os LARN (Níveis de Referência de Assimilação de Nutrientes e Energia), publicados pela Società Italiana di Nutrizione Umana (SINU), as gorduras deveriam representar de 30% a 35% do fornecimento diário de calorias. Destes valores, as saturadas devem ser limitadas a 10%, mas as mais recentes pesquisas norte-americanas aconselham a não passar dos 7%. Quanto ao restante (a maioria), devem ser monoinsaturadas e poli-insaturadas.

A comunidade científica é unânime em reconhecer que reduzir o consumo de gorduras saturadas e substituí-las parcialmente por gorduras poli-insaturadas é uma arma eficaz para a proteção do coração e dos vasos sanguíneos. Há inúmeros estudos epidemiológicos que provam este conselho (tendo sido o Framingham Heart Study e o Seven Countries Study os primeiros). Numa recente metanálise que fez a média estatística de oito pesquisas, fica evidente que pessoas que tomam ômega-3 e ômega-6 (também dos peixes) numa porcentagem de 8% a 20% do total calórico diário têm o risco de infarto, íctus e demais acidentes cardiovasculares reduzido em 19%.

Os ômega-3 e ômega-6, os principais ácidos graxos poli-insaturados, entraram na linguagem cotidiana porque foram muito louvados pelos jornais e pela publicidade – com toda a razão. Chamados de ácidos graxos essenciais, só podem ser assimilados através da alimentação: o nosso organismo não é capaz de produzi-los a partir de outras gorduras. Entre os dois, o ômega-3 é o mais raro: além do peixe, suas fontes são Smartfoods, como nozes, linhaça, óleos de soja e de linhaça extraídos a frio.

CARBOIDRATOS COMPLEXOS. A onda das dietas hiperproteicas tende a varrer das mesas as entradas, consideradas demônios responsáveis pelo excesso de peso. Ainda assim, as massas, os risotos, o pão e a polenta sempre foram, para os italianos, o cerne da alimentação. A macarronada é um prato símbolo, e os mais premiados chefs se desafiam no preparo de requintados risotos.

Onde está a verdade? Porções exageradas engordam, mas se elaboradas conforme os dados do *Guia nacional para uma alimentação saudável*, são indispensáveis. Em outras palavras, uma entrada de 70 a 80 gramas, no almoço ou no jantar, satisfaz o paladar e dá a energia necessária. Uma pessoa sedentária que coma, no almoço, 120 gramas de massa e mais um pãozinho, irá engordar com quase certeza, o que provavelmente não acontecerá com alguém que pratique exercícios.

Para entender: carboidratos complexos são a nossa principal fonte de energia, a de que precisamos para andar, para levantar um braço, para pensar. Não é por acaso que são definidos como macronutrientes energéticos. Basta analisar o nome para entendermos como eles são: têm uma estrutura complexa (polimérica), fruto da união de vários carboidratos simples, por sua vez formados por monossacarídeos, cujas cadeias principais são amidos e fibras. Digerimos os primeiros, mas não as segundas. E, com a digestão dos amidos, que começa na boca graças à amilase salivar, obtemos a glicose, que entra na corrente sanguínea. Logo que aumenta a glicemia, a insulina entra em cena para reequilibrar a situação: empurra a glicose para dentro das células e, com uma série de reações químicas, a transforma em energia.

O amido também é a principal reserva energética para as plantas. Está concentrado nos grãos, como no arroz e no trigo, ou nas partes da haste que são os tubérculos, como a batata e o inhame. É por isto que as batatas não entram na lista dos vegetais, devido à estrutura que lembra o amido e que a torna parecida com os cereais.

Uma quantidade comedida de açúcares é necessária, mas o exagero leva ao acúmulo de tecido adiposo. Consideramos Smartfood os cereais integrais, cuja fibra interfere na assimilação dos nutrientes, refreando a entrada da glicose no sangue.

FIBRA. Não conseguimos digerir fibras. Para onde vai, então, toda a conversa sobre buscar fibras nos vegetais, nas leguminosas e nos carboidratos integrais? Para o banheiro, onde acaba no vaso, como refugo, e ficam evidentes as vantagens que ela nos proporciona.

Para começar, o volume que proporcionam no estômago. As fibras hidrossolúveis, presentes em quase todos os vegetais, incham em contato com a água e se tornam uma massa gelatinosa, ocupando espaço.

Comer um prato de verduras, de lentilhas ou de cevada tem este efeito: enche. O primeiro problema da dieta está resolvido: uma pessoa não consegue seguir um regime hipocalórico se estiver esfomeada.

Devemos imaginar as fibras como um problema para a digestão e uma solução para a silhueta ideal. Nenhuma enzima é capaz de quebrá-las, portanto elas ficam ali. O estômago leva mais tempo para cumprir com o seu dever, demora mais para soltar o quimo e, portanto, tem de esperar antes de se esvaziar. Como consequência, o apetite reduz.

Quando as fibras chegam ao intestino delgado, se mostram mais uma vez um estorvo, atrapalhando a assimilação dos nutrientes. Contudo, isso significa que glicose e lipídios entram na circulação mais lentamente, permitindo que os mecanismos necessários possam agir com calma, sem irrupção repentina de insulina. E também significa que as fibras funcionam como tampão entre as substâncias inflamatórias e as paredes intestinais, reduzindo o risco de diverticulite e de tumores locais. Elas tornam ácido o ambiente intestinal, como se o desinfetassem, e produzem pequenas moléculas que acredita-se estimular mecanismos que protegem dos danos celulares.

Na verdade, ao fermentar, alguns tipos de fibra também assumem a função de alimento – não para nós, mas para a flora intestinal, a colônia de micro-organismos que hospedamos e que nos ajuda a digerir (a que procuramos reconstituir após um tratamento à base de antibióticos). A inulina, por exemplo, típica das alcachofras, é o alimento das bactérias mais úteis e dedicadas, que desta forma levam a melhor sobre as bactérias nocivas.

No trecho final, as fibras insolúveis, que dão a típica consistência crocante aos cereais integrais, levam consigo as substâncias tóxicas e aumentam o volume e a maciez das fezes, uma vez que absorvem muita água. Em suma: são ótimas para a prisão de ventre.

O Fundo Mundial para a Pesquisa sobre o Câncer declara convincente a afirmação de que consumir 25 a 30 gramas de fibra por dia resulta em uma evidente proteção contra o tumor do cólon, o mais frequente nas sociedades industrializadas. E provas sólidas também estão ligadas à prevenção das doenças cardiovasculares.

Para alcançar esses níveis, é útil consumir diariamente uma farta quantidade de vegetais. Na verdade, o certo seria comer cerca de um quilo. É por isto que as fontes smart são variadas:

– verduras e frutas frescas, de forma a representarem metade da refeição;
– cereais integrais, pelo menos uma vez por dia;
– uma porção diária de oleaginosas, como lanche ou café da manhã (30 gramas de nozes, avelãs ou amêndoas por dia);
– leguminosas pelo menos três vezes por semana.

FITOCOMPOSTOS. Existe uma grande variedade de substâncias de origem vegetal com uma fantástica ação protetora: os fitocompostos. Estas moléculas não podem ser consideradas nutrientes, mas, no entanto, são capazes de modular numerosas atividades biológicas do organismo. Algumas, como sugerem as mais recentes pesquisas do IEO, influenciam as vias genéticas da longevidade e são as peças mais preciosas dos Longevity Smartfood. Mas outros fitocompostos dos Protective Smartfood também merecem a atenção dos cientistas, porque, ao defenderem as plantas de agressões de insetos e parasitas, também nos protegem contra patologias. A classe dos fitocompostos inclui três famílias: os carotenoides, os polifenóis e os glicosinolatos.

- Os **carotenoides** são uma categoria que compreende cerca de 600 compostos orgânicos, entre os quais o betacaroteno das cenouras, o licopeno dos tomates e a luteína dos espinafres.
- Entre os **polifenóis** foram identificadas *smartmolecules* como antocianinas, quercetina e resveratrol, capazes de influenciar os genes do envelhecimento e da longevidade. Os demais compostos da família também mostram relevantes qualidades e nos defendem contra doenças crônicas. Nos dois grupos em que se dividem ao polifenóis, os flavonoides e não flavonoides, encontramos nomes bastante mencionados em pesquisas científicas: lignanas, ácidos fenólicos, flavonas e isoflavonas. As lignanas, amplamente presentes em cereais, frutas e vegetais, e as isoflavonas, extremamente abundantes na soja, são chamadas de fitoestrógenos, por sua capacidade de ligar-se aos hormônios sexuais, reduzindo o risco de tumores hormonodependentes, como os da mama, da superfície interna do útero e da próstata.
- Os **glicosinolatos** têm todas as características para serem bem-vindos no campo da prevenção de tumores. São assimilados através das brassicáceas, também conhecidas como crucíferas, definição botânica que reúne vários tipos de repolhos, couves e brócolis. A sua estrutura com-

preende uma molécula de enxofre, responsável pelo cheiro que muitos acham desagradável.

FITOESTERÓIS. Os fitoesteróis são uma arma natural contra a hipercolesterolemia. São encontrados somente nos alimentos de origem vegetal, particularmente nas sementes (como nas de gergelim e de girassol), nas oleaginosas, nos cereais integrais, nos óleos de grãos e sementes e no azeite de oliva. Eles pertencem à categoria dos lipídios, e têm uma estrutura química parecida com a do colesterol animal. Devido a essa semelhança, durante a digestão ocorre uma competição entre o de origem vegetal e os de origem animal.

É como uma disputa por assentos num "bonde" que transporta as gorduras no intestino, para que sejam assimiladas. O bonde, na verdade, se chama micela, e é uma gotinha composta pelos vários tipos de lipídios ingeridos: estas gotinhas, depois de serem emulsionadas propriamente pela bílis, podem então ser atacadas pelas enzimas da lipólise para chegar ao sangue. Na presença de fitoesteróis, muito parecidos com o colesterol, os receptores intestinais ficam confusos e os deixam entrar no bonde digestivo. Tomam o lugar do verdadeiro colesterol que, fora das micelas, é eliminado nas fezes. Os fitoesteróis no bonde serão absorvidos numa porcentagem extremamente baixa (entre 2% e 5%). Ou seja, quanto maior for a porcentagem de fitoesteróis numa refeição, menor a quantidade de colesterol assimilada.

Além desse mecanismo, estudos recentes salientam uma ação refreadora dos compostos vegetais também na produção de colesterol endógeno por parte do fígado, que constitui 80% do total na circulação.

Estes efeitos resultam, basicamente, numa redução geral do colesterol no sangue e na diminuição dos níveis hemáticos de LDL, o chamado colesterol ruim.

Uma pesquisa da Escola de Medicina da Universidade de Washington criou uma combinação de cardápios com sementes, cereais integrais e oleaginosas, alcançando um patamar de 450 miligramas de fitoesteróis por dia. Depois de apenas um mês de experiência, as análises sobre os voluntários mostraram uma diminuição da absorção de colesterol.

MINERAIS. Os minerais estão presentes em nosso organismo em pequenas quantidades, ou até em mínimos vestígios, mas mesmo assim desempenham funções biológicas importantes. Apesar das lendas urbanas, conseguimos assimilá-los a partir de vegetais, não apenas de alimentos de origem animal.

Obtemos o ferro necessário para as hemoglobinas e para o fígado nas leguminosas, nas hortaliças foliáceas, principalmente os *radicchios* verdes, nas brassicáceas como a couve-flor, de oleaginosas como o pistache, mas também de sementes, do chocolate e das ervas aromáticas. A absorção aumenta se, ao mesmo tempo, consumimos alimentos ricos em vitamina C.

Quem quiser mais fósforo não precisa se empanturrar de peixe: há mais dele nas leguminosas e nas oleaginosas. E o que dizer do cálcio para os ossos? Será que ele está presente somente no leite e derivados? Nada disso. Entre as fontes mais ricas temos leguminosas, verduras de folhas verdes como a rúcula e o espinafre, sementes oleosas como as do gergelim, laranjas, ervas aromáticas e oleaginosas. E também a água: as pobres em sódio podem nos fornecer a mesma quantidade de cálcio que o leite.

PROTEÍNAS. As proteínas, no mundo vegetal, são encontradas principalmente nas leguminosas: associadas ao conjunto proteico dos cereais, nos proporcionam os aminoácidos essenciais necessários. Também são fontes proteicas as oleaginosas, principalmente os pistaches, as nozes e as castanhas-do-pará, e as sementes oleosas.

VITAMINAS. Os Protective Smartfood são uma formidável fonte de vitaminas. Algumas delas já estão prontas, enquanto outras são absorvidas como provitaminas (ou precursores), transformadas por enzimas específicas para que sejam utilizadas biologicamente.

Dividem-se em duas grandes categorias: lipossolúveis, transportadas pelas gorduras e acumuladas no tecido adiposo, e hidrossolúveis (as importantíssimas vitaminas C e do complexo B), que não se acumulam e são eliminadas rapidamente, razão pela qual precisam ser regularmente repostas através da alimentação. Alguns micronutrientes que assimilamos fartamente com os Protective Smartfoods:

– A **vitamina A** (ou retinol), preciosa para os olhos, a pele, os ossos e o sistema imunológico, é introduzida no organismo através do seu precursor, o betacaroteno, que existe em abundância em frutas e hortaliças de cor amarela ou alaranjada, como as cenouras, a abóbora e alguns tipos de melão, e nas verduras de folhas verdes, como a acelga, a rúcula e o agrião.

– O **complexo B** inclui oito vitaminas que são muito difundidas pelo reino vegetal e têm propriedades fundamentais para nós. Os **folatos** (folato, folacina, ácido fólico, também chamados de vitamina B9), em especial, são assimilados através da alimentação, e encontrados com fartura em folhas verdes, nas ervilhas, nas lentilhas, nos muitos tipos de feijão, nos flocos de milho e de arroz, e nas sementes de girassol. O papel deles é crucial na síntese do material genético e na produção de glóbulos vermelhos. E mais: o ácido fólico, que contribui para a produção de moléculas extremamente importantes como o DNA e o RNA, é fundamental na gravidez, a fim de prevenir malformações neonatais que podem aparecer nas primeiras fases do desenvolvimento embrionário, principalmente a espinha bífida. Estudos recentes atribuem aos folatos uma ação protetora contra o câncer de mama. As demais vitaminas do complexo B não são menos significativas. A **B1** (tiamina), por exemplo, abundante nos cereais integrais, serve para a produção de energia e para o tônus muscular. A **B2** (riboflavina) também está envolvida nos processos metabólicos e é encontrada nos cereais integrais, assim como nas folhas verdes.

– A **vitamina C** (ou ácido ascórbico) é a estrela do mostruário vitamínico no que diz respeito à popularidade. A sua ação mais consagrada é a da prevenção de resfriados e de outras moléstias típicas do inverno, uma vez que de fato ajuda o sistema imunológico. Uma função menos conhecida é a participação ativa na síntese do colágeno, a proteína principal do tecido conjuntivo, que fortalece a pele, os capilares, os músculos, as gengivas e os ossos. Além disso, também é antioxidante, pronta a intervir nas células para neutralizar os radicais livres. Onde encontrá-la? Nas frutas cítricas (suco e casca), nos morangos e demais frutas vermelhas, no kiwi, nas verduras (particularmente alface, pimentões e pimentas frescas). Mais uma ajuda importante do ácido ascórbico: contribui para a absorção do ferro dos alimentos. O seu defeito? Perde-se no cozimento e na conservação de longa duração.

– A **vitamina E**, ou tocoferol, é um antioxidante e, portanto, ajuda a combater os radicais livres, inimigos das células, e tudo indica que contribui para o bom funcionamento do sistema nervoso central. É encontrada nas sementes e nos óleos delas derivados, no azeite extravirgem, nas oleaginosas e, em menor quantidade, em alguns tipos de peixe. As avelãs, por exemplo, são uma ótima fonte: quinze delas são suficientes para fornecer mais de um terço das necessidades diárias.

– A **vitamina K**, ou filoquinona, regula a síntese de alguns fatores da coagulação do sangue. É encontrada com fartura nas folhas verdes, nas frutas frescas e nos cereais, e, em quantidade mais modesta, nas leguminosas.

ALHO

Contra os vampiros, o alho é uma ótima arma, contam as lendas europeias. Já não se veem mais vampiros, a não ser nos filmes e nas metáforas, mas o fato de o alho ser apontado como remédio contra seres que sugavam sangue diz muito sobre as propriedades terapêuticas atribuídas ao bulbo desde a Antiguidade.

Acredita-se que era um dos ingredientes fornecidos aos escravos que construíam as pirâmides, para dar energia e mantê-los em forma, e médicos medievais usavam máscaras umedecidas com suco de alho como proteção contra as infecções.

Pesquisas atuais concordam com o folclore: tudo indica que o alho, de fato, tem propriedades antibacterianas. O Fundo Mundial para a Pesquisa sobre o Câncer considera quase certo que seja capaz de refrear a proliferação do *Helicobacter pylori*, o micro-organismo que se aloja no estômago e provoca diversas mazelas.

Foram necessários estudos de dois pesquisadores australianos para demonstrar que a gastrite e a úlcera péptica podem ser de origem bacteriana. Barry Marshall chegou a ingerir ele próprio o *H. pylori* para provar sua teoria. Ficou famosa a sua frase: "Estavam todos contra mim, mas eu sabia que estava certo." A história acabou quando ele e o colega Robin Warren foram agraciados com o prêmio Nobel em 2005. Desde então, bastam um teste do hálito e antibióticos para debelar a bactéria e a úlcera.

A comunidade científica mostra-se disposta a considerar que o alho previne a ocorrência de tumores estomacais justamente porque mantém sob controle o *H. pylori* e, portanto, o avanço de um estado inflamatório que pode ser uma das origens da neoplasia. Parece, também, que o alho protege do câncer do cólon.

Os benefícios se devem aos compostos sulfurosos, os mesmos encontrados na cebola, no alho-poró, na echalota, no brócolis e no repolho. A molécula sulfurosa mais ativa no alho é a aliina. Porém, as coisas nunca são tão simples quanto a gente imagina. A aliina, por si só, não ajuda muito, não tem qualquer função biológica. Ela só se torna útil quando se junta a uma enzima, a alinase, presente nos vacúolos, as pequenas bolsas das células. Só a enzima pode transformá-la em alicina, o princípio ativo que produz o forte aroma do alho e é responsável pelos seus benefícios medicinais.

Celebrar o matrimônio entre aliina e alinase é um assunto que deve ser resolvido na cozinha. Picar, triturar: quanto mais se parte o tecido celular do alho, mais alicina é produzida. O olfato dá a pista: os dentes esmagados têm um cheiro muito mais forte do que se apenas cortados ao meio.

CURIOSIDADE
Remédios contra o bafo de onça

A alicina é uma substância volátil: uma vez absorvida e liberada na circulação sanguínea, passa aos pulmões e reaparece na expiração e na transpiração da pele. Como amenizar o mau cheiro no hálito? Há quem sugira mastigar grãos de café, semente de anis ou de funcho, para disfarçar a alicina com um aroma mais forte. Para torná-la inodora, comer uma maçã pode ajudar. Mas, na verdade, é preciso esperar até que os efeitos do composto sulfuroso se dissipem.

Também existem propostas para as mãos impregnadas de alho: suco de limão, vinagre branco ou aço. Isso mesmo, aço, pois esfregar os dedos numa tigela, ou até numa colher, sob a água corrente, com a consequente falta de oxigênio, permite a transferência da alicina da pele para o metal. Parece que funciona.

O ideal é consumir o alho cru, picado, nos molhos, ou esfregando-o num pão torrado com azeite e rodelas de tomate. A alicina deteriora-se rapidamente, portanto, melhor preparar tudo imediatamente antes de cozinhar. Ela também se degrada com o calor: o cozimento do alho picado deve ser breve, dez minutos no máximo.

E o que dizer da propriedade mais famosa do alho, a anti-hipertensiva? Na verdade, não há nada de espetacular: a maioria das pesquisas só conseguiu provar que a redução da pressão arterial é mínima.

CEREAIS INTEGRAIS E DERIVADOS

Os cereais integrais são a melhor forma de assimilar carboidratos complexos, isto é, macronutrientes dos quais obtemos a glicose, a base da nossa energia.

Por que integrais? Pense num grão de trigo. Quando ele é refinado, fica desprovido do seu invólucro e de uma série de substâncias ali contidas. No processo de escamação, a primeira a ser eliminada é a casca externa, o farelo: perdem-se vitaminas do complexo B, minerais, proteínas, fitocompostos e fibra insolúvel.

Também é perdida a camada subjacente, o germe, ou embrião, que dá origem à nova planta depois da semeadura: e lá se vão mais vitaminas, entre as quais a E, poderoso antioxidante, e minerais como cálcio, fósforo e magnésio, e também muitas proteínas, assim como gorduras boas, por exemplo o ácido alfalinolênico, que o nosso corpo transforma nos famosos ômega-3.

O que sobra no endosperma (a parte mais interna) e, por conseguinte, na sêmola e na farinha branca, são o amido, a fibra solúvel e as duas proteínas que compõem o glúten (a gliadina e a glutenina).

Ficou claro? Quando comemos uma massa ou um pão, estamos normalmente assimilando o amido (64% a 74%), as proteínas do glúten (9% a 15%) e um pouco de fibra solúvel. Só isso. Com o arroz ou o pão integrais abocanhamos uma série de micronutrientes, lipídios preciosos e fibras insolúveis. Estas fibras, que dão a típica consistência crocante, absorvem muita água, mas também as substâncias tóxicas que se acumulam no intestino, mantendo-o limpo. Além disso, aumentam o volume e a maciez das fezes. Os cereais integrais, portanto, são extremamente aconselháveis para quem sofre de prisão de ventre.

Solúvel ou insolúvel, tanto faz, a fibra interfere na absorção dos nutrientes no primeiro trecho intestinal, refreando a entrada dos açúcares dos carboidratos e das gorduras de outros alimentos no sangue. É por isso que os cereais integrais têm índice glicêmico mais baixo que aqueles refinados: os níveis de glicose aumentam mais devagar e não há, portanto, surtos insulínicos. Quer dizer, não é necessária a secreção de uma quantidade enorme de insulina de uma só vez para reequilibrar a glicemia.

Uma vez no cólon, a fibra é fermentada pelos micro-organismos, fertilizando a flora bacteriana que nos ajuda num amplo leque de coisas: acidifica o ambiente intestinal, tornando-o mais seguro, e fabrica pequenas moléculas que, ao que tudo indica, estimulam mecanismos de proteção contra os danos celulares.

Não é à toa que o Fundo Mundial para a Pesquisa sobre o Câncer recomenda o consumo de 25 a 30 gramas de fibra por dia para proteção contra o tumor do cólon, o mais frequente no Ocidente. Para otimizar a dose é só juntar frutas, verduras, leguminosas e cereais integrais. As pesquisas relacionam, particularmente, o consumo diário de 170 gramas de cereais integrais e derivados com uma redução em 21% do risco de câncer do cólon-reto.

De um tipo de fibra solúvel presente na cevada e na aveia, os betaglucanos, também decorre proteção para a saúde cardiovascular: há conexão direta, comprovada, entre eles e a diminuição do colesterol LDL, o principal responsável pelo surgimento da aterosclerose.

Em suma: as vantagens dos cereais integrais derivam de todas as substâncias contidas no invólucro do grão: os fenóis e as lignanas, as vitaminas e os sais minerais.

Existe um motivo, claro, para que as farinhas refinadas sejam tão populares. São mais apetecíveis, as receitas preparadas no forno ficam mais macias, e duram mais tempo na prateleira.

Migrar para os integrais significa voltar a apreciar um sabor que não nos é tão estranho: em épocas pré-industriais os cereais eram consumidos inteiros. Foram os progressos da moagem que permitiram a remoção do farelo e do germe em grande escala.

Até a mastigação muda: quando comemos produtos ricos em fibras insolúveis, precisamos dar mais trabalho aos molares, e uma série de experiências nos leva a crer que mastigar lentamente contribui para comer menos. Algumas destas experiências falam de uma redução de 10% a 20% do peso das porções se mastigarmos cada garfada cerca de vinte vezes.

Pão preto emagrece? Os estudos epidemiológicos sugerem que o consumo de cereais integrais, dentro de uma dieta que não seja hipercalórica, é claro, está associado a uma redução da silhueta. As pesquisas não demonstram de forma incontestável que eles ajudam na perda de peso, mas ficou provado que as medidas se harmonizam, com a diminuição da cintura graças ao sumiço da gordura abdominal. Em outras palavras: vai-se embora a barriguinha.

NA COZINHA
Cocção na panela de pressão

O ponto negativo da cevada, do farro (cereal parecido com o trigo, muito antigo e pouco rentável, mas redescoberto pela culinária moderna), do arroz e do trigo em grãos na versão integral é o tempo de preparo exigido. Aconselha-se quase sempre deixá-los de molho, e o cozimento leva de 40 minutos a 1 hora. Com a panela de pressão, no entanto, não é preciso deixar os cereais de molho e o tempo de cocção cai para 15 minutos.

Também se notou que as pessoas de peso ideal (calculado em relação ao sexo e à altura) que consomem regularmente cereais integrais tendem a acumular menos quilos com o passar dos anos.

Não há dúvida de que o excesso de arroz branco, massa, pão e afins favorece o acúmulo de gordura e aumenta o apetite. Isso acontece porque os grãos refinados fazem subir rapidamente o nível de açúcar no sangue e estimulam a produção de insulina. O hormônio escancara as portas das células à glicose, reduz a glicemia, e ficamos novamente com fome. Já os cereais que não perderam algumas das suas peças na moagem, por sua vez, proporcionam uma sensação de saciedade mais duradoura.

Na Dieta Smartfood os cereais integrais e seus derivados devem constituir cerca de um quarto da refeição (veja o capítulo 5). Ainda mais *smart* são os grãos, pois nem mesmo passam pelo processo que os transforma em farinha.

Para tornar mais fácil a cocção de alguns cereais de casca muito dura há um processo chamado descorticação (literalmente "retirada da cortiça"), que remove uma mínima parte do invólucro (as glumelas), mas deixa intactos o germe e o endosperma. Neste caso, "descorticado" equivale a integral.

Eis a lista dos campeões, em ordem alfabética:

- arroz integral
- aveia descorticada
- centeio descorticado
- cevada descorticada
- farro descorticado
- milho integral
- quinoa
- trigo (duro e macio) descorticado
- trigo-sarraceno

Ganham a medalha de prata o pão, a massa e as farinhas integrais, e os grãos na versão semi-integral.

OS REIS DA PROTEÍNA. Os cereais também contêm proteínas. Não poderia ser diferente, uma vez que os grãos são a semente a partir da qual nascerá uma nova planta. Guardam os aminoácidos que irão construir o DNA no interior de cada célula vegetal. O genoma é diferente do nosso, claro, e nós humanos precisamos de alguns aminoácidos a mais do que uma planta para compor nosso material genético.

Um alimento considerado "super" é a **quinoa**, cultivada principalmente nos Andes e objeto do interesse ao redor do globo de uns anos para cá. Em 2013, a ONU a escolheu como ingrediente-símbolo, em contraste com a fome no mundo, pelo seu conjunto proteico, pela quantidade de minerais, de fibras e vitaminas que contém. Tanto que NASA a incluiu na dieta ideal para os astronautas.

O seu conteúdo de proteínas é realmente notável (14%), é rica em aminoácidos essenciais e tem duas vezes mais lisina do que outros cereais (a lisina é um aminoácido essencial que, entre outras coisas, participa da composição do colágeno e dos cabelos, da fixação do cálcio nos ossos, e da formação de anticorpos, enzimas e hormônios, como o do crescimento).

As receitas com este grão venerado antigamente pelos Incas, e atualmente pelos vegetarianos, se parecem com as do cuscuz de milho ou de arroz, e sua farinha tem empregos variados.

Há quem chame a quinoa e o trigo-sarraceno de pseudocereais, uma vez que este, apesar do nome, não pertence à família do trigo (as gramíneas), mas sim à das poligonáceas.

O **trigo-sarraceno**, presente em muitas receitas do norte da Itália (como a *polenta taragna* e o *pizzocchero*, da região de Valtellina), também possui proteínas interessantes do ponto de vista biológico, inclusive a lisina. Igualmente proteico, mas muito menos difundido, é o **amaranto** (da família do brasileiro **caruru**), que tem suas origens na América Central. Assim como não se sai mal a **aveia descorticada**, com seu notável conteúdo de proteínas.

OS GRÃOS ANTICOLESTEROL. A **aveia** e a **cevada descorticadas** (assim como um tipo de cevada naturalmente sem casca) nos brindam com um grupo de fibras solúveis, os betaglucanos, que demonstraram poder reduzir o colesterol total e o colesterol LDL – protagonista no surgimento da aterosclerose.

Além de proteger o sistema cardiovascular, a aveia é um dos cereais com índice glicêmico mais baixo, portanto ideal para diabéticos. Podemos cozinhar os grãos, usar a farinha ou comer os flocos no café da manhã, por exemplo, com iogurte. A receita típica do desjejum anglo-saxão é o *oat porridge*, com uma base de leite ou água e, para quem quiser, frutas e oleaginosas.

A cevada, originária do Oriente Médio, é muito versátil na cozinha, presente desde as saladas frias no verão até as sopas quentes no inverno. É preciso ter paciência para encontrar a descorticada, pois normalmente a refinada é mais popular, de cocção fácil, mas que perdeu no processo boa parte das suas qualidades e quase toda a fibra.

O MAIS ANTIGO. Há indícios de que o farro é a forma mais antiga de trigo cultivado. Já era consumido pelos nossos antepassados da Idade da Pedra, durante o Neolítico. A produção foi pouco a pouco minguando, mas em tempos mais recentes foi redescoberto e criou um nicho de produtores. Pobre em gordura, tem as mesmas proteínas das outras variedades de trigo e, na versão descorticada, todo um leque de vitaminas e sais minerais.

OS GLÚTEN FREE. Que cereais quem sofre de doença celíaca pode comer? Todos aqueles que não contêm glúten, o conjunto proteico ao qual os portadores são intolerantes. Temos, então, o **milho** e seus derivados, a **polenta**, **o arroz**, a **quinoa**, o **amaranto** e o **trigo-sarraceno**: todos disponíveis (mais ou menos facilmente) em sua versão descorticada. Entre os produtos processados (ou, como a indústria costuma ironicamente chamar, beneficiados), como a massa sem glúten, podemos procurar os enriquecidos com fibras (como a inulina).

Cereais fontes de fibras* mesmo sem glúten	
Polenta integral	5,7 gramas
Quinoa	5,6 gramas
Trigo-sarraceno	4,8 gramas
Arroz integral	3 gramas
Polenta de milho e trigo-sarraceno	2 gramas
*Valores para uma porção de 80 gramas	

ERVAS AROMÁTICAS

Em vez do saleiro, seria mais saudável termos à mesa vidrinhos com orégano, alecrim ou tomilho seco. Pois é, porque a primeira função protetora das ervas aromáticas é justamente essa: nos livrar da tentação de temperar os nossos pratos com sal além da conta.

E então vamos encher a mão de salsinha e de sálvia. A cultura mediterrânea permeia as cozinhas com seus perfumes inconfundíveis, e o nariz quer a sua parte quando sentamos à mesa: 80% do sabor dependem do olfato, antes do paladar.

A ciência caminha de mãos dadas com a gastronomia, pois os aromas são uma verdadeira mina de micronutrientes. Ervas são ricas em minerais como ferro e cálcio, por exemplo, e a concentração deles aumenta durante a secagem.

Para comparação imediata, uma colher de **manjericão** ou de **manjerona** secos (10 gramas) contém a mesma quantidade de cálcio que um copo (200ml) de leite e ajuda a satisfazer as nossas necessidades diárias (cerca de 1 grama). Uma colher de **orégano** ou de **sálvia** desidratados fornecem cerca de 80 miligramas, e a **hortelã**, 70.

Outra colher, desta vez de **tomilho** seco, tem tanto ferro (6 miligramas) que se compara a cem gramas de fígado de vitela: equivale à metade das necessidades diárias de um homem e a um terço das de uma mulher. A biodisponibilidade é menor nos vegetais, mas o suco e a casca de limão, os pimentões-doces e picantes (em suma, os alimentos com vitamina C) ajudam a assimilar o ferro.

O manjericão fresco espalha o seu perfume no verão. Contém dois carotenoides, a luteína e o betacaroteno, ambos precursores da vitamina A, boa para a pele (necessária para um bronzeamento uniforme). Mas um dos alimentos mais ricos em betacaroteno é a **salsinha**, e estamos falando de um carotenoide que faz bem ao coração, aos vasos sanguíneos e aos pulmões. É bom ter sempre uma reserva à mão, fresca, seca ou congelada.

Afinal, esta erva aromática é desde sempre a mais usada na cozinha, praticamente por toda parte.

O **orégano**, intenso, rico em vitamina C, tem comprovadas propriedades antimicrobianas. E mais: no seu conteúdo de fenóis se destaca a quercetina, uma das moléculas smart da longevidade.

FRUTAS FRESCAS

"Uma mesa, uma cadeira, uma cesta de frutas e um violino; do que mais precisa um homem para ser feliz?", diz um aforismo de Albert Einstein.

Bem, do amor em sentido amplo, poderíamos dizer. Mas, ficando no assunto "comida", o receio é que hoje em dia outras respostas poderiam apavorar o gênio da relatividade: brioches, bolinhos, batatinhas e biscoitos fazem a felicidade. Tchauzinho, melão, adeusinho, pêssegos e caquis.

Não foi preciso muito, desde o tempo de Einstein aos nossos dias, para a revolução industrial dos alimentos arrasar hábitos milenares e substituí-los por satisfações instantâneas – gordurosas e calóricas. Em vez de morder uma maçã, abrimos uma embalagem de doces. Em lugar de saborear uma pera, tomamos uma bebida com gosto de pera, esquecendo os açúcares adicionados e o sabor artificial.

A vida não fica mais triste se refrearmos a vontade de comer salgadinhos, reencontrando antigas harmonias. Vamos falar claramente: as frutas são a sobremesa que a natureza nos deu de presente. São doces e proporcionam uma boa carga de energia, graças à frutose. São atraentes, mesmo que não tenham sido elaboradas por um exército de marqueteiros e estrategistas da publicidade.

A objeção dos que estão permanentemente de regime é dizer que são calóricas. Ora essa! Nada disso! Frutas não engordam, pelo contrário. O conteúdo de açúcares é relativamente modesto: de 5% na melancia até 15% em bananas e figos. É daí que deveríamos tirar uma parte dos nossos carboidratos diários, e não de docinhos e bebidas industrializados. No mais, frutas são compostas de água (80%-90%) e de fibras hidrossolúveis, que regulam a glicemia, saciam e, portanto, ajudam a manter a silhueta afinada. Tudo isso se soma a fitocompostos, minerais e vitaminas. Uma maravilha para o corpo.

A pesquisa europeia EPIC, que durou oito anos, constatou que o consumo de frutas faz bem até aos diabéticos. Um estudo alemão de 2012, publicado no *European Journal of Nutrition*, chegou a conclusões semelhantes: fomentar o consumo de frutas e verduras previne o aumento de peso e restringe indiretamente o aparecimento de diabetes tipo 2. A mesma metanálise valoriza os vegetais, uma vez que há uma clara evidência de que eles reduzem o risco de se desenvolver patologias cardiovasculares, demência e osteoporose.

Também estão sendo estudados os efeitos na prevenção oncológica. O Fundo Mundial para a Pesquisa sobre o Câncer confirmou a relação entre o consumo de fibras e a diminuição das probabilidades de se desenvolver tumor do cólon. Alguns estudos sugerem que frutas podem reduzir o surgimento de câncer da boca, da faringe, do esôfago, do estômago e do pulmão.

APROFUNDAMENTO
Bananas para os desportistas

Frutas frescas andam de mãos dadas com a boa forma. Os sais minerais, as vitaminas e a água ajudam quem pratica esporte, seja a preparar-se melhor, seja a recuperar o que foi perdido durante a atividade física. Bananas são perfeitas para esforços intensos e competições. Um estudo científico de 2012 comparou a contribuição energética e de micronutrientes de uma banana com a de um *repositor energético* em dois grupos de ciclistas, durante e depois do treinamento. Os resultados mostraram que os desempenhos dos dois grupos eram análogos.

A banana tem fibras, vitaminas e muito potássio, fundamental para regular o sistema cardiovascular. Tanto que a Food and Drug Administration, órgão que regula alimentos e medicamentos nos Estados Unidos, promove há anos o consumo de bananas nos Estados Unidos para prevenir a hipertensão.

A Organização Mundial de Saúde aconselha consumir três porções de fruta por dia. É uma estratégia de comunicação que nos convida a desbravar o universo das melancias e dos cítricos. A Dieta Smartfood concorda com outro método prático para que as pessoas saibam como se alimentar, o do Departamento de Nutrição da Universidade Harvard: metade da refeição de um adulto deveria ser de frutas e verduras, sendo mais verduras do que frutas (veja o capítulo 5).

Outra tática para assegurar um leque mais amplo de nutrientes é reparar na cor. Em muitos casos, os fitocompostos são pigmentos responsáveis pela cor da casca e polpa. O "5 A Day The Color Way", maior empreendimento nutricional proposto nos Estados Unidos, se baseou neste princípio: escolher todo dia cinco vegetais de cores diferente, de forma a se consumir uma ampla variedade de moléculas protetoras.

AZUL-ARROXEADO. As responsáveis pela cor vermelha-escura, azul e roxa de **mirtilos, laranjas vermelhas, ameixas-pretas** e **amoras** são as antocianinas, do grupo de moléculas que mimetizam os efeitos do jejum, e que parecem capazes de silenciar os genes do envelhecimento. Por esse motivo, fazem parte da lista de Longevity Smartfoods. No IEO são estudados os efeitos destes polifenóis no metabolismo, provando, por exemplo, que nos modelos animais o suco de laranja vermelha inibe o acúmulo de gordura dentro das células adiposas. Outras pesquisas demonstraram que 300 gramas por dia de frutos azul-arroxeados e vermelhos na dieta de indivíduos obesos reduz o colesterol LDL. Em outras palavras: as antocianinas são aliadas do coração e dos vasos sanguíneos.

VERDE. A cor verde das frutas se deve principalmente à clorofila, pigmento fundamental para a fotossíntese, que permite a obtenção de energia a partir da luz. A clorofila foi estudada pelo seu efeito anti-idade e, por isso, está presente em muitos suplementos alimentares. Mas a verdade é que com vegetais já se consegue a quantidade certa para aproveitar seus benefícios, e é desnecessário, portanto, buscar outros recursos.

Além da clorofila, a cor verde é interessante sobretudo porque assinala a presença de folatos, essenciais para a síntese do DNA e das proteínas. É uma pena que os frutos verdes sejam tão poucos: maçã verde, kiwi e abacate.

A Itália se tornou o segundo produtor mundial de kiwi, depois da China. Peludos, feinhos, são, no entanto, uma preciosa fonte de vitamina C: dois kiwis fornecem 125 miligramas, mais até que a necessidade diária. E também há a vitamina K, que entra em cena na coagulação do sangue. Para assimilá-la é preciso que ela viaje em companhia de gorduras, pois é lipossolúvel: se não comermos o fruto no fim da refeição, uma boa ideia é consumir pedacinhos de kiwi no café da manhã ou no lanche, talvez com iogurte, ou então numa salada de frutas com nozes, amêndoas ou avelãs.

O **abacate** é a menina dos olhos dos modismos dietéticos, de repente levado ao sétimo céu pelos nutricionistas devido a pesquisas que exaltam suas vantagens na redução da cintura, esquecendo que o seu conteúdo de folatos é bem menor que o do kiwi. O abacate tem origem na América Central, portanto já era conhecido na era pré-colombiana. Com as suas 238 calorias e os seus 23 gramas de gordura para cada 100 gramas, chega a assustar. Mas tratam-se de gorduras de linhagem nobre: as monoinsaturadas, que não têm nada a ver com as de um tablete de manteiga. Segundo estudos, acredita-se que o abacate reduz os níveis de colesterol LDL e dá uma gostosa sensação de saciedade. Vale a pena experimentar como pasta, o *guacamole*, típico prato mexicano, ou em fatias numa salada. Com suas gorduras, assegura uma notável assimilação da vitamina K e das vitaminas lipossolúveis dos demais vegetais.

Quem prefere ficar no tradicional, pode escolher a **maçã verde**, sem tirar a casca – basta lavar e secar bem.

AMARELO E ALARANJADO. Frutas amarelas e alaranjadas são fartas em carotenoides, de que os cientistas tanto gostam. Entre os 600 fitocompostos da família, o mais famoso é o betacaroteno, "matéria-prima" do organismo para a formação da vitamina A, boa para os olhos, a pele, os ossos e o sistema imunológico. Estamos falando de **damascos**, **laranjas**, **tangerinas**, **melões de polpa alaranjada** e **pêssegos**.

Até que ponto a assimilação de carotenoides é importante? As respostas dadas pelas pesquisas são heterogêneas, uma vez que, em muitos casos, não é fácil isolar as vantagens de uma molécula de outros fatores ambientais e alimentares. Apesar disso, algumas análises cuidadosas atestaram efeitos reais que podem ser atribuídos a estes compostos. O principal é o poder de refrear o envelhecimento celular. E uma capacidade como esta é fundamental na prevenção de doenças do sistema circulatório e, provavelmente, de tumores.

Um estudo recente acompanhou por 12 anos um grupo de mulheres na menopausa, controlando os seus níveis de carotenoides no sangue e monitorando o desenvolvimento de tumor do cólon, e o betacaroteno em particular pode ser uma proteção. Ainda mais estudados e comprovados são os efeitos positivos dos alimentos que o contêm no combate às patologias cardiovasculares, e os efeitos prováveis na prevenção dos tumores de pulmão, boca, laringe, faringe e esôfago.

A biodisponibilidade do betacaroteno, isto é, o fato de ele passar do alimento para o nosso corpo, é facilitada pela presença de substâncias gordurosas. Então, no caso de a fruta amarela ou alaranjada não vir ao final da refeição, aconselhamos consumi-la junto a um punhado de oleaginosas, como avelãs ou amêndoas.

VERMELHO. A cor vermelha é dada pelo licopeno, pigmento da família dos carotenoides. Quem nunca ouvir falar dele quando se fala de tomates? Pois é, mas ele também está presente na **toranja** e na **melancia**. O licopeno não é sintetizado pelo organismo, mas é fundamental para a saúde cardiovascular.

A melancia também foi objeto de estudos devido ao seu conteúdo de L-citrulina, um aminoácido capaz de baixar a pressão arterial, de acordo com um trabalho de cientistas da Universidade da Flórida publicado no *American Journal of Hypertension*.

No verão, então, a melancia é uma festa: é o fruto com a maior concentração de água: 95,3%. Mata a sede, é pouco calórica e tem muitas fibras. O que dizer do mito segundo o qual não é lá muito fácil de digerir? Só depende da quantidade, basta não exagerar.

Vermelha é também a **romã**, símbolo muito antigo de riqueza e fertilidade. "A tua fronte é qual um pedaço de romã", lê-se no *Cântico dos*

Cânticos. Entre suas muitas propriedades há uma que diz respeito a seus polifenóis, os elagitaninos. Uma vez captados pelos micróbios do intestino, são transformados em urolitinas, que agradam enormemente às bifidobactérias, a parte boa da microbiota (aquela que comumente chamamos de flora intestinal), com reflexos aparentemente positivos nas mucosas das vias urinárias.

BRANCO. O branco pode ser a cor característica das frutas ricas em quercetina, uma das moléculas dos Longevity Smartfoods. Este flavonoide, segundo os mais recentes estudos, apresenta-se capaz de prevenir estados inflamatórios e doenças oncológicas.

Uma pesquisa muito famosa teve como objeto de análise o consumo de frutas brancas, como **maçãs** (cuja polpa é branca!), **peras** e **uvas**, e os seus efeitos sobre o aparecimento de íctus. Os cientistas da Universidade de Wageningen e do Instituto Nacional de Saúde Pública e do Ambiente da Holanda examinaram vinte mil adultos (com média de idade de 41 anos), nenhum deles sofrendo de doenças cardiovasculares no início do estudo.

O risco de acidente cerebrovascular foi reduzido pela metade nas pessoas que ingeriam uma quantidade elevada de frutas e verduras brancas. Segundo a equipe, a cada aumento diário de 25 gramas, o equivalente a meia maçã média, correspondia uma diminuição em 9% do risco de íctus. Uma receita saudável? Nada melhor do que uma salada de maçã, pera e **banana**, temperada com suco de limão para aumentar a presença da vitamina C.

Cada fruta tem suas próprias qualidades. As peras, por exemplo, são um tesouro de potássio e de fibras, ainda mais se comidas com a casca. Saciam, e são perfeitas num lanche rápido para cortar a fome ou numa salada com valeriana e nozes para um almoço leve. Encontram-se à venda durante quase o ano todo, pois se conservam por muito tempo, mesmo após a colheita.

FRUTAS CÍTRICAS. As frutas cítricas merecem um capítulo só para elas. Tanto faz que sejam vermelhas como as laranjas moro e sanguinello da

Sicília, rosadas como as toranjas, alaranjadas como as tangerinas ou amarelas como os limões sicilianos: todas são extremamente ricas em polifenóis e vitamina C.

As **laranjas** são as rainhas absolutas de um inverno saudável. Pelos dados comprovados por uma revisão científica e levados a cabo na Austrália, todas as variedades podem reduzir pela metade o risco de tumor da boca, do esôfago e do estômago. Nos testes *in vitro*, inibem o crescimento das células malignas. Isso vale tanto para o fruto inteiro como também para o suco. As vermelhas, então, com suas antocianinas, têm seu lugar entre os Longevity Smartfoods e, apenas uma por dia, grande e bonita, supre as necessidades diárias de vitamina C. As tradicionais, por sua vez, contêm carotenos, precursores da vitamina A, muito boa para a pele: colabora com a vitamina C na reconstituição do colágeno, uma das bases que conferem força e elasticidade ao tecido conjuntivo.

APROFUNDAMENTO
Vitamina C: os sucos vencem os suplementos

Muitas pesquisas já mostraram que vários alimentos ricos em vitamina C têm a capacidade de proteger a pele dos prejuízos oxidativos. Examinando mais a fundo o assunto, no entanto, descobriu-se que a vitamina C não é a única responsável pelo resultado. No jogo contra os radicais livres, ela tem como companheiros de time vários fitocompostos.

Uma pesquisa italiana de 2007 comparou a proteção oferecida pelo suco de laranja contra os danos provocados no DNA com a proporcionada por suplementos à base de vitamina C. Foram analisadas sete mulheres com idade média de 26 anos, peso normal, que tomaram pela manhã, de estômago vazio, durante três dias seguidos, suco fresco, vitamina C dissolvida na água ou então uma solução de água com açúcar.

Depois de um almoço completo, foram analisadas as amostras do sangue. Notava-se a proteção contra o dano oxidativo após o consumo do suco de laranja, mas não depois do suplemento da vitamina C sozinha.

Toranjas e **tangerinas** contêm potássio, mineral útil contra a retenção hídrica, e estão disponíveis durante quase o ano inteiro.

O primeiro micronutriente associado ao **limão-siciliano** é a vitamina C, já abençoada por si só, pois ajuda na absorção do ferro dos alimentos: uma boa ideia é espremer meio limão nas lentilhas secas deixadas de molho, e usar o suco para temperar as saladas, junto com azeite de oliva extravirgem e ervas aromáticas (elas também ricas em ferro). Ainda mais abundante em vitamina C é a casca, que também tem cálcio, fibra e limoneno, uma molécula da família dos terpenos responsável pelo perfume característico e componente principal do óleo essencial do limão, que é extraído justamente da casca.

Estudos laboratoriais recentes têm se debruçado sobre o papel do limoneno, e os primeiros resultados mostram que ele está envolvido na prevenção do crescimento tumoral, provavelmente devido à sua ação anti-inflamatória. O conselho na cozinha é acrescentar um pouco da sua casca ralada às entradas e aos pratos à base de carne branca e peixe. Melhor fazer isto ao final do cozimento, pois com o calor a vitamina C acaba sendo facilmente perdida.

OLEAGINOSAS

Parece incrível que oleaginosas nos ajudem a emagrecer. Com todas aquelas calorias? Com todas aquelas gorduras? Pois é, isso mesmo. Elas são a prova de quão inútil e insensato é começar uma dieta baseando-se em cálculos energéticos que não levam em conta a qualidade do que se come. Ainda mais porque amêndoas, nozes, amendoins, pistaches, pinoles e avelãs protegem o sistema cardiovascular, provavelmente mantêm o câncer a distância e, como alguns estudos afirmam, parecem ser uma ótima prevenção contra o diabetes. Devido à quantidade de vitaminas, sais minerais e polifenóis que as oleaginosas contêm, ela pode ser considerada um verdadeiro suplemento natural.

Não é por acaso que todas as recomendações internacionais para uma alimentação saudável preveem o consumo diário des castanhas e afins. Com moderação, é claro, para não transformar um lanche rápido numa bomba calórica. A porção máxima é de 30 gramas, que equivale a 8 nozes, 25 amêndoas, 32 avelãs, 54 pistaches.

Uma confirmação que nos faz levar ainda mais a sério este conselho foi dada por uma das mais amplas pesquisas sobre a dieta mediterrânea, a PREDIMED (Prevención con Dieta Mediterránea), experiência multicêntrica com mais de 7 mil espanhóis que partilhavam riscos cardiovasculares como hipercolesterolemia, hipertensão, sobrepeso ou obesidade.

Os participantes foram divididos em três grupos: um foi convidado a seguir uma dieta mediterrânea regada a azeite de oliva extravirgem, o segundo a escolher cardápios análogos, mas ricos em oleaginosas, e o terceiro (controle) a seguir um regime de baixo conteúdo de gorduras.

Passados cinco anos, os dois grupos da dieta mediterrânea haviam sofrido 30% menos acidentes cardiovasculares do que o grupo controle.

O PODER DAS NOZES. É importante dizer, logo de saída, que 8 nozes contêm 2 gramas de ômega-3, o que basta para satisfazer a necessidade diária destes ácidos graxos poli-insaturados, procurados como panaceias para o coração e as artérias. Quem não gosta de peixes pode substituí-los pelo consumo regular de nozes. Mas tê-las sempre à mão é um conselho que vale para todos: duas ou três nozes proporcionam a quantidade ideal de vários micronutrientes.

Numa pesquisa robusta publicada pela Harvard Medical School, em 2013, foram analisados os hábitos alimentares e o estilo de vida de 76 mil mulheres e 42 mil homens durante cerca de 30 anos. Os resultados são surpreendentes: quem consumia nozes uma vez por semana corria um risco de mortalidade 11% menor, e em quem as consumia todos os dias o risco era 20% menor do que os demais!

O que resulta de estudos epidemiológicos, obviamente, deve ser interpretado dentro de um quadro mais amplo. Por exemplo, os apreciadores de nozes têm geralmente uma alimentação saudável e levam uma vida fisicamente mais ativa. Mas fica o fato que, sem abusos nem sedentarismo, o consumo regular de nozes pode contribuir para a diminuição do risco de morrer, especificamente, de câncer, de doenças cardíacas e respiratórias.

Também graças aos dados coletados durante este longo estudo, foi possível enfatizar uma relação com a hiperglicemia: com duas ou mais porções semanais, a ocorrência de diabetes baixou em 24%. Experiências recentes evidenciam um provável papel dos ácidos graxos ômega-3 na melhora da sensibilidade à insulina. Enquanto um compêndio de 2009, que comparou 12 estudos, mostrou que os níveis de colesterol LDL também ficam mais baixos.

As maravilhas protetoras das nozes parecem não acabar. Uma pesquisa publicada por cientistas da Universidade de Columbia, em Nova York, as coloca como protagonistas da batalha contra o Alzheimer. Os pesquisadores examinaram a relação entre vários nutrientes e os níveis plasmáticos da proteína beta-amiloide, cujo acúmulo no cérebro é o sinal mais importante da doença neurodegenerativa. Usava-se como ponto de partida um estudo anterior que mostrava como o recurso à dieta mediterrânea, rica em peixe e, portanto, em ômega-3, reduzia em 20% a 30% o risco de demência.

Foram recrutados 1.219 idosos sem perturbações cognitivas: os seus dados acerca dos hábitos alimentares foram comparados com outras análises sobre o envelhecimento cognitivo. Deixando de lado a hereditariedade, devida ao polimorfismo de um gene, resultou que o grupo de pessoas com a assimilação mais alta de ômega-3 através dos alimentos, entre os quais as nozes, tinha os níveis mais baixos da proteína beta-amiloide. Em alguns casos, por sua vez, os suplementos dos ácidos graxos se mostraram ineficazes.

PARA A DIETA. Beliscar oleaginosas no meio da manhã ou da tarde dá uma agradável sensação de saciedade, mas não faz engordar. A sensação nasce de um mecanismo bioquímico: o estômago, principalmente quando vê chegar gorduras, mas também carboidratos, proteínas e fibras, envia uma mensagem ao cérebro dizendo que está tudo bem, que não há uma emergência de jejum e que pode parar de se alimentar. Todas estas substâncias estão presentes nas oleaginosas, aliás, nas sementes, pois é isto que os amendoins e os pequenos pinhões que comemos são.

Vamos considerar as **amêndoas**: uma porção por dia reduz a concentração de glicose no sangue depois da refeição. Elas foram objeto de um estudo norte-americano (publicado em 2015 pelo *Journal of the American Heart Association*) sobre 48 voluntários que estavam de dieta. Durante seis semanas um grupo recebeu um muffin como lanche, a outra metade um punhado de amêndoas. Todos perderam peso, pois o regime era rígido, mas quem comera as oleaginosas ficou com a cintura muito mais esbelta, perdeu centímetros do tecido adiposo localizado no abdome, e os níveis do seu colesterol ruim, o LDL, haviam baixado.

O muffin e os 30 gramas de amêndoas tinham mais ou menos o mesmo número de calorias, mas o primeiro era um concentrado de farinha refinada, açúcares simples e gorduras não propriamente saudáveis, enquanto as amêndoas eram ricas em fibras, gorduras boas, fitocompostos e proteínas.

Nas dietas emagrecedoras, os **pistaches** também são vantajosos para os obesos, como mostra um compêndio espanhol de vários estudos clínicos, publicado em 2015 pelo *British Journal of Nutrition*.

É a prova definitiva de que as gorduras boas (em doses aceitáveis) não fazem engordar. Durante as experiências acerca dos efeitos benéficos das oleaginosas nunca foi constatado qualquer aumento de peso nos participantes.

XÔ, COLESTEROL! As oleaginosas varrem as gorduras do sangue. Se o docinho cheio de ácidos graxos saturados entope as artérias, as gorduras saturadas de nozes e amêndoas fazem o trabalho contrário: baixam o colesterol ruim.

Mas atenção: as gorduras não saturadas não agem sozinhas nesta tarefa. Outro tipo de lipídios, os fitoesteróis, funcionam como escudo natural contra a hipercolesterolemia. Uma vez que os fitoesteróis se parecem com o colesterol animal, ficam no lugar dele na viagem até o fim da digestão, e não provocam danos. Os **pistaches** são os mais providos destes compostos, mas as **amêndoas** e as **avelãs** também se saem muito bem. Além do mais, trata-se de moléculas que resistem sem maiores problemas à fervura e à torração: não se perdem nas travessias gastronômicas que as oleaginosas podem ter de enfrentar.

Outras substâncias guardadas nas sementes, sob a proteção da casca, cooperam para equilibrar os lipídios na circulação. Uma das mais importantes funções da vitamina E, sempre presente nas oleaginosas, é a capacidade antioxidante, isto é, a capacidade de contrastar a oxidação do colesterol LDL, uma das principais causas da aterosclerose.

No amplo leque de estudos, há vários sobre as **nozes**. Em 2009 foi publicada uma metanálise que comparava os resultados de 13 pesquisas: o consumo regular de miolos de noz pode diminuir não só o colesterol total, mas também o colesterol LDL, o perigoso. E o mesmo fazem as avelãs, que se mostraram capazes de aumentar o colesterol bom, o HDL.

> ## UM CONSELHO
> ### Saquinhos para levar ao escritório
>
> É fácil e saudável preparar saquinhos com oleaginosas e levá-los ao escritório para tê-los à mão nos momentos de pausa.
> Além disto, nozes e amêndoas podem ser misturadas a iogurte e fruta fresca no café da manhã e no lanche: a presença de gorduras favorece a absorção de todas as vitaminas lipossolúveis, como a K encontrada no kiwi.
> Os pistaches ralados dão um toque requintado aos primeiros e segundos pratos, enquanto a farinha de avelã pode servir para empanar peixes e verduras.
> O creme puro de avelã em tortas e biscoitos permite a substituição da manteiga. Mas tem de ser puro, que fique bem claro. A maioria das marcas no comércio é deliciosa para o paladar, mas é preciso tomar cuidado e olhar direitinho o rótulo para controlar a quantidade de açúcares e de gorduras saturadas.
> E o leite de amêndoas? Se não for açucarado, é uma boa alternativa ao leite de vaca.

BAIXANDO A PRESSÃO. Como podemos ler no *American Journal of Clinical Nutrition* (2015), comer oleaginosas ajuda na luta contra a hipertensão. A prova nos é dada por um estudo dos EUA (*Hypertension*, 2015) que testou três tipos de dieta num grupo de pessoas com fatores de risco cardiovascular: a pressão baixava mais naquelas que haviam comido uma porção de **pistaches** por dia durante três semanas, como também foi possível notar na prova de esforço em laboratório. Resultados análogos, de qualquer maneira, foram registrados com outras oleaginosas, como o amendoim.

XÔ, CÂNCER! Uma recente metanálise sugere uma possível conexão entre oleaginosas e redução da ocorrência de câncer. Embora os mecanismos químicos responsáveis por este liame ainda não sejam claros, parece que o consumo de aproximadamente cinco porções por semana pode baixar o risco de alguns tumores, particularmente do colorretal, do endométrio e do pâncreas.

PROTEÇÃO CONTRA A GRIPE. A vitamina E, zelosamente guardada no nicho da casca, é um dos nutrientes recomendados pelas autoridades sanitárias no inverno, pois fortalece as defesas naturais. Em outras palavras: é uma ajuda para a pessoa se proteger contra gripes e resfriados. Com as oleaginosas é fácil assimilá-la, porque é um micronutriente lipossolúvel, e nelas as gorduras não faltam. Uma porção de amêndoas ou de avelãs fornece mais da metade das necessidades diárias de vitamina E.

As grandes campeãs, no entanto, são as **castanhas-do-pará**: 5 ou 6 delas bastam para satisfazer a necessidade de vitamina E. Ao mesmo tempo, assimilamos cálcio, fósforo e ferro. Só uma já é suficiente para suprir a dose diária de selênio, um mineral que entra na constituição de enzimas envolvidas na defesa contra os radicais livres.

OSSOS MAIS SÓLIDOS. O mineral que auxilia os ossos e os dentes não existe somente nos laticínios. Além do mais, as porções cotidianas de leite e queijos compatíveis com a boa saúde não chegam a satisfazer as necessidades diárias de cálcio. As fontes vegetais contribuem para que se possam alcançar os níveis ideais: perfeitas para um organismo em crescimento assim como para um corpo que poderia estar ameaçado pela osteoporose. Entre as frutas secas, as amêndoas e as avelãs são as rainhas absolutas do cálcio.

ALIMENTO PARA AS BACTÉRIAS BOAS. O consumo regular de amêndoas e de oleaginosas em geral, ajuda a satisfazer a necessidade de fibras que, além de reduzirem a assimilação de açúcares e gorduras, são uma espécie de adubo para a flora intestinal: as bactérias benéficas que ficam no cólon.

CONSELHO
Conservação na geladeira

Deixando de lado a hora da colheita, a casca assegura uma proteção duradoura, de aproximadamente cinco meses. Se as amêndoas já tiverem sido descascadas, é melhor adquiri-las em saquinhos hermeticamente fechados: os ácidos graxos mono e poli-insaturados, quando expostos ao ar, à luz ou ao calor, tornam-se facilmente rançosos. Pela mesma razão, as nozes descascadas devem ser guardadas em recipientes fechados: num lugar fresco e seco duram dois meses, que podem chegar a seis na geladeira.

LEGUMINOSAS

Quase não pensamos nas leguminosas numa dieta. Filhos que somos de recentes gerações que esqueceram os hábitos dos antepassados, quase as excluímos dos nossos almoços e jantares. Desde o grande avanço econômico da década de 1950, o status elevado impôs fatias de presunto na mesa, coisa de gente fina, de gente que pode permitir-se a carne de primeira, e esquecemos as sopas, a comida humilde.

E é comum o erro daqueles que, querendo perder peso, fazem um simples corte linear parecido com o das firmas que de repente despedem os gerentes preguiçosos e gordinhos: eliminação sem dó de feijões e ervilhas, só porque contêm carboidratos. É verdade, também têm uma modesta quantidade de amidos, os mesmos dos cereais. Mas, para compensar, possuem uma porcentagem quase inexistente de gorduras, e muita fibra, o que os torna perfeitos para uma cura emagrecedora.

A CARNE DOS ESPERTOS. Renunciar às leguminosas não tem sentido. No passado eram chamadas de "carne dos pobres", hoje poderiam ser rebatizadas com o nome de "carne dos espertos". Custam pouco e os estudos as elegem, com louvor, como santos que nos protegem de um montão de encrencas. Na Dieta Smartfood, são a fonte proteica por excelência. E além do mais dá para variar entre ervilhas, grão-de-bico, favas, ervilhaça, tremoços, soja, lentilhas e todos os tipos de feijão.

Muitos se perguntam que lugar dar às leguminosas na ordem de servir a comida. Será que, por serem vegetais, deverão automaticamente ser consideradas acompanhamentos? Ou um primeiro prato, por terem carboidratos? Talvez um segundo, devido às proteínas?

Resposta: não são um acompanhamento, ficam no meio do caminho entre as entradas e os pratos principais. O triunfo, para elas, é se tornarem um prato único ao lado dos cereais. Para entender isso é preciso analisar as proteínas. As quantidades variam: um tiquinho menos nas ervilhas sem casca, mais nas lentilhas, com fartura na soja. Vamos dar um exemplo: uma porção de leguminosas secas de uns 30-40 gramas fornece entre 9 e 15 gramas de proteínas.

As diferenças em relação à carne existem, é claro: uma fatia bovina de 100 gramas tem um conteúdo proteico de mais ou menos 22 gramas. E mais: as proteínas de origem animal contêm todos os aminoácidos essenciais, quer dizer, as unidades estruturais das proteínas que o organismo não é capaz de produzir e que precisa buscar nos alimentos, enquanto as leguminosas só têm uma parte deles. Os aminoácidos essenciais que faltam nas proteínas vegetais, entretanto, estão presentes na fração proteica dos cereais, e é justamente por isto que as leguminosas são perfeitas como prato único. A união de leguminosas e cereais consegue criar uma refeição cujo teor proteico é comparável, por quantidade e qualidade, ao de um bom pedaço de carne grelhada. Mas afinal, quem disse que quanto mais proteínas, melhor?

NA COZINHA
A melhor forma de comê-las

A porção de leguminosas da Dieta Smartfood chega a 150 gramas (quando frescas ou congeladas), a 30-50 (quando secas), 3-4 vezes por semana ou mais. O ideal é juntá-las aos cereais, que melhoram o valor biológico das proteínas vegetais. Um pouco de cevada ou um pedaço de pão. Entre sopas, tofu e arroz com lentilhas, a escolha é bastante ampla.

De um ponto de vista nutricional, é insensato servi-las como acompanhamento de carnes e peixes: o ensopado com ervilha pode certamente agradar aos apreciadores da boa mesa, mas dá uma dupla carga proteica que seria melhor evitar. As leguminosas com cereais, por sua vez, são um prato único completo.

Para aumentar a assimilação do ferro, basta acrescentar um pouco de vitamina C. Por exemplo, se pode temperar as leguminosas secas com um pouco de raspas de limão ao final, ou então temperar com pimenta

⇒

> calabresa fresca ou, ainda, escolher como sobremesa um fruto em que a vitamina está presente, como laranja, kiwi, morangos e frutas silvestres. Em geral, a passagem pela panela não cria problemas: todos os componentes das leguminosas ligados a efeitos benéficos para a saúde resistem bem ao calor. A disponibilidade de ferro, aliás, aumenta com o cozimento demorado.

Nesta altura, as vantagens estão todas do lado dos grãos-de-bico e dos seus companheiros. As gorduras, antes de mais nada. Estão presentes em quantidade mínima em todas as leguminosas (de 2 a 5 gramas em cada 100 gramas), um pouco mais na soja (18 gramas). Mas são gorduras não saturadas, boas, que não têm nada a ver com as saturadas de algumas carnes. E, particularmente, um tipo de molécula que as compõem, os fitoesteróis, é capaz de baixar os níveis de colesterol, como também confirma a autoridade para a segurança alimentar europeia.

Em 2011 foi publicada uma meta-análise que reuniu os resultados de experiências menores: as conclusões mostram claramente o papel das leguminosas na diminuição não só do colesterol total, mas também do LDL, aquele que aumenta os riscos de doenças cardiovasculares.

Quanto à fibra, ela também obsta à absorção do colesterol. E mais: uma vez no intestino, é fermentada pela microflora intestinal, provocando uma série de efeitos benéficos: torna-se alimento para bactérias amigas, acidifica e protege o ambiente intestinal.

O Fundo Mundial para a Pesquisa sobre o Câncer aconselha o consumo de aproximadamente 20-30 gramas de fibra por dia, como proteção contra o tumor do cólon. Para chegar a esta quantidade não basta comer frutas e verduras, as leguminosas são fundamentais, pelo menos três ou quatro vezes por semana.

O PODER DE SACIAR. A outra vantagem da fibra é que ela dá uma sensação de saciedade. A das leguminosas é solúvel: no estômago, ela se dilata na água e se transforma numa espécie de mucilagem. Ocupa espaço, e aí os sinais já podem ser enviados ao cérebro, que por sua vez refreia o apetite.

Uma pesquisa experimental publicada em 2013 examinou os efeitos do consumo de feijão na sensação de saciedade: concluiu que esta impressão pode durar várias horas. Pediu-se que os participantes consumissem alternadamente um jantar com pão branco e um jantar com feijão. Na manhã seguinte era servido o café da manhã, sempre padronizado, e começavam os testes. Ficou claro que comiam menos os que na noite anterior haviam saboreado o feijão e que neles era maior a soltura de hormônios reguladores da saciedade.

UM CONSELHO
Incham a barriga? Os truques

Há quem proteste: "As leguminosas incham a minha barriga!". É uma queixa legítima. Acontece. É uma reação individual, pois alguns dos seus compostos, os oligossacarídeos da fibra, fermentam no intestino e formam gases: daí uma digestão difícil, inchaço abdominal, flatulência. Mas o antídoto existe.

– Dizem que as leguminosas "precisam de hábito", e então é só inseri-las aos poucos no cardápio, começando por aquelas de pele menos dura, como as ervilhas.

– Escolham leguminosas decorticadas, como lentilhas vermelhas ou ervilhas secas, é um bom conselho também para quem sofre da síndrome do intestino irritável, uma vez que os problemas digestivos dependem principalmente das fibras contidas na casca.

– Pela mesma razão, no fim do cozimento, podemos transformar as leguminosas em purê, mas de forma manual, sem recorrer ao liquidificador, para que só a fibra da casca seja eliminada.

– O último truque para evitar a barriga inchada é cozer as leguminosas com ervas aromáticas como louro e sálvia.

FARTURA DE CÁLCIO E FERRO. No que diz respeito aos minerais, não podemos esquecer o cálcio e o ferro. A notícia, ótima para os vegetarianos, é que o consumo de leguminosas, dia sim dia não, contribui substancialmente para a obtenção da quantidade destes dois oligoelementos de que necessitamos por dia.

SOJA: VALE A PENA EXPERIMENTAR. Deveríamos deixar de lado a desconfiança em relação à soja, presença obrigatória nas mesas orientais, mas pouco difundida no Ocidente.

Vamos começar pelas considerações estatísticas. Notou-se que o índice de mortalidade nos Estados Unidos por doenças cardiovasculares, para homens e mulheres, era o dobro em relação ao dos japoneses. Dependia da comida? E de qual comida? Para conseguir respostas, os pesquisadores conduziram um estudo comparado acerca dos hábitos alimentares. Uma diferença fundamental ficou logo clara: no Japão e em outros países asiáticos a soja representa a fonte principal de proteínas, enquanto nos Estados Unidos, assim como na Itália, este tipo de legume é praticamente ausente. Afinal de contas, cada 100 gramas do produto possui cerca de 36 gramas de proteínas, um valor nutritivo comparável ao da carne, com a vantagem de não ter nem vestígio de colesterol.

Foram então analisados os efeitos do legume sobre os níveis lipídicos no sangue. Os resultados são, pelo menos, surpreendentes. Consumir 47 gramas de proteínas de soja por dia reduz os triglicerídeos em 10,5%, o colesterol total em 9,3%, o LDL em 12,9%, enquanto faz aumentar o colesterol bom, o HDL, em 2,4%. Ainda não sabemos ao certo como isto acontece. A hipótese é que as proteínas da soja aumentam a secreção de ácidos biliares que promovem a remoção de gorduras prejudiciais no sangue e estimulam o fígado a eliminar o colesterol LDL.

De qualquer maneira, as evidências são tão claras que delas deriva um conselho para quem tem problemas de hipercolesterolemia: substituir o máximo possível as proteínas animais recorrendo também ao legume oriental.

A Food and Drug Administration americana, depois de examinar atentamente os resultados de mais de cinquenta pesquisas, permitiu que os produtores de comidas com pelo menos 6,25 gramas de proteínas de soja por porção aplicassem em seus rótulos a escrita: "25 gramas de proteínas de soja por dia, como parte de uma dieta de baixo conteúdo de gorduras saturadas e de colesterol, podem reduzir o risco de infarto."

> ## NA COZINHA
> ### Para quem tem pressa
>
> Falta de tempo ou de vontade para debulhar favas ou ervilhas? O melhor mesmo são as leguminosas frescas, é claro, mas os nutricionistas também concedem a medalha de prata às secas e às congeladas. Todas as substâncias benéficas aguentam bem a conservação, mesmo abaixo de zero. Um conselho especial para as leguminosas enlatadas, que normalmente não contêm aditivos: precisam ser enxaguadas para eliminar o excesso de sal que, obviamente, não deve ser acrescido de novo na hora do cozimento.
>
> Para os apressados, existem as farinhas de leguminosas (a de grão-de-bico, por exemplo), cuja porção aconselhada é de 50 gramas, e os produtos à base de soja, como o tofu e o tempeh (porção de 100 gramas). Quanto aos hambúrgueres e demais preparados, é melhor ler o rótulo para averiguar se não há excesso de sódio e de gorduras.

Para concluir, as demais substâncias: vitaminas (grupo A, B e E), minerais (magnésio, fósforo, potássio e cálcio) e isoflavonas. E são justamente as isoflavonas que parecem nos garantir uma proteção contra a maioria dos tumores que dependem dos hormônios, como o câncer do seio e da próstata, principalmente se o consumo começa na infância. O motivo é que se parecem com os estrógenos, os hormônios femininos, tanto que são definidos como fitoestrógenos. As isoflavonas ligam-se aos receptores dos estrógenos e ficam no lugar deles, impedindo que os hormônios verdadeiros interajam com as células.

Os grãos da soja ficam dentro de uma vagem e se parecem com feijões. Podem ter cores diferentes, dependendo da espécie. Os tipos mais difundidos na Itália são a soja amarela (que nos dá os vários derivados), a vermelha (são os feijões azuki) e a verde, cujos grãos, chamados feijões mung ou green gram, depois de decorticados e quebrados ficam amarelos e são usados como germes ou no preparo do espaguete de soja.

Consumir os feijões de soja como as demais leguminosas, frescas, secas ou congeladas, é a primeira escolha. Mantendo valores nutricionais análogos, temos o tempeh, uma espécie de bife obtido da fermentação das sementes, muito popular na Indonésia. Enquanto derivados como o leite, o iogurte e o tofu (chamado queijo de soja porque é feito a partir do suco coalhado das sementes) têm valores mais baixos do que o vegetal original e podem representar uma excelente alternativa para quem é intolerante ao leite de vaca ou quer variar o consumo.

Uma pesquisa analisou dois tipos de café da manhã, com a mesma quantidade de gorduras: a primeira com leite, queijos e manteiga, a segunda com derivados da soja (leite, óleo de soja, tofu): o aumento de triglicerídeos no sangue é idêntico, mas com a soja é melhor o metabolismo lipídico, isto é, a maneira com que as gorduras são digeridas, transformadas e utilizadas pelo organismo.

A porcentagem do legume é relativamente baixa no molho de soja (19%), fantástico para sushi e sashimi, mas com uma considerável dose de sal. Prato típico dos restaurantes japoneses é a sopa de miso (ou missô), feita a partir de uma massa de sementes amarelas fermentadas, caldo de algas e peixe.

Não há motivo para alguém eliminar, a não ser que seja vegano, queijos e leite de vaca e substituir tudo por produtos à base de soja. Em alguns casos, aliás, os derivados do legume (como os hambúrgueres) têm gorduras acrescidas e sal em demasia, o que torna oportuno observar o rótulo antes de comprar. As evidências mais recentes indicam, todas elas, o mesmo caminho: só escolher produtos com poucos ingredientes na composição.

Vale a pena experimentar, entre os óleos de sementes, o de soja, desde que seja espremido a frio: é fonte de gorduras poli-insaturadas ômega-3, das quais estamos sempre em busca uma vez que o organismo não tem a capacidade de produzi-las.

AZEITE DE OLIVA EXTRAVIRGEM

Homero chama o azeite de ouro líquido. Na Odisseia, a deusa Atena presenteia Ulisses com uma ampola do precioso sumo, para que o herói adquira vigor e beleza. Também vale ouro para Hipócrates, que já 400 anos antes de Cristo exalta as suas qualidades terapêuticas. E os médicos de hoje confirmam o pensamento do grande pai putativo.

Vale a pena mencionar mais uma vez o gigantesco estudo Prevenção com a Dieta Mediterrânea, PREDIMED, que continua publicando resultados lisonjeiros para o azeite. O mais recente é de setembro de 2015 (publicado em JAMA *Internal Medicine*), que considerou 4 mil mulheres monitoradas durante cinco anos: naquelas que seguiam uma dieta mediterrânea rica em azeite extravirgem a ocorrência de tumor do seio era marcadamente inferior. São resultados preliminares, suas indicações são claras, mas precisam de mais tempo para averiguação.

Alguns anos atrás, a mesma fórmula de alimentação mostrara ser capaz de reduzir em 30% o perigo de acidentes cardiovasculares, derrubando os índices de íctus e de infarto, como podemos ler em *The New England Journal of Medicine*: a pesquisa dos cientistas espanhóis, sempre no âmbito da PREDIMED, entre 2003 e 2011 havia monitorado 7.747 pacientes de alto risco vascular.

E a proteção do coração e das artérias é certificada por outro estudo famoso, publicado em 2014 no *British Medical Journal*, que associa o consumo de azeite a uma redução do risco de mortalidade.

São apenas as pontas do iceberg da pesquisa, pois os resultados sobre o assunto são extremamente numerosos, e atestam com insistência um benefício para a fibrilação atrial maior que para a aterosclerose, a hipertensão e a dislipidemia (as alterações da quantidade de lipídios presentes no sangue).

UM CONSELHO
Quais garrafas devem ser escolhidas

Para merecer a denominação de extravirgem, o azeite não deve ter sofrido qualquer outro procedimento extrativo que não seja mecânico, sem o uso de solventes nem de altas temperaturas, sem qualquer processo de refinação e sem misturas com azeites de outro tipo. E mais: deve mostrar-se destituído de qualquer defeito no exame organoléptico, isto é, do sabor, do aroma e da cor, e conforme os parâmetros químico-físicos que atestam a real composição dos lipídios e a porcentagem de ácido oleico, a gordura monoinsaturada boa. Só assim ele é o produto com as características nutricionais que o tornam saudável.

– Só o extravirgem mantém intacta a riqueza em vitamina E, polifenóis, ácido oleico e ácidos graxos poli-insaturados (ômega-3 e ômega-6).
– O azeite, quanto mais envelhece mais perde polifenóis e vitaminas. Por isto o azeite novo deveria ser comprado em novembro, talvez até procurando diretamente o produtor. Para averiguar a idade de uma garrafa no supermercado podemos dar uma lida no rótulo, observando a data da colheita/espremedura ou o prazo da validade, que normalmente é de dois anos a partir do engarrafamento.
– O gosto amargo ou picante não é um defeito, depende da região e das olivas usadas (só na Itália há mais de cem tipos) e, além do mais, indica a presença dos polifenóis e das outras células aromáticas.
– A cor varia: os azeites bons podem ser de um verde vivaz até um amarelo-palhete.
– O azeite deve ser conservado em garrafas de vidro ou outros recipientes escuros, hermeticamente fechados, num local fresco e na sombra, para evitar a luz e o contato com o ar. Do contrário ele perde os polifenóis e a vitamina E.
– No uso doméstico, o azeite deve ser guardado num vidro fechado para evitar que se oxide.

⇒

> Também estão à venda azeites de oliva (sem a qualificação de extravirgem) e azeites de bagaço de azeitona. Ambos sofrem processos de refino que sacrificam muitos dos compostos bioativos, entre os quais a vitamina E. O primeiro é o resultado de uma mistura de azeites de oliva virgens e refinados. O azeite de bagaço, por sua vez, é obtido extraindo, com solventes, o que sobrou da polpa e dos caroços depois que tudo de bom já foi tirado.

CONTROLE DO SOPREPESO. Também já foi provado o papel do azeite extravirgem em refrear a glicemia nos diabéticos e prevenir o sobrepeso. Isto mesmo, o sobrepeso: como dizer que as gorduras boas do azeite afugentam as más que se acumulam na forma de ádipe. As regras que nos norteiam rumo a uma alimentação saudável aconselham 4 colheres (de sopa) de azeite extravirgem por dia para um homem e 3 para uma mulher. Mas toda uma série de evidências conclui que a dose poderia ser mais alta: 5-6 colheres para o homem e 4-5 para a mulher, às quais se adicionam as demais gorduras das oleaginosas e das sementes oleosas.

Dentro da Dieta Smartfood, estas gorduras não fazem engordar. A longa pesquisa PREDIMED na Espanha demonstrou que os cardápios com o azeite são mais saudáveis do que um regime sem gorduras e não provocam qualquer aumento de peso. A dieta pseudojejum, experimentada no homem por Valter Longo em 2015, para prolongar a vida agindo no metabolismo, inclui 46% de gorduras, bem mais que os 30% aconselhados pelas diretrizes da normativa nacional.

O preconceito acerca do azeite é difícil de extinguir, é um resquício da década de 1980, quando só se levava em conta o cálculo calórico dos alimentos, demonizando as gorduras, que têm 9 calorias por grama.

Poderiam, então, os 24 gramas equivalentes a três colheres de azeite por dia comprometer o emagrecimento? É claro que não. Hoje sabemos que manter-se em forma não é uma mera questão matemática. E as gorduras não saturadas, além de indispensáveis para uma série de funções (entre as quais o transporte das vitaminas insolúveis), estimulam os sensores do estômago enviando sinais que refreiam o apetite.

AS VANTAGENS DOS POLIFENÓIS. A composição química do azeite extravirgem, além do mais, é uma homenagem ao equilíbrio, à harmonia. Um presente de Ísis ao povo do antigo Egito. O seu valor nutritivo decorre da abundância de ácido oleico, uma gordura monoinsaturada, e de uma determinada quantidade de ácidos graxos poli-insaturados (ômega-3 e ômega-6) enquanto, ao mesmo tempo, a presença dos saturados é bastante limitada. Os seus benefícios para o coração e os vasos também podem ser atribuídos aos polifenóis e à vitamina E, que com mais 150 substâncias aromáticas entram no buquê dos compostos.

NA COZINHA
Por que é melhor usá-lo cru

Alguém poderia perguntar por que se aconselha usar o azeite extravirgem cru. Vamos deixar de lado a fritura, que dá início a um processo de degradação do azeite e até transforma substâncias boas em nocivas. O azeite, aquecido na panela antes de juntar os ingredientes, só altera minimamente o ácido oleico e os polifenóis, e também mantém o mesmo número de calorias (900 em cada 100 gramas), mas o problema é a vitamina E, que se oxida e se estraga facilmente com o calor.

– Com panelas e frigideiras antiaderentes podemos substituir o azeite por água, enriquecendo o sabor com especiarias e, talvez, com um pouco de vinho (cujo etanol evapora com o calor). Isto vale para molhos, leguminosas, sopas mais ou menos densas, verduras, carnes, peixes e ovos estrelados.

– Carne, verduras e peixes podem ser cozidos a vapor.

– As fritadas, as tortas salgadas ou os ingredientes empanados podem ser cozidos no forno cobrindo o tabuleiro com papel-alumínio.

– Ao usarmos o azeite para o refogado de cebola ou para requentar um prato já pronto, precisamos cuidar que não se aqueça demais: é melhor juntar os ingredientes quando ainda está frio.

⇒

> – Mesmo com o cru, evitem os abusos: verduras, saladas ou qualquer outra coisa não precisam boiar nele, pois afinal o azeite é um alimento muito calórico.

A Dieta Smartfood sugere o azeite de oliva extravirgem, junto com outros óleos vegetais, para enriquecer o sabor dos pratos e cozinhar. Os motivos são dois: armazenar moléculas protetoras e limitar o recurso a gorduras de origem animal, como manteiga e banha, que fazem subir os níveis de triglicerídeos e de colesterol no sangue.

Nas garrafas de azeite extravirgem, a Agência Europeia para a Segurança Alimentar (EFSA), depois de examinar vários trabalhos científicos, autoriza colocar na etiqueta que o azeite faz bem à saúde graças aos polifenóis que contribuem "à proteção dos lipídios hemáticos contra o estresse oxidativo". Cabe particularmente ao hidroxitirosol e a outros derivados refrear a oxidação do produto e, no nosso corpo, a oxidação do colesterol LDL, reação que leva à formação das placas ateroscleróticas. Um trabalho feito em conjunto com a vitamina E.

E aí está o motivo pelo qual, em novembro, deveríamos ir buscar o azeite novo: mais fresco, mais rico em polifenóis e vitaminas.

OUTROS ÓLEOS VEGETAIS EXTRAÍDOS A FRIO

Óleos de sementes extraídos a frio podem ser uma alternativa ao azeite de oliva extravirgem, principalmente nos preparos em que é necessária uma fonte de gordura de sabor não muito intenso, por exemplo, nas massas doces para bolos e biscoitos, ou nos molhos para temperar como a maionese.

O azeite extravirgem é o melhor na cozinha, e também o de emprego mais amplo. Mas a introdução de outros óleos tem a sua razão de ser, pois eles também protegem o coração.

Os óleos de sementes mais utilizados são o de girassol, de milho, de amendoim, de arroz e de soja. Escondidos em seu nicho, são produtos ainda um tanto desconhecidos o óleo de linhaça e o de gergelim.

Nem todas as garrafas são smart. A maioria dos óleos de sementes é extraída com o uso de solventes, que permitem tirar uma grande quantidade de líquido da matéria-prima e, portanto, resultam em produtos finais de custo muito baixo. Este processo, entretanto, altera o líquido despojando-o de micronutrientes e de fitocompostos, inclusive porque as sementes são amiúde tratadas em alta temperatura antes da extração, e o produto acabado ainda passa por refinação.

Existe outra técnica, a espremedura mecânica ou a frio: o processamento acontece aproximadamente entre 25 e 37 graus, e o óleo produzido tem uma qualidade nutricional bastante superior. Mais vitaminas, mais fitocompostos, mais gorduras boas. O preço sobe, é claro, pois com este tipo de extração a quantidade do produto final é bem menor. Daí a maior dificuldade em encontrá-lo à venda. É preciso procurar nos supermercados bem abastecidos, nas tendinhas, nas lojas de produtos orgânicos.

O trabalho vale a pena, pois nos compensa com muitos benefícios. O **óleo de soja**, extraído dos feijões de soja, que são sementes como as demais leguminosas que comemos, possui uma considerável quantidade de ômega-3.

Num estudo piloto com uns vinte rapazes entre 16 e 18 anos, afetados por hipercolesterolemia familiar, o **óleo de girassol** provocou uma redução do colesterol. Benefícios para a saúde cardiovascular também nos são proporcionados pelo **óleo de amendoim**, rico em ácido oleico, como conclui uma pesquisa comparativa de 2014.

O **óleo de milho** fornece uma razoável quantidade de vitamina E, embora nunca se aproxime do **óleo de arroz**, onde é alto o conteúdo de vitaminas de poder antioxidante.

Se, porventura, for encontrada alguma garrafa de **óleo de sementes de abóbora**, que tal experimentar? A composição das sementes faz com que também o óleo extraído delas tenha um notável valor nutricional devido aos fenóis, aos carotenoides e aos ácidos graxos não saturados que ele contém.

O **óleo de linhaça** merece um capítulo só dele: contém nada menos que 57 gramas de ômega-3 em cada cem gramas do produto. Uma dose espantosa, se considerarmos que o de soja fica com seus modestos 7,6 gramas, e que o azeite extravirgem de oliva só apresenta alguns resquícios dele. Uma ou duas colherzinhas podem ser interessantes num cardápio smart. Mas tirem da cabeça a ideia de usá-lo para cozinhar, pois este óleo, quando aquecido, fica logo rançoso, devido justamente à presença maciça de ácidos graxos poli-insaturados. Só pode ser usado cru, por exemplo nas saladas e nas verduras. Normalmente é encontrado em garrafas pequenas, pois afinal tem de ser consumido dentro de um mês depois da abertura, e guardado na geladeira, bem fechado.

Também está começando a difundir-se, na Itália, o **óleo de gergelim**, muito comum na cozinha asiática. Na China, por exemplo, é usado nos primeiros pratos, nas verduras e nos peixes. Tem um gosto característico, agradável, a ser saboreado numa salada, num arroz à oriental ou num prato a vapor. Do ponto de vista nutricional, proporciona ácido oleico, vitamina E, ômega-6 e notáveis quantidades de cálcio, fósforo e ferro.

SEMENTES OLEOSAS

As sementes guardam a vida dos seres que povoam este planeta. Em apenas uns poucos milímetros englobam o mundo. É como se comê-las significasse apropriar-se da energia mais forte que penetra a terra. As leguminosas são sementes, há centenas delas nos morangos, são indispensáveis as dos grãos de uva.

Não é uma surpresa que as sementes oleosas sejam consideradas verdadeiros suplementos naturais: um fragmento cotidiano para buscar na natureza as gorduras boas, as vitaminas e os minerais. Como um pequeno renascimento a cada mordida. Como se nós também pudéssemos florescer como um arbusto.

As **sementes de linhaça** têm uma enorme quantidade de ômega-3, tanto que são uma das principais fontes destes ácidos graxos para vegetarianos e veganos, que não comem peixe. Uma pequena colher delas, com seus 1,7 grama, praticamente já basta para satisfazer nossas necessidades cotidianas. E ainda, 3,5 gramas de fibra, 2,5 gramas de proteínas, fenóis e fitoestrógenos (lignanas).

Os pequenos grãos de **sésamo** (gergelim) são os campeões do cálcio, 100 miligramas do mineral numa colher (além de 1,5 miligrama de ferro). Os de cânhamo têm ótimas proteínas, com nada menos que 10 tipos de aminoácidos.

As **sementes de girassol** nos oferecem o ácido fólico, fundamental para a construção do material genético e indispensável para as mulheres grávidas. As **sementes de abóbora**, com ômega-3 e ômega-6, parecem poder aliviar os sintomas da hiperplasia prostática benigna (a dilatação da próstata).

Todos eles, grãos e sementes, têm vitaminas, minerais e fibras. Todos têm gorduras de boa qualidade, um conteúdo calórico não excessivo e um presente a mais para quem quer perder uns quilinhos: saciam. Os nutricionistas mais precavidos, com efeito, incluem-nos nos regimes emagrecedores como aperitivos a serem mascados logo que aparecer o primeiro ataque de fome, ou como tempero de saladas, fritadas, tortas salgadas e pratos principais.

Já é possível encontrá-los na maioria dos supermercados, sozinhos ou misturados. Há quem goste deles como um lanche ligeiro, há quem não os dispensa no cereal do café da manhã ou na salada. O gergelim moído pode ser usado para empanar, e vale a pena experimentá-lo no lugar do sal na sua versão asiática: o gomásio, uma mistura de sementes de sésamo torradas e sal marinho.

Os benefícios destas pequenas joias são tantos que a Dieta Smarfood faz delas um verdadeiro pilar alimentar: a porção cotidiana é de 30 gramas.

PROTEÇÃO DO CORAÇÃO. As sementes de cânhamo, de girassol e de gergelim são como soldados prontos a lutar na batalha contra a hipercolesterolemia. Suas armas são os fitoesteróis, lipídios que se assemelham ao colesterol animal e que, portanto, ficam no lugar dele durante a digestão. Não só evitam que seja assimilada uma porção de gordura de origem animal, como também parecem refrear a produção de colesterol por parte do fígado. Em outras palavras: menos LDL, as lipoproteínas que podem formar as placas ateroscleróticas.

Entre outras, uma pesquisa americana de 2009 da Washington University School of Medicine de Saint Louis (Missouri), testou uma dieta de 450 miligramas de fitoesteróis por dia, com sementes, cereais e oleaginosas, demonstrando que, depois de apenas um mês, já se percebia uma redução dos níveis hemáticos de colesterol.

Os fitoesteróis não estão sozinhos nesta luta. As sementes guardam outras moléculas úteis, começando pela fibra, que refreia a absorção das gorduras. O sésamo e a linhaça acrescentam as lignanas, que contribuem para baixar o colesterol e a pressão arterial.

As lignanas são fitoestrógenos, assim chamados pela sua capacidade de ligar-se aos receptores dos estrógenos, os hormônios sexuais femininos por excelência. Nas sementes de linhaça elas vêm junto de um montão de ômega-3, e o efeito é uma verdadeira bomba. Num compêndio de 11 estudos, publicado em 2015, foi avaliada a sua capacidade sobre um total de mil participantes, quase todos com algum fator de risco cardiovascular: ficou claro o papel delas na diminuição da pressão sistólica e diastólica. Os resultados mais significativos são os da linhaça inteira, particularmente quando é consumida de forma regular por pelo menos 12 semanas. Bem menor é o impacto conseguido com os suplementos, isto é, cápsulas de óleo de sementes de linhaça ou de lignanas.

Uma vez que estas moléculas interferem nas conexões que os estrógenos formam com as células do seio, estuda-se a sua possível ação preventiva no aparecimento de tumores hormonodependentes.

TIJOLOS PARA O DNA. As sementes de girassol são preciosas não somente pela fibra, a vitamina E, o cobre, o selênio e os carotenoides. Elas têm folatos, substâncias das quais temos absoluta necessidade para a produção do material genético e de glóbulos vermelhos. As mulheres que se preparam para engravidar ou que já estão grávidas precisam do dobro, pois eles previnem deformidades pré-natais.

TERAPIA ANTIDIABETES. As sementes de linhaça, ricas em lignanas, isto é, em fitoestrógenos, são terapêuticas no caso de diabetes? Para averiguar a hipótese, uma pesquisa chinesa juntou os estudos mais confiáveis e chegou a uma resposta positiva: os alimentos com fitoestrógenos, isto é, as sementes de linhaça e de soja (que também têm isoflavonas), podem ajudar na prevenção e na administração do diabetes.

A análise permite-nos concluir que um consumo regular por 3 meses melhora a sensibilidade à insulina e parece reduzir os níveis de glicemia no sangue. Seria prematuro, no entanto, pensar numa cura à base de suplementos, à base de extratos de estrógenos.

ESCUDO PARA A PRÓSTATA. As sementes de abóbora e o óleo que delas se extrai já constam há um bom tempo dos remédios usados pela fitoterapia (a cura à base de plantas) para a hiperplasia prostática benigna (a próstata dilatada). Um estudo de 2015 com 1.431 pacientes elegeu as sementes de abóbora como suplementos naturais para aliviar os sintomas da patologia que, além de aumentar o volume anômalo da próstata, comporta distúrbios da micção.

VERDURAS

Quem sabe que o *radicchio* verde contém três vezes mais ferro do que a carne? Quem, ao ouvir falar em vitamina C, pensa no pimentão? As verduras são fontes de nutrientes e de surpresas.

Este capítulo é dedicado particularmente aos que as esnobam ou que correm atrás de dietas que não as incluem: comê-las, afinal, é a melhor maneira para emagrecer. Porque são pobres em calorias, têm muita água e muitas fibras. Começar a refeição com hortaliças refreia o aumento da glicemia e abranda o apetite. Uma entrada de acelga e de almeirão catalonha enche a barriga, prolonga a sensação de saciedade e desvia a atenção dos pratos mais consistentes. Os crocantes pepinos, funchos e cenouras são ótimos tira-gostos, que os esnobes chamam de *crudités* quando, com afetação, mandam servi-los como antepastos.

Querem ver uma verdadeira festa de fitocompostos, vitaminas e sais minerais? É só entrar numa horta. As pesquisas, as experiências, as metanálises concordam unanimemente que uma alimentação rica em vegetais, quer dizer, rica em verduras, frutas e leguminosas, protege contra as doenças cardiovasculares, contra a obesidade e o diabetes. Especificamente, as verduras parecem reduzir o risco de câncer da boca, laringe, faringe, esôfago e estômago. Sabemos com certeza que, graças à fibra, mantêm a distância o tumor do cólon.

Em resumo, a horta presenteia nosso corpo com uma proteção incrível. E é por isto que a Dieta Smartfood não se cansa de propor mais e mais verduras, a categoria alimentar à qual deveríamos recorrer a qualquer hora do dia (veja o capítulo 5). Caldos, sopas, acompanhamentos, saladas, molhos para os primeiros pratos: toda receita é boa desde que, no cardápio, os vegetais tenham o papel principal.

> ## A CURIOSIDADE
> *Os recordes das vitaminas*
>
> Todos sabem que as verduras são ricas em vitaminas. Mas aqui estão quatro recordes que ilustram ainda melhor a ideia.
> – 100 gramas de **cenouras** satisfazem 100% das necessidades diárias de vitamina **A**.
> – 100 gramas de **verduras de folhas verdes** satisfazem mais de um terço da quantidade diária recomendada de vitamina B9 (folatos).
> – 1 **pimentão cru** cobre a necessidade diária de vitamina C.
> – 100 gramas de **espinafre congelado** cobrem as necessidades cotidianas de vitamina K.

Para os italianos trata-se apenas de voltar às origens, aos princípios da dieta mediterrânea, desde 2010 reconhecida pela Unesco como patrimônio cultural da humanidade. Foi na década de 1950 que um pesquisador norte-americano, Ancel Keys, intuiu os seus efeitos protetores contra as doenças cardiovasculares. A partir de 1962, o quartel-general dos seus estudos mudou-se para Pioppi, um punhado de casas perto de Pellica, no Cilento. Os resultados foram publicados no seu famoso livro, *Eat well and stay well*: para viver bem é preciso comer fruta, verdura, pão, peixe, azeite de oliva extravirgem, pouca carne. Quando morreu estava com 100 anos e o seu legado, a *Mediterranean Diet*, foi a catapulta de lançamento das refeições à italiana e de um montão de estudos.

Per exemplo, as pesquisas de uma equipe grega sobre 15 mil mulheres, no âmbito da EPIC, publicadas em 2010 no *American Journal of Clinical Nutrition*, demonstram que a dieta mediterrânea reduz de forma significativa a ocorrência do câncer da mama depois da menopausa, período durante o qual o risco é mais elevado. Estes resultados também foram confirmados por um estudo mais recente, publicado em 2013 pelo *International Journal of Cancer*, com o envolvimento de 330 mil mulheres de 10 países europeus acompanhadas, em média, por 11 anos.

Há verduras que seria melhor descartar? Não, não há. Cardos (uma espécie de alcachofra silvestre) e vagens na primavera, abobrinhas e várias folhas verdes no verão, brócolis e nabiça no outono, abóbora e alcachofras no inverno. As primas amiláceas, isto é, as batatas, não devem ser jogadas fora, mas se portam mais como carboidratos do que como cenouras.

OS FOLATOS DAS FOLHAS VERDES. Particularmente na dieta rosa, não deveriam faltar pelo menos 200 gramas por dia de verduras de folha verde. Cozidas e cruas: **espinafre, chicória, acelga, alface** e todas as demais hortaliças deste tipo. Como demonstram os estudos mais recentes, comer uma boa quantidade delas, com regularidade cotidiana, é uma das maneiras de prevenir o câncer da mama. A prova disto nos é dada pela investigação EPIC que, durante 11 anos, acompanhou 31 mil mulheres italianas entre 36 e 64 anos: ficou patente que ao aumento do consumo de verdura se acompanhava uma diminuição do risco de câncer de mama e que a melhor proteção vinha justamente das verduras de folhas verdes, devido às suas propriedades específicas.

O mágico mundo pigmentado de verde pela clorofila aninha os folatos, que devem o nome à palavra latina *folium*, folha, porque foram isolados pela primeira vez nas folhas de espinafre. São amigos das mulheres também na gravidez, pois diminuem o risco de hipertensão e, no feto, previnem más-formações como a espinha bífida, o atraso do crescimento fetal e o parto prematuro. Uma porção de 100 gramas de endívia ou de escarola pode satisfazer mais de um terço das necessidades diárias de folatos (400 microgramas).

Na verdade, os folatos (ou vitamina B9) são bons amigos de todos, pelo menos por serem fundamentais para sintetizar proteínas e DNA. E mais: segundo o Fundo Mundial para a Pesquisa sobre o Câncer, assimilá-los diariamente com a dieta reduz o risco de tumor do pâncreas. O espinafre e seus companheiros, por sua vez, rechaçam o diabetes de tipo 2, como mostra uma recente metanálise baseada nos dados da pesquisa EPIC.

Para manter intacta a vitamina B9, o ideal é consumir as verduras cruas, porque o calor, assim como o congelamento, faz com que ela se depaupere. O eventual cozimento deve ser muito rápido, com pouca água. Mais um estratagema: cortar com as mãos. A ruptura casual das fibras vegetais provoca mecanismos enzimáticos que modificam os folatos, tornando mais fácil a sua absorção pelo nosso organismo.

O LICOPENO DOS TOMATES. Se as verduras de folhas verdes protegem as mulheres contra o tumor da mama, o tomate é o ingrediente imperdível, na estação da colheita, no cardápio masculino. Muitas e variadas investigações epidemiológicas ressaltam que nos países que são grandes consumidores de tomates, como Itália, Espanha e México, registra-se uma ocorrência de câncer da próstata muito menor que alhures. Isto não significa que as mulheres sejam indiferentes aos seus benefícios, ao contrário: um estudo da Harvard Medical School of Boston que acompanhou 27 mil voluntárias, de 45 anos para cima, prova que o tomate baixa o colesterol total e melhora a relação entre o colesterol total e o bom, como os pesquisadores explicam nas páginas do *Journal of Nutrition*.

Grandes ou pequenos, redondos ou alongados. Nas saladas ou nos molhos, enlatados como purê, inteiros ou concentrados. Tudo faz bem. O licopeno, aliás, com o cozimento aumenta a sua disponibilidade, até cinco vezes mais, porque o calor quebra as paredes das células vegetais e liberta o carotenoide. E o azeite de oliva, como tempero, favorece a assimilação, uma vez que a molécula é lipófila, isto é, se dissolve facilmente na gordura.

Usando palavras de que os italianos gostam, o espaguete com molho de tomate é um prato excepcional, ainda mais smart se a massa for integral.

Conselhos para a conservação? Os tomates maduros ficam na geladeira, na gaveta de frutas e verduras, por uns dois dias no máximo, lembrando que devem ser tirados de lá pelo menos meia hora antes para que possamos apreciar o seu sabor. Nunca no freezer, pois o congelamento os torna insípidos, a não ser que passem antes por uma rápida fervura (entre 30 e 60 segundos) a fim de desativar as enzimas que os deterioram. Aí é só enxaguar e tirar a pele. Quanto ao molho, o resfriamento abaixo de zero não cria problemas.

Os tomates ainda verdes amadurecem em temperatura ambiente, mais depressa quando embrulhados num pano. O importante é mantê-los longe da luz solar direta e de fontes de calor intensas, para não jogar fora o tesouro de fitocompostos e vitaminas.

OS MATIZES DOS CAROTENOIDES. Os carotenoides, como até uma criança logo percebe, ficam nas cenouras. Também se encontram em outras hortaliças alaranjadas, como a abóbora. Mas podem dar uma guinada para o amarelo ou o vermelho. Um estudo propõe uma classificação: o laranja vem do betacaroteno e dos seus derivados (a zeaxantina e a beta-criptoxantina); o amarelo alaranjado continua vindo do betacaroteno, mas também do alfa-caroteno e derivados, principalmente da luteína; os alimentos ricos em epóxidos são amarelos; o tomate deve a cor vermelha ao licopeno, mas o vermelho dos pimentões vem da capsantina e da capsorubina.

Só para tornar as coisas ainda mais confusas, os carotenoides se encontram num montão de outras verduras, como espinafre, ervas aromáticas ou echalota, que assumem outras cores devido à presença simultânea de vários pigmentos.

Para que servem? Protegem, sem dúvida alguma, o sistema vascular, no sentido que previnem a incrustação das artérias devida às lipoproteínas. Segundo a análise do Fundo Mundial de Pesquisa sobre o Câncer, existe a provável evidência de eles reduzirem o risco de tumores do sistema digestivo e do respiratório.

Prestem atenção: estamos falando de fitocompostos e não de suplementos. Uns anos atrás foram feitos estudos cujos resultados provocaram espanto. Em algumas experiências foram ministrados complementos à base de betacaroteno a fumantes e o êxito foi inesperado: ficou claro que a integração de betacaroteno não só era inútil na prevenção do risco de tumor do pulmão como até parecia aumentá-lo.

Desde então muitos estudos atestaram que o consumo regular de alimentos ricos em carotenoides traz benefícios à saúde e nenhum perigo, enquanto seria melhor tomar cuidado com cápsulas e comprimidos e só tomá-los com prescrição médica.

Longa vida, então, ao purê de **abóbora**, que só fica atrás das cenouras quanto a carotenoides. E salve o **pimentão** cru, que um só já basta para cobrir as necessidades diárias de vitamina C.

Com as pesquisas alimentares podemos aprender as artes culinárias da saúde.

Os carotenoides são muito resistentes às altas temperaturas e, aliás, com o cozimento aumenta a sua disponibilidade, a sua capacidade de serem absorvidos e entrarem na circulação. Trocando em miúdos: estão promovidas as cenouras cozidas a vapor, mas com um fio de azeite: os carotenoides são lipossolúveis, precisam das moléculas de gordura para seguir viagem pelo nosso corpo, pois do contrário só conseguimos assimilar 5%. A vitamina E do azeite de oliva extravirgem, entre as outras coisas, aumenta de forma exponencial o efeito antiaterosclerose dos carotenoides.

Boas-novas do freezer: a perda de pigmentos é mínima, seja nos produtos adquiridos nos congeladores dos supermercados, seja naqueles congelados em casa.

O ENXOFRE DOS BRÓCOLIS. Repolhos, couves e brócolis pertencem a uma grande família com mais de trezentos exemplares. É o gênero das brassicáceas, também chamadas crucíferas devido à forma em cruz das suas flores. Pode ser que seu odor não seja lá muito agradável, mas o enxofre que lhes dá o cheiro é a molécula de um composto que deixa logo os oncologistas de orelhas em pé, e os profanos de língua enrolada: o glucosinolato. Numerosos estudos clínicos concordam em atribuir-lhe o mérito de reduzir o risco de adoecer de vários tipos de tumor. Não há, por enquanto, uma prova definitiva, mas há uma infinidade de indícios.

Numa pesquisa da Universidade de Wageningen, Holanda, foram examinadas algumas indagações que parecem demonstrar como o consumo de **repolho, brócolis, couve-flor** ou **couve-de-bruxelas** reduz a ocorrência de tumor do pulmão, pâncreas, bexiga, próstata, tiroide, pele, estômago e mama. Realmente notável.

Há uma coisa curiosa a respeito dos glucosinolatos: são uma arma de proteção das plantas, pois conferem um sabor um tanto amargo que desestimula os insetos e os animais herbívoros, e nós também somos beneficiados quando os introduzimos no nosso corpo comendo repolhos e brócolis, pois parece que se portam como uma espécie de pesticida que mata as células tumorais.

A tutela, para sermos precisos, não nos é dada pelo glucosinolato inteiro, mas sim por alguns dos seus compostos, entre os quais os isotiocianatos, os tiocianatos e as nitrilas. Ao que parece os isotiocianatos têm a capacidade de estimular as enzimas hepáticas que favorecem a neutralização de substâncias tóxicas, chegando até mesmo a reativar o gene p53, que é defeituoso nas células tumorais e que deveria deter a proliferação das mesmas.

Estas substâncias, entretanto, são liberadas por hidrólise (isto é, por efeito da água) graças à ação de uma enzima que se chama mirosinase nos mesmos vegetais. A explicação é necessária uma vez que indica a melhor maneira de consumir as brassicáceas.

Para deixar tudo bem claro: vamos imaginar que estamos comendo repolho numa salada. Enquanto mastigamos, as células se fragmentam e é como se abrissem as portas das pequenas prisões que guardavam, uma, os glicosinolatos, e a outra, a enzima mirosinase. Os prisioneiros, separados na planta, encontram-se no nosso sistema digestivo e a mirosinase pode então cindir o composto.

Mastigar bem e demoradamente permite que as substâncias não fiquem enjauladas, mas cortar o repolho em fatias, picá-lo, já ajuda, porque colabora para soltar a mirosinase com um aumento de compostos bioativos quatro vezes maior do que o alimento intacto.

> **APROFUNDAMENTO**
> *Os cogumelos e a pesquisa anticâncer*
>
> Os cogumelos ficam no meio do caminho entre o reino vegetal e o animal, mas de um ponto de vista nutricional ficam mais perto de uma verdura do que de uma fatia de carne. Em outros termos: não são um prato principal proteico, mas sim um molho para entradas ou um acompanhamento para os pratos principais. Vários estudos epidemiológicos salientaram as suas propriedades anticâncer devido à presença de polissacarídeos, dos quais o mais estudado é o lentinano. As primeiras pesquisas foram levadas adiante no Japão, onde os consumidores de algumas espécies típicas da cozinha oriental (enokitake e shiitake) registram uma ocorrência de tumores do cólon e do estômago que é a metade daquela da população em geral. São análises que merecem a nossa atenção e um exame mais atento. Enokitake e, principalmente, shiitake são facilmente encontrados em lojas de alimento e supermercados.

Cortar e esmiuçar repolhos e couves-galegas e saboreá-los crus numa salada é a melhor maneira para ingerirmos todo o seu patrimônio nutricional, que infelizmente se reduz bastante com o calor e com a água. Quando a panela é inevitável, a sugestão é cozinhar a vapor ou aferventar rapidamente, durante menos de dez minutos e com pouco líquido. Isto vale para os glucosinolatos e para a vitamina C, presente nas brassicáceas numa quantidade de deixar envergonhadas até as laranjas.

Voltando à prevenção cancerígena, ela também teria a ver com outra substância, o indol, capaz, segundo alguns estudos, de reduzir o risco de tumores hormonodependentes, como os da mama, alterando o metabolismo dos estrógenos. E somente nos brócolis está presente em grande quantidade o sulforafano, a cuja hipotética ação anticancerígena se junta à bactericida contra o *Helicobacter Pylori*, a bactéria responsável por gastrite crônica, úlcera péptica e tumores do estômago.

E não podemos esquecer as fibras: uma porção de 200 gramas da tão pouco chamativa couve-de-bruxelas basta, sozinha, para satisfazer a nossa necessidade diária de fibras.

A INULINA DAS ALCACHOFRAS. Continuando a falar de fibras, as alcachofras nos presenteiam com metade da necessidade cotidiana delas (com uma porção de 250 gramas) e possuem uma realmente especial. Chama-se inulina e também está presente na cebola. Nós não podemos digeri-la, não possuímos uma enzima sequer capaz de fazê-lo e, por isto, ela chega intacta ao intestino. É o paraíso para as colônias de bactérias que hospedamos, para elas é como um maná caído do céu.

A coisa incrível é que a inulina é desprezada pelos micróbios maus e é adorada pelos microrganismos que convivem conosco em santa paz, bifidobactérias e lactobacilos. Ao engolirmos alcachofras, estamos alimentando o exército dos bons dentro da barriga e deixando morrer de fome os germes perigosos, como *Bacteroides* e *Prevotella*, que poderiam nos deixar doentes.

Os estudos sobre o microbioma estão se intensificando, pois parece que uma grande parte do nosso bem-estar depende dos microrganismos, e não só no que se refere ao intestino. No caso específico, as bactérias com notas máximas, chamadas prebióticas, são as que fermentam a inulina, conseguindo substâncias com um papel protetor para o cólon e o organismo inteiro.

Para evitar perdas de fibra, é bom consumir as alcachofras não muito depois da colheita ou então conservá-las em baixa temperatura, e melhor ainda se as cobrirmos com celofane.

Inulina em complementos? Parece que funciona. Um estudo analisou os efeitos do consumo de um extrato dissolvido em suco de fruta: os resultados demonstraram um aumento digno de nota das bifidobactérias mesmo com a inulina em pó.

Claro, com as alcachofras também assimilamos ferro e cálcio: uma porção de 250 gramas cobre cerca de um quinto da necessidade diária dos dois minerais.

4
Fatos e mitos

"A calúnia é como brisa" canta Dom Basílio no *Barbeiro de Sevilha*, e "no fim transborda e estoura, se propaga, se agiganta e produz uma explosão como um tiro de canhão". Os mexericos rossinianos empestam toda uma série de alimentos ora exaltados, ora repudiados devido a opiniões que nada têm a ver com a verdade.

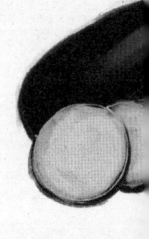

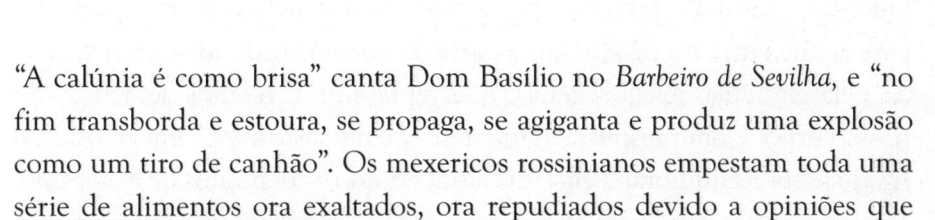

No mundo 2.0, às crendices populares juntam-se as pseudociências amplificadas pela web. E, de tanto ler, de tanto ouvir, a gente acaba acreditando piamente em amenidades que são apenas mentiras.

Revezam-se, sob a lâmina da guilhotina, ora as cenouras, "açucaradas demais", ora todos os carboidratos. As proteínas tornam-se o ápice, as gorduras são o diabo, a fruta deve ser comida fora das refeições, e até a água deve ser tomada longe da mesa.

O que há de verdade nos mitos espalhados por aí? Neste capítulo vamos dar uma resposta às perguntas mais comuns, sempre e somente baseados na ciência.

Cereais, massa, pão e batatas

É preciso eliminar os carboidratos para emagrecer?
Achar que é possível passar sem os carboidratos complexos dos cereais e das leguminosas, assim como dos carboidratos simples da fruta, não é inteligente. Literalmente: a glicose é, de fato, a única fonte energética do cérebro.

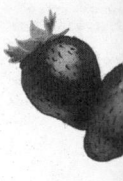

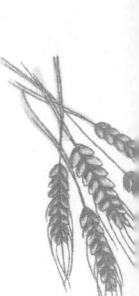

É a fonte de energia do corpo inteiro, é indispensável. Não é por acaso que a Dieta Smartfood insiste em dizer que um quarto de almoços e jantares deve consistir de cereais (melhor se integrais).

Por outro lado, não é justificável empanturrar-se de massa e de pão. O nosso corpo se baseia num equilíbrio delicado. Carboidratos simples e complexos chegam ao intestino na forma de moléculas de glicose, sem qualquer distinção entre primeiro prato, bolo ou fruta. Os capilares das mucosas intestinais as recebem e as transportam pela veia até a porta hepática, que entra no fígado. Uma parte da glicose absorvida é transformada pela glândula em glicogênio, que representa a reserva de açúcar do nosso corpo. Como resposta a uma refeição demasiado rica em calorias, o fígado tenta reequilibrar a glicemia aumentando os depósitos de glicogênio. Mas se o armazém já está cheio, o excesso de glicose é transformado em tecido adiposo de reserva.

Outra parte dos açúcares é solta diretamente na circulação do sangue e, nesta altura, intervém a insulina: o hormônio produzido pelo pâncreas funciona como chave para abrir a porta das células à glicose. O mecanismo permite que a glicemia se mantenha constante.

Quando a célula está cheia, repele os açúcares, que ficam no sangue. Então a insulina é chamada mais uma vez, mas aí a glicose se torna gordura de reserva nas células adiposas. Além dos quilos a mais, quando isto acontece regularmente cria-se uma hiperprodução de insulina, com o consequente aparecimento de substâncias inflamatórias. É a antecâmara do diabetes, da obesidade e dos tumores.

O arroz fervido é adequadado à dieta?
O arroz branco pode ter um índice glicêmico elevado, no sentido de causar um aumento muito rápido da glicemia no sangue. Curiosamente, as diferentes maneiras de cozimento influenciam o índice. O pique glicêmico mais alto acontece justamente com o arroz fervido em muita água e então escorrido: não é lá uma jogada dietética muito boa, ao que parece. Uma estratégia para moderar o índice é acrescentar ao prato umas verduras ou

comê-las como antepasto. Um aumento menos veloz dos açúcares na circulação acontece, por sua vez, com o risoto ou com o arroz cozido do jeito oriental (na panela com água fria igual ao dobro da quantidade de arroz, tampado e em fogo médio, sem coar).

A salada de arroz, típico prato de verão, também tem um índice glicêmico mais baixo: o amido que se gelatinizara no cozimento, ao esfriar torna-se mais resistente aos ataques das enzimas digestivas.

A melhor escolha, no entanto, continua sendo a de consumir variedades de arroz mais ricas em fibras, como o arroz vermelho, o arroz preto ou as versões integrais ou semi-integrais.

É possível modificar o índice glicêmico dos cereais em grãos?

Sim, o índice glicêmico dos carboidratos varia bastante conforme o preparo. Para começar, uma regra que os italianos conhecem muito bem: nada de massa além do ponto, ela tem de ser *al dente*. O cozimento prolongado causa uma maior gelatinização dos amidos: eles se tornam de fato um gel que as enzimas digestivas conseguem cindir facilmente. Isto significa que a totalidade de açúcares é absorvida depressa com consequente índice glicêmico elevado. A massa no ponto, por sua vez, tem um efeito mais moderado sobre a glicemia.

Pelo mesmo motivo também os grãos devem ter o cozimento certo. No caso de arroz, cevada ou farro, podemos tentar reduzir a quantidade de água: quanto mais abundante ela for, mais gelatinizado ficará o amido. Baixam o índice glicêmico: o preparo do risoto, adaptável também à cevada e ao farro, isto é, acrescentando somente a água útil para a cozedura, evitando em seguida coar o produto; o método de cozimento do cuscuz que manda jogar o cereal quando a água ferve (um copo de água para cada copo do produto), apagando o fogo e cobrindo com uma tampa; as saladas frias de cereais ou de massa, porque o amido se torna menos disponível.

APROFUNDAMENTO
O índice glicêmico

Quando se fala em índice glicêmico (IG) estamos nos referindo aos carboidratos. O adjetivo glicêmico deriva da palavra glicemia, que indica a presença de glicose no sangue. A resposta glicêmica, portanto, expressa o enriquecimento de açúcares na circulação depois de consumirmos um determinado tipo de carboidratos, simples como a sacarose ou complexos como os dos cereais.

Todos eles, para serem assimilados, precisam ser transformados em glicose pelas enzimas digestivas. A velocidade com que acontece este processo, com a consequente elevação dos açúcares no sangue, determina o índice glicêmico de um alimento (o parâmetro de referência é a glicose pura, 100).

O índice, sozinho, não nos conta tudo, por isto não faz sentido demonizar alimentos como as cenouras. Percebeu-se que também é importante a dose de açúcares presentes numa porção. Não só "como", mas também "quanto". O que realmente conta é a carga glicêmica (CG), que pode ser definida como sendo a quantidade de carboidratos presentes num alimento, avaliada conforme a sua potência glicêmica, conforme a velocidade com que faz aumentar os açúcares.

Cabe justamente a uma comida glicídica ativar o mecanismo da insulina, o hormônio produzido pelo pâncreas que, através de vários processos, regula os níveis de glicose hemática. Quanta mais alta for a glicemia no sangue após a digestão, mais insulina será secretada. E aí temos um problema: demasiados piques insulínicos fazem mal, porque levam à produção de substâncias inflamatórias, podem provocar o diabetes do tipo 2, não permitem o uso das gorduras de reserva para a geração de energia e, ao contrário, favorecem o aumento dos seus acúmulos (lipogênese).

Não existem, por enquanto, classificações oficiais da carga glicêmica para todos os alimentos, ainda mais porque o índice não é imutável: varia bastante segundo o cozimento, a modalidade de consumo e das características de cada pessoa.

Começar a refeição com um prato de verduras permite introduzir algumas fibras que impedem a rápida assimilação dos açúcares.

A presença de fibras garante justamente um índice glicêmico mais baixo em todas as versões integrais de grãos e massas. Analogamente, no preparo de pizzas e tortas convém substituir, mesmo que parcialmente, a farinha refinada pela integral.

Os cereais integrais são úteis no caso de prisão de ventre?

Sem dúvida alguma, e eis a razão: as partes da comida que não são digeridas ficam no intestino grosso, o trecho final, por horas a fio. Aqui as glândulas não produzem enzimas, mas apenas muco. O resultado disto é a absorção de água e sais minerais, como o cálcio, e a evacuação dos dejetos.

Quando o movimento do intestino é lento demais, o chamado intestino preguiçoso, a quantidade de água reabsorvida é excessiva: é a prisão de ventre. No caso contrário, temos a diarreia.

A prisão de ventre, na Itália, é um problema para uma em cada cinco pessoas. Muitos preferem recorrer aos fáceis remédios das farmácias: calcula-se que para resolver a constipação intestinal os italianos gastam 200 milhões de euros por ano entre laxantes e clisteres.

Na base da prática clínica, há duas coisas que deveriam ser feitas: tomar líquidos e comer fibras. Ambas pela mesma razão: regar o intestino. Não podemos esquecer que deveríamos tomar um litro e meio por dia entre água, chá e outras bebidas. E benditas sejam as fibras insolúveis, as que dão a consistência crocante aos cereais integrais: ficam embebidas de água e acabam tornando as fezes mais moles.

Como laxantes naturais, as ameixas funcionam muito bem, tanto as frescas quanto as secas. Principalmente devido ao açúcar delas, o sorbitol: quase não é digerido e entra diretamente no intestino onde, por osmose, atrai os líquidos.

Além de mudar os hábitos errados na hora de sentarmos à mesa, precisamos nos mexer, pois o exercício físico aumenta a velocidade do fluxo gastrointestinal, e ir logo ao banheiro quando estivermos com vontade (sem adiar).

O Kamut é melhor do que os demais trigos?

Os chamados trigos antigos estão ganhando um nicho só deles no mercado, são espécies às vezes encostadas há séculos e recentemente tiradas do esquecimento pelos agricultores. Agradam aos consumidores, que os consideram mais naturais, mais saborosos e mais saudáveis. O cereal de maior sucesso é o Kamut, que é até uma marca registrada. A lenda conta que suas sementes foram recuperadas num túmulo egípcio com quatro mil anos de idade, mas na verdade é uma seleção do trigo Khorasan, do nome da região iraniana onde ainda se cultiva. Quem administra o negócio é uma firma de Montana, que comercializa massa, pãezinhos e lanches leves.

Rigorosamente biológico, o Kamut é um trigo gigante, com grãos que são quase o dobro do trigo comum e uma porcentagem proteica ligeiramente superior. O preço dos produtos alimentares é bem mais alto e pode ser justificado, se não propriamente pelas suas qualidades nutricionais, pelo sabor interessante. A maior parte dos derivados, de qualquer maneira, é feita com farinha refinada. Neste caso também, o ideal seria a versão integral. Cuidado: contém glúten e, portanto, não é indicado para quem sofre de doença celíaca.

Quais os melhores carboidratos para o café da manhã?

Uma fatia de pão integral é ótima, até com um pouco de geleia. Também são bons os cereais inflados, do arroz ao trigo, da aveia ao farro, assim como os flocos, a serem consumidos à vontade com fruta fresca, seca, sementes e o leite preferido (vegetal ou de vaca). Os cereais inflados se apresentam crocantes e inchados, mantendo a forma do grão, os flocos se parecem com pétalas. O que mais importa, em ambos os casos, é que não tenham gorduras nem açúcares agregados. Os flocos às vezes têm estes aditivos, como certos corn flakes (literalmente, flocos de milho), assim como os grãos inflados, que em alguns casos são caramelizados. É aconselhável observar o rótulo.

Um acompanhamento de batatas é como um de verduras?

Não. É verdade, as batatas pertencem ao mundo vegetal e também possuem fitocompostos, vitaminas, fibras e sais minerais. Mas contêm uma quantidade de amidos que as torna mais parecidas com o arroz do que com o espinafre. E mais, têm um índice glicêmico superior ao do pão e da massa, enquanto frutas e verduras têm geralmente índices glicêmicos baixos.

Falando em termos calóricos, as batatas cozidas na água fornecem 85 calorias em cada 100 gramas, as assadas, 150, as fritas, 185. Uma maneira para sabermos onde estamos pisando, se queremos emagrecer, é considerá-las como um primeiro prato: ou massa ou batatas, ou um pouquinho de cada. Mas longe de nós querer demonizar, caminho livre para uma porção por semana, isto é, para dois túberos pequenos. É só lembrar que a fritura comporta um acréscimo de gorduras e produz moléculas tóxicas, que as batatas assadas absorvem o óleo do cozimento, que com nhoques e purê o pique de açúcares é mais elevado (a ação de amassar torna o amido mais disponível).

Um truque: o índice glicêmico fica mais baixo nas batatas fervidas se as deixarmos esfriar. Isto acontece porque o amido, que se gelatinizara durante a cozedura, muda a sua composição ao esfriar, sofre uma retrodegradação, isto é, volta a ter uma estrutura parecida com a original. Este processo causa uma queda do índice glicêmico porque a nova configuração, mais rígida, torna o amido resistente às enzimas digestivas. É como se estivéssemos comendo batatas integrais, cujos açúcares são assimilados mais lentamente. Azeite de oliva extravirgem e cru, uma porção de verduras, uma fonte proteica, e o almoço está pronto.

Comer pizza faz bem?

Depende dos molhos, da quantidade e do preparo. Com os ingredientes certos, uma pizza, mesmo uma vez por semana, pode substituir uma refeição clássica. Eis algumas sugestões:

- A farinha ideal é a integral. Fala-se muito de pizza verdadeira, mas quando ela foi inventada, no fim do século 19, a farinha branca não existia.
- Em lugar do fermento biológico podemos usar o *levain*, que permite uma levedação mais lenta.
- Em lugar da sacarose, para facilitar a levedação podemos usar maçã ralada.
- Evitar exageros com o sal.
- O azeite tem que ser extravirgem de oliva.
- O molho fresco tem um sabor delicioso, mas o conservado também serve.
- A muçarela, típica de muitas receitas, é ótima, mas os queijos deveriam ser comidos somente umas duas vezes por semana. É possível variar recorrendo aos vegetais, das berinjelas aos cogumelos, da rúcula aos pimentões. Resumindo: pizza, amor e fantasia.
- Se no preparo da pizza se usou farinha refinada, é aconselhável comer antes uma porção de verduras, de forma a introduzir fibras capazes de refrear a absorção da glicose.

Falemos agora em quantidade: nunca se deveria exagerar. Quem quer emagrecer não deveria comer pizza mais de uma vez por semana.

Frutas, verduras e leguminosas

Frutas e verduras orgânicas são mais nutritivas?
Há pesquisas que salientam uma presença mais relevante de vitamina C ou de minerais nas frutas e verduras orgânicas. É o caso de um recente estudo acerca de pimentões orgânicos, nos quais foi encontrado um maior conteúdo de carotenoides, de fenóis e de vitaminas, principalmente a C. Um atualizado compêndio de mais de 300 estudos científicos revelou uma diferença real entre os vegetais biológicos e os cultivados segundo a agri-

cultura convencional: nos primeiros foram constatadas maiores concentrações de micronutrientes e uma quantidade de pesticidas quatro vezes menor. Mas outras imponentes meta-análises dos últimos anos que reexaminaram centenas de estudos levam-nos a concluir que as variações da contribuição nutritiva não são relevantes a ponto de influir na saúde.

Talvez os produtos orgânicos sejam mais saborosos, isto não pode ser negado. Provavelmente a produção sem o uso de pesticidas químicos polui menos o ambiente, e isto é algo que não podemos ignorar. E é inegável que a industria orgânica, com sua expansão que não para de crescer, movimenta enormes quantias de dinheiro a nível mundial.

De um ponto de vista estritamente científico, porém, faltam suficientes pesquisas para afirmar a supremacia saudável dos orgânicos em detrimento dos produtos da agricultura convencional que, afinal de contas, têm sido os protagonistas de todas as investigações acerca da capacidade protetora dos alimentos: os estudos que relacionam frutas e verduras a um efeito positivo sobre o organismo, como a redução do risco de vários tipos de tumor, foram instaurados e levados a cabo entre populações que consumiam vegetais cultivados com agricultura não biológica.

Frutas e verduras orgânicas seguem processos produtivos como cultivo e colheita que respeitam as normas europeias, sendo, portanto, excluídos produtos fitossanitários sintéticos (agrotóxicos), e admitidos os promotores das defesas, chamados pesticidas de origem natural, que incluem substâncias naturais capazes de melhorar a resistência das plantas.

A paixão pelo orgânicos tornou-se um fenômeno social, com um componente psicológico típico do tempo em que vivemos. Pensar que um fruto seja cultivado como antigamente (embora nem tudo seja verdade) remete à ideia romântica de um passado mítico, quando os alimentos eram mais saborosos e não faziam mal. Esconde uma revolta contra os excessos das culturas intensivas, contra o consumismo desenfreado. E o estímulo é tão poderoso que estamos dispostos a gastar o dobro por uma maça crescida sem antiparasitários químicos.

O que não podemos partilhar nem de longe, contudo, é a convicção que muitos têm de que tudo que não seja orgânico envenena. Faz parte de uma *forma mentis* na moda que atribui os adjetivos bom e mau às categorias de natural e artificial, uma espécie de Inquisição que joga na fogueira a priori a química, a tecnologia, a modernidade.

Os agrotóxicos são eliminados na hora em que lavamos a fruta e, melhor ainda, quando a esfregamos para enxugá-la. Será que frutas e verduras guardam traços do contato que mantiveram com as substâncias sintéticas? Muitos cientistas acham que não, que nada significativo é absorvido e que os resquícios externos são eliminados com a água.

E os vegetais orgânicos, afinal, também precisam de uma boa lavagem. A agricultura orgânica evita antiparasitários, herbicidas e fertilizantes sintéticos, mas pode usar produtos de origem natural. Em resumo, não prevê a eliminação de adubos naturais, entre os quais o esterco.

É melhor excluir as cenouras de um regime emagrecedor?
Várias dietas (não muito confiáveis) desaconselham as cenouras. De tanto bater na mesma tecla, muitos acabaram acreditando: melhor bani-las, se quisermos emagrecer. A razão disto? Um índice glicêmico elevado.

O índice glicêmico indica com que velocidade os açúcares presentes no alimento são absorvidos pelo organismo. Não leva em conta, entretanto, a quantidade de açúcares contidos no alimento, o que torna a sua utilidade um tanto relativa. É mais importante, por sua vez, avaliar a carga glicêmica, isto é, a quantidade de açúcares consumidos.

As cenouras são o exemplo perfeito: os seus açúcares entram rapidamente na circulação, mas são apenas 7,5 gramas em cada 100 gramas. Em resumo, eliminá-las ofende o bom senso. Deveríamos, ao contrário, aprender a mordiscá-las como antepasto, com funcho ou aipo, para manter a fome sob controle, em lugar de petiscar pão e biscoitos salgados. As fibras saciam e nos levam a comer menos.

As cenouras só fazem bem: têm vitamina A, importante para o mecanismo da visão e para a integridade do sistema imunológico, e betacaroteno, que mantém os pulmões saudáveis e melhora os níveis de colesterol.

Os carotenoides são absorvidos melhor pelo organismo se a cenoura tiver sido cozida, pois o calor amolece as paredes celulares. Uns pingos de azeite tornam ainda mais assimiláveis estas substâncias, que são lipossolúveis.

Os espinafres são ricos em ferro?
Não são tão ricos em ferro como as pessoas acreditam. O *radicchio* verde, as leguminosas, as oleaginosas e as sementes têm muito mais. Usar suco de limão como tempero, no entanto, aumenta a disponibilidade de ferro nos espinafres. O ideal seria comê-los crus ou depois de uma rápida fervura, pois o calor degrada os folatos, presentes em todas as hortaliças de folhas verdes.

Os feijões-verdes são hortaliças ou leguminosas?
As vagens pertencem à família das leguminosas, mas têm propriedades nutricionais parecidas com as de uma hortaliça: poucas calorias, bastante potássio, ferro, cálcio, vitaminas A, C e fibra alimentar. Perfeitas como acompanhamento!

Tomates crus ou cozidos?
Na estação, ambos. O licopeno, uma das moléculas benéficas do tomate, é absorvido melhor após uma cozedura demorada ou então com uma boa colher de azeite de oliva extravirgem.

E os brócolis?
As suas substâncias estudadas pelas propriedades anticancerosas, os glucosinolatos, se depauperam com o calor. O mesmo acontece com a vitamina C. O ideal seria consumir repolhos e brócolis crus e picados ou, no máximo, após uma rápida fervura.

Frutas e verduras são suficientes para atingirmos os níveis diários recomendados de fibra?
Nos últimos anos a pesquisa científica salientou os efeitos benéficos ligados ao consumo regular de comida rica em fibra alimentar, e agora recomenda

a ingestão de uns 25-30 gramas por dia por parte de um adulto médio. Para chegar a este nível, normalmente frutas e verduras não são suficientes, precisaríamos comer cerca de um quilo delas. Torna-se, portanto, fundamental consumir, pelo menos uma vez por dia, cereais integrais, oleaginosas (no café da manhã ou no lanche), e leguminosas pelo menos três vezes por semana.

A salada mista é light?
Depende: pode ser, mas em alguns casos não tem nada de light. Uma porção de salada com azeitonas pretas, batatas, milho, pedaços de queijo e até abacate é uma verdadeira bomba de mil calorias: mais que um prato de espaguete com molho de tomate.

Para preparar um prato único saudável e leve, vale a pena juntar à alface e aos tomates (dois Smartfood) carboidratos a escolher entre batatas e um pãozinho integral, proteínas a escolher entre feijões corados *borlotti* (parecidos com o feijão-rajado), cavala, camarões miúdos, ovos, queijos frescos, peito de frango ou de peru. Como tempero, um fio de azeite extra-virgem, limão ou vinagre, preferivelmente evitando o sal. Molhos prontos e maionese industrializada não são aconselháveis, enquanto a mostarda pode entrar, desde que os seus ingredientes sejam apenas sementes de mostarda, água, vinagre, sal e curcumina (molécula smart), como corante identificado pela sigla E100.

Numa dieta, as verduras devem dispensar o tempero?
Uma dieta precisa de uma cota de gorduras. Pode ser um fio de azeite cru nas verduras ou nos outros pratos, um punhado de sementes ou oleaginosas. Um almoço com uma salada mista sem tempero e um pedaço de pão não tem sentido: seria como desistir de um montão de vitaminas.

Encontramos a explicação no destino dos lipídios. Durante a digestão as gorduras ingeridas são cindidas em ácidos graxos graças ao trabalho da bílis e das enzimas. Após passarem pela membrana das mucosas intestinais, estes compostos se aglutinam de novo, formando supermoléculas de gordura, os quilomícrons.

Sob uma espécie de capa de proteínas, eles contêm toda uma variedade de coisas: triglicerídeos, fosfolipídios, colesterol e vitaminas lipossolúveis (A, D, E, K, F, Q). É por isto que, sem as gorduras, não conseguimos absorver vitaminas fundamentais.

Os quilomícrons têm vida breve. Levados pelo sangue, cedem logo uma parte da sua carga de triglicerídeos aos tecidos musculares e adiposos e, ao chegarem ao fígado, são desmembrados. O que sobra de um quilomícron pode ser usado na glândula hepática, armazenado como reserva energética ou inserido na circulação.

As verduras congeladas guardam os valores nutricionais?

Guardam uma boa parte: os cristais de gelo formados pela água presente nos vegetais são muito pequenos e as lesões que provocam nas células são irrelevantes. Em lugar de não comer verduras porque estamos apressados ou porque não estamos a fim de prepará-las, é melhor recorrer aos congelados, sem dúvida alguma muito cômodos. Além do mais, a perda de valores nutricionais dos vegetais frescos guardados na geladeira ou daqueles expostos no banco da quitanda pode ser maior do que a dos congelados, esfriados logo depois de colhidos.

Não podemos esquecer, no entanto, que nas verduras de folhas verdes, como espinafre, acelga, agrião e as folhas de beterraba, o congelamento reduz drasticamente o conteúdo de folatos, que parecem ser parcialmente responsáveis pelo efeito protetor contra o tumor de mama. Por sua vez, a vitamina K não sofre danos, importante para a coagulação do sangue, da qual são ricas as hortaliças de folhas verdes: 100 gramas de espinafres congelados podem satisfazer a necessidade diária de vitamina K. E os espinafres tampouco perdem os carotenoides, as mesmas substâncias presentes na abóbora, nos pimentões e nas cenouras, que aguentam até seis meses no freezer.

Passam por maus bocados, no entanto, brócolis e repolhos, que veem diminuir a quantidade dos compostos dos quais estudamos as propriedades anticâncer, os glucosinolatos, hidrossolúveis e sensíveis ao calor: o problema não é o frio abaixo de zero, mas sim o processo de branqueamento antes da conservação, isto é, a imersão por alguns segundos na água fervente a fim de tornar inativas as enzimas que causam o escurecimento.

Em outras palavras, todos os vegetais são 100% smart quando ainda estão fresquinhos, mas numa vida apressada e cheia de compromissos, mesmo comprando-os no balcão dos congelados, levamos para casa uma boa dose de substâncias benéficas.

E as leguminosas congeladas?
Ervilhas, vagens e feijões congelados guardam propriedades nutricionais bastante parecidas com as dos recém-colhidos. O sabor, é claro, não é o mesmo.

São melhores as leguminosas congeladas, as frescas ou as enlatadas?
As melhores são sempre as frescas, mas se não estiverem à mão, ainda servem as secas e as congeladas. As enlatadas guardam as propriedades nutritivas, mas têm a desvantagem de conter sal: mesmo não conseguindo tirar todo o sódio, enxaguá-las é uma medida necessária.

A soja é contraindicada para quem teve um tumor de mama, assim como tomar fitoestrógenos?
Mais um mito sem fundamento. Até uns poucos anos a soja era desaconselhada a quem tinha um tumor no seio, pois ela contém isoflavonas, que são um tipo de fitoestrógenos, isto é, substâncias capazes de ligar-se aos receptores de estrógenos, os hormônios sexuais femininos por excelência. Na prática, ficam no lugar deles impedindo uma interação dos vários estrógenos com as células. Mas hoje em dia, após analisar os mais recentes dados, o Fundo Mundial para a Pesquisa sobre o Câncer, no seu relatório de 2014, até promove a soja e a considera uma provável aliada na prevenção aos tumores hormonodependentes, embora uma verdadeira medida eficaz exija que o consumo comece na juventude.

Não podemos confundir, entretanto, a alimentação com o recurso aos suplementos. Enquanto comer soja é uma escolha saudável (estamos falando do legume, e não do molho de soja), os suplementos em pílulas de fitoestrógenos são motivo de discussão e controvérsias quando houve um tumor da mama sensível aos hormônios femininos.

Fruta ao fim da refeição faz engordar?
Outra lenda. Só para quem tem problemas gastrointestinais não é aconselhável comê-la na hora das refeições. Para os demais, é indiferente. Na verdade, aliás, fechar o almoço ou o jantar com a fruta até traz alguma vantagem, porque a vitamina C melhora a absorção do ferro presente em verduras e leguminosas.

O abacaxi queima calorias?
Como todos os frutos frescos, o abacaxi é smart, mas não queima calorias. Nenhum alimento pode fazer isto. Na verdade, ele tem muitas fibras, aptas a dar uma sensação de saciedade, contém a bromelina, uma enzima capaz de degradar as proteínas e, portanto, de facilitar a digestão, e uma fatia de 100 gramas só proporciona 40 calorias e, ainda, é rico em vitamina C. Mas tornar o abacaxi uma ideia fixa é insensato: variar os frutos permite ao organismo o acesso aos diferentes micronutrientes dos quais precisa.

Por que se recomenda o consumo de frutas e verduras da estação?
Porque as propriedades nutricionais de frutas e verduras fora de estação são mais baixas se os frutos tiverem sido colhidos ainda verdes, conservados em câmaras frigoríficas e amadurecidos com o uso de etileno, um gás inócuo para o homem, mas que impede o processo de formação de algumas vitaminas. As hortaliças cultivadas nos campos sofrem um maior estresse ambiental (como repentinas diferenças de temperatura) e, por isto mesmo, produzem mais fitocompostos.

E os vegetais crescidos em estufas aquecidas? Neste caso, um tomate no inverno tem basicamente o mesmo conteúdo de antioxidantes, fibras, vitaminas e minerais de um colhido no verão.

E quanto às frutas importadas?
Deixando de lado as considerações sobre o impacto econômico e ambiental, é sempre oportuno observar o rótulo que tenha chegado por via aérea:

isto significa que foi colhida quando já estava suficientemente madura. À parte isto, não chega a ser um problema se, de vez em quando, comemos cerejas ou berinjelas quando está nevando lá fora.

Faz bem o consumo de algas?
As algas são as verduras do mar, dos lagos, dos rios. Os japoneses as comem habitualmente, não só para envolver certos tipos de sushi, mas também como acompanhamento. Se você gostar delas, podem ocasionalmente ser incluídas no cardápio. São ricas em vitaminas, ômega-3 e minerais, entre os quais iodo, ferro, potássio, cálcio e fósforo. O consumo das algas escuras kelp e kombu é contraindicado na gravidez, durante a amamentação, para as crianças com menos de 12 anos e no caso de cardiopatias, hipertensão e patologia correlatas, devido ao alto conteúdo de iodo que pode ter efeitos negativos.

Peixe

Não seria melhor deixar de comer peixe, devido à poluição?
A poluição ameaça o mar e os lagos, e o peixe está no foco da mira por causa da presença do mercúrio. Mas, apesar de alguma preocupação, podemos comê-lo tranquilamente: três porções por semana são as aconselhadas pela Normativa nacional para uma boa alimentação, assim como pela Dieta Smartfood. Os vegetarianos que, além da carne, também repudiam o peixe podem abastecer-se de ômega-3 recorrendo a fontes vegetais.

Quais os danos provocados pelo mercúrio?
Uma parte dos milhares de toneladas que a indústria descarrega no mar acaba sendo transformada por alguns microrganismos em metilmercúrio, a forma mais tóxica do metal, que por sua vez pode ser facilmente absorvida pelo nosso organismo quando comemos peixe contaminado. Não foram evidenciados de forma unívoca efeitos negativos na população adulta, mas estudos recentes confirmaram um reduzido desenvolvimento neurológico do feto. No nosso corpo o mercúrio se acumula principalmente nos glóbulos vermelhos e entra na circulação do sangue. Ele tem a capacidade de atra-

vessar a placenta, a barreira cerebral e a cerebroespinhal, alcançando assim o cérebro e o sistema nervoso central do feto. Depois do nascimento, pode chegar à criança através do leite materno. É por isto que as mulheres que programaram uma gestação, as grávidas e as que estão amamentando deveriam evitar por completo o consumo de peixes de tamanho grande, acima de 50 quilos.

É possível comer peixe evitando o problema do mercúrio?
A presença do mercúrio nos peixes de tamanho considerável é conhecida: eles o acumulam mais e o herdam dos pequenos dos quais se alimentam. O conselho para os adultos, portanto, é limitar a uma só refeição por semana o consumo de predadores, isto é, espada, atum, lúcio, piraroba, cação e marlin. Devem evitá-los por completo as mulheres grávidas ou que estão amamentando. Além do mais, a cozedura e o congelamento não eliminam o metal. O atum enlatado (que, no entanto, quase não contém ômega-3) é considerado mais seguro, pois no processo são usados bonitos e peixes do tipo barbatana amarela, menores e menos contaminados. As espécies de tamanho considerável deveriam ser alternadas com outras nas quais a quantidade de mercúrio é menor, como sardinha, cavala, linguado, bagre, dourado, truta, salmão e muitas outras.

Qual é o preparo mais aconselhável?
De um ponto de vista nutricional, o que importa é manter o conteúdo de ômega-3, os ácidos graxos poli-insaturados de que o pescado é rico. Os resultados aos quais chegaram numerosos estudos são os seguintes: na cozedura na grelha não há perda de ômega-3; ela existe, mas é mínima, no forno ou na água fervente por 20 minutos. Com a fritura, no entanto, quase a metade dos ácidos acaba sendo destruída. O conselho smart é cozinhar o peixe a vapor, no forno, sem acréscimo de gorduras e, talvez, com um empanamento integral, temperado com ervas aromáticas. Uma passagem rápida pela chapa térmica pode ser uma solução. Mas cuidado para não chamuscar o peixe.

APROFUNDAMENTO
As fontes de ômega-3

Os ômega-3 fazem parte da família dos ácidos graxos. Também são chamados de essenciais uma vez que o nosso organismo não é capaz de produzi-los e, portanto, temos de absorvê-los através da comida.

O que há de bom neles? São formidáveis aliados do cérebro e do coração. Fornecem energia, participam da formação das membranas celulares, melhoram a fluidez do sangue e, portanto, previnem a excessiva agregação das plaquetas e a consequente formação de trombos, eliminam triglicerídeos e colesterol das artérias, favorecem a elasticidade dos vasos, reduzem a pressão, contribuem para a manutenção das funções cerebrais e, segundo vários estudos, afastam a possibilidade de Alzheimer, de demências senis e de envelhecimento cognitivo. Há até alguns estudos que os associam a uma melhora dos estados depressivos.

Peixe ou vegetais? Existem várias gorduras da série ômega-3. O ácido alfalinolênico (ALA, na sigla) também se encontra em fontes vegetais, sobretudo em nozes, linhaça, óleo de soja espremido a frio e, em quantidade menor, nas leguminosas. Os ômega-3 de cadeia longa, isto é, o DHA e o EPA, vêm principalmente de fontes animais, como carne branca e, em particular, peixe, desde salmão a peixe azul (sardinhas, enchovas e cavala). Quais os melhores? Os veganos e os vegetarianos estão diante de um dilema? O assunto continua objeto de discussão. De um lado se afirma que não há obrigação de comer peixe, pois o ácido alfalinolênico das nozes e da linhaça é um precursor dos ácidos graxos ômega-3 de cadeia longa: em outras palavras, o nosso organismo seria capaz de transformar parcialmente os ALA em EPA e DHA e de utilizá-los em várias funções. Mas alguns estudos mostram, ao contrário, que justamente os ômega-3 de cadeia longa do peixe seriam fundamentais numa dieta protetora. Daí a dieta piscitariana, que abole a carne, mas não os animais do mar.

A necessidade cotidiana. A assimilação diária recomendada de ômega-3 oscila entre 1 e 4,3 gramas por dia, embora o valor de referência mais importante seja a relação com os ômega-6, os outros ácidos graxos essenciais da categoria dos poli-insaturados: deveria ser por volta de 1:5. O negócio é que as duas gorduras competem entre si quando as enzimas aparecem para cindi-las e os ômega-6, quando são numerosos demais, não abrem espaço para os parentes.
Enquanto os ômega-6 são encontrados praticamente em todas as fontes de gordura, os ômega-3 são muito mais raros. Para manter a relação por volta do valor recomendado é importante procurar todos os dias alimentos ricos em ômega-3. Oito nozes, só para dar uma ideia, contêm nada menos que 2 gramas dele, o bastante para cobrir a necessidade diária.

Os alimentos revigorantes. Alimentos acrescidos de ômega-3, como leite, margarina ou ovos, podem ser úteis quando os índices de triglicerídeos e de colesterol estão altos demais ou, de qualquer maneira, quando se quer integrar uma dieta carente destes ácidos graxos. Fala-se cada vez mais da necessidade de melhorar a qualidade dos alimentos acrescendo-lhes ingredientes específicos ou através de técnicas genéticas. De um lado, para enfrentar a subalimentação dos países menos favorecidos, a chamada fome latente, devida à crônica falta de micronutrientes na dieta: o mercado agrícola será obrigado a enfrentar uma demanda crescente, pois se calcula que até 2050 a população mundial aumentará dos atuais 7,3 bilhões para mais de 9 bilhões. Do outro, para desenvolver alimentos funcionais, capazes de prevenir o surgimento de doenças típicas dos países industrializados. Existe uma disciplina, a nutricêutica (fusão dos termos nutrição e farmacêutica), que se dedica justamente àqueles alimentos e àqueles produtos alimentares com potenciais efeitos benéficos para a saúde.

Os suplementos. Os estudos, no entanto, não concordam quanto às cápsulas. Em certa altura difundira-se a moda do óleo de peixe, há vários integradores com ômega-3. Mas os resultados das experiências com o homem não são unívocos nem a respeito da proteção contra os riscos cardiovasculares, nem a respeito da prevenção de doenças neurodegenerativas. De qualquer maneira, quanto aos suplementos, é aconselhável ouvir a opinião do médico.

Sushi e peixe cru são seguros?

O risco do peixe cru, e, portanto, do sushi e do sashimi típicos da cozinha japonesa, é encontrar uma família de parasitas, o *Anisakis*, que pode infestar com suas larvas numerosas espécies ictíicas.

A larva, depois de ingerida, quase sempre morre, mas quando isto não acontece pode causar enjoo, vômito, febre, dores abdominais e até problemas mais sérios.

O *Anisakis* não sobrevive ao calor e ao frio intensos e, por isso, o cozimento elimina o problema pela raiz. Existe, além disto, uma norma europeia que obriga os restaurantes a congelar (pelo menos por 96 horas, a -18 graus) todo peixe que é servido cru ou não completamente cozido. Nos restaurantes de sushi confiáveis, portanto, os filés de peixe são introduzidos em abatedouro frigorífero e podem ser saboreados com tranquilidade.

No que concerne às ostras e aos demais moluscos a serem consumidos crus, se não tivermos certeza de poder confiar no peixeiro, é melhor congelá-los por um dia no freezer.

A vinha-d'alho, por sua vez, não consegue vencer a carga bacteriana: vinagre e suco de limão não desvitalizam as larvas do *Anisakis*.

O congelado também serve?

Sim, serve. O freezer não altera o valor nutricional, mas a conservação não pode ser muito longa, pois o frio não bloqueia o ranço dos ômega-3. Os peixes que mais se prestam ao congelamento são a merluza, os peixes achatados como o linguado ou a solha europeia, os moluscos e os crustáceos. Nem tanto o peixe azul.

E o enlatado?

Segundo algumas estimativas, o peixe mais consumido pelos italianos logo depois da merluza é o atum enlatado. É uma fonte proteica, é claro, mas não podemos francamente afirmar que seja um hábito ecossustentável, se considerarmos que a quantidade de atuns no mar está minguando. Além do mais, como resulta do Banco de dados acerca da composição dos alimentos para estudos epidemiológicos na Itália, o atum enlatado é quase desprovido de ômega-3, seja na versão com óleo, seja na versão com salmoura.

No que diz respeito à saúde, a contraindicação é a conserva: a salmoura e o óleo (e até mesmo o azeite de oliva) têm sal em demasia.

Podemos então concluir que uma latinha, uma vez por semana, já é suficiente. E o mesmo vale para a cavala enlatada que, ao contrário do atum, não perde o seu conteúdo de ômega-3.

O peixe de piscicultura é menos nutritivo?
As espécies criadas em viveiros, mais baratas, têm valores nutricionais parecidos com os do pescado, como resulta da avaliação do centro de estudos sobre alimentos e nutrição do CREA (Conselho para a pesquisa na agricultura e a análise da economia agrária). Pode haver um conteúdo levemente inferior de ômega-3 nos dourados e nos robalos, mas nem por isto eles deixam de ser alimentos de primeira. Não podemos esquecer, afinal, que uma boa parte dos peixes que comemos é fornecida pela piscicultura, pois a pesca nos nossos mares não basta para satisfazer a demanda do mercado.

Tudo bem com o salmão defumado, rico em ômega-3?
O peixe defumado só deve ser comido de vez em quando. Em parte porque é muito salgado, e em parte porque a defumação favorece a formação de compostos tóxicos. Melhor o salmão fresco, realmente carregado de ácidos graxos poli-insaturados, cozido a vapor e temperado com especiarias e ervas aromáticas.

Peixe faz bem à memória?
O peixe é rico em fósforo, facilmente assimilável (o nosso organismo consegue utilizar 70% dele). O fósforo é um mineral que faz bem, mas não à memória: ajuda a fortalecer os dentes.

Leite, laticínios e ovos

O leite é cangerígeno?

Evidências científicas mostram que o consumo moderado de leite não faz mal à saúde. Está em andamento, há anos, um debate entre defensores do leite de vaca, fonte de proteínas e de cálcio, e detratores que o consideram uma espécie de veneno.

Os que o incriminam afirmam que é danoso por ser um alimento destinado ao crescimento com o qual só o homem, entre todos os animais, se alimenta durante a vida inteira. Nem todos os homens, na verdade: asiáticos e africanos, depois da infância, param de tomá-lo. Dito isto, o leite de vaca, de cabra ou de ovelha faz parte há milhares de anos da dieta humana, tanto assim que o genoma se modificou para permitir, também na idade adulta, a produção da enzima encarregada da cisão da lactose, o açúcar do leite. A natureza dobrou-se diante das nossas exigências, e nem se trata de um fenômeno isolado, pois do contrário não haveria evolução.

Deixando de lado as elucubrações filosóficas, algumas pesquisas realmente soaram como advertência contra o leite. Nada de definitivo, na verdade, nada de alarmante, mas a comunidade científica aconselha evitar os exageros. A Dieta Smartfood concorda com as sugestões da Harvard Medical School de Boston: uma ou duas porções por dia entre leite, iogurte e laticínios. Para sermos mais precisos: leite e iogurte cotidianamente, queijos frescos e magros umas duas vezes por semana (até três, no caso dos vegetarianos).

A mesma Universidade Harvard, onde foram feitas pesquisas específicas sobre a osteoporose, salienta que o consumo moderado de produtos lácteos (leite e derivados) tem efeitos benéficos sobre os ossos e dá alguma proteção contra a hipertensão e o câncer do cólon, enquanto consumir leite em demasia não só não diminui o risco de fraturas, como até seria uma imprudência: parece (na base de indagações a serem ainda aprofundadas e confirmadas) que uma excessiva absorção de cálcio pode contribuir para aumentar o risco de câncer da próstata e dos ovários. Estamos falando de exageros, que fique bem claro.

Há, porém, uma linha de pensamento que acha oportuno banir os laticínios da alimentação. A base em que se apoia é o *China Study*, uma pesquisa epidemiológica desenvolvida em conjunto na China, a partir de 1983, pela norte-americana Cornell University, por duas academias chinesas e pela inglesa Universidade de Oxford. Os resultados, nunca publicados em revistas científicas, foram reunidos em 2005 num livro assinado pelo nutricionista que supervisionou os estudos, T. Colin Campbell, e pelo seu filho, Thomas.

O ensaio, que teve e continua tendo repercussão mundial, é considerado um pilar da escolha vegana. Assevera-se, nele, que patologias vasculares, diabetes, osteoporose e alguns tipos de câncer (mama, próstata e pulmões) estariam ligados ao consumo até mínimo de laticínios, além do da carne e das gorduras animais. Campbell afirma, em particular, que a caseína, uma das proteínas do leite, funciona como fertilizante do câncer.

A comunidade científica, entretanto, não considera o *China Study* confiável por toda uma série de razões, começando pelo método marcado muito mais pela ideologia do que pelo rigor. O autor só leva em consideração os parâmetros que lhe interessam para demonstrar as suas teses e descarta os demais. A avaliação científica, no entanto, é um assunto complexo, e não é por acaso que alguns pesquisadores decidiram retirar a sua assinatura do *China Study*.

No que diz respeito ao leite, Campbell usou como ponto de partida a hipótese sugerida por uma constatação acerca da população chinesa: lá a ocorrência de câncer seria menor porque os produtos lácteos não são tão difundidos quanto no Ocidente. E aqui surgem logo as primeiras críticas: pode-se afirmar com certeza que este seja o motivo, e que a menor ocorrência de tumores não dependa de outros fatores? A resposta é não, não há certeza.

Para sustentar a teoria, o nutricionista fez uma experiência com ratos doentes e, com efeito, nos animais que não consumiam caseína o tamanho do tumor diminuía. Tudo parece estar a favor da tese. É uma pena, porém, que a relação com o desenvolvimento do câncer também tenha sido provada por outras proteínas. Numa pesquisa de 1989, David Schulsinger evidencia como o organismo humano é capaz de produzir caseína, de forma autônoma, a partir de proteínas vegetais. Para levantar dúvidas acerca dos axiomas de Campbell também há uma série de estudos que identificam uma proteína do soro do leite, a *whey protein*, que até teria propriedades antitumorais.

Resumindo: pelo que resulta de milhares de estudos sobre alimentação e saúde, os laticínios não podem ser incriminados. Não há prova suficiente para que se torne necessário excluí-los da alimentação, mesmo que os exageros não sejam aconselháveis. Por isto parece sensato que os que costumam tomar leite no café da manhã não deixem de fazê-lo, procurando, no entanto, variar a alimentação para encontrar outras fontes de cálcio, tais como amêndoas e sementes de gergelim, e até mesmo a água da torneira.

Leite fresco ou longa vida? Qual é a melhor escolha?
O leite longa vida, durante o processamento, perde micronutrientes. Portanto é melhor o fresco pasteurizado.

Leite integral ou desnatado?
A diferença é realmente mínima: há somente 2 ou 3 gramas de gordura e uma dúzia de calorias a mais num copo de leite integral.

Os vários tipos de leite vegetal são aconselháveis?
Alterná-los com o leite de vaca no café da manhã, no lanche ou no preparo de outros pratos proporciona alguma variedade. Temos o leite de soja, obtido dos feijões do legume, com um perfil nutricional parecido com o de vaca (8-10 gramas de proteínas por porção), e amiúde fortalecido com cálcio e vitaminas. O leite de amêndoas tem menos proteínas que o de vaca, mas contém mais ferro e mais cálcio. E poderíamos continuar. Nas lojas especializadas já podemos encontrar leite de aveia, de arroz, de cânhamo ou de quinoa.

Fatos e mitos

Devido ao cálcio, o leite é indispensável?

O mantra das nossas avós é beber leite porque contém cálcio, porque fortalece os ossos. Tomá-lo ainda crianças porque faz crescer e ajuda na formação do esqueleto, tomá-lo já adultos para refrear a osteoporose. Bem, ninguém nega que o cálcio está lá. Um copo de leite (200 mililitros) contém 240 miligramas do mineral, cem gramas de queijo fresco *crescenza*, 557 miligramas.

O problema é que para chegar ao nível de assimilação diária do mineral, que para um adulto fica entre 1.000 e 1.200 miligramas, seria necessária uma quantidade enorme, tal como: uma xícara de leite, quatro colheres de parmesão ralado, um iogurte e uma porção de 50 gramas de queijo semicurado. Um tanto demais.

Além disto, a Universidade Harvard, onde se investigou especificamente a osteoporose, descobriu que um excesso de leite não diminui o risco de fraturas.

De forma que é preciso buscar o cálcio em algum outro lugar também. Onde? Em leguminosas e verduras de folhas verdes como rúcula ou espinafre, em sementes como as de gergelim, em ervas aromáticas como manjerona e manjericão, e nas oleaginosas, principalmente amêndoas e castanhas-do-pará.

E ainda temos a água. Poucos sabem disto, mas várias pesquisas demonstram que a água é uma fonte de cálcio, mesmo a da torneira. O mineral encontra-se lá na forma de silicato de cálcio, isto é, calcário, que é marcadamente biodisponível. Ao tomarmos dois litros de água cálcica, engarrafada ou da pia, chegamos a cobrir até um terço das necessidades diárias do mineral. E isto não tem nada a ver com a formação dos cálculos renais, a coisa é uma falsa crendice desprovida de fundamento. O calcário pode incrustar canos e torneiras, mas não é perigoso para a saúde.

O que vamos fazer com os queijos?

Não devem ser acrescentados como uma coisa à parte, devem apenas constar das duas porções por dia programadas para os laticínios. Na Dieta Smartfood, os queijos frescos estão previstos duas vezes por semana como prato principal, no lugar de outras fontes proteicas.

Precisamos tomar cuidado com os queijos sazonados: eles incluem gorduras saturadas que, quando comidas excessivamente, aumentam o risco de patologias cardiovasculares. Quanto mais um queijo está curado, mais ele contém gordura insaturada. Outra desvantagem é a quantidade de sal, que abre espaço para a hipertensão.

Trocando em miúdos: não podemos certamente tirar dos italianos o costumeiro punhado de grana padano ou de parmesão na massa nem, de vez em quando, uma fatia de queijos defumados. O caminho está mais desimpedido para os queijos frescos e magros: até duas vezes por semana. Os menos calóricos e gordurosos são a ricota de vaca (146 quilocalorias e 10,9 gramas de lipídios totais em cada cem gramas), a feta grega (250 calorias e 20,2 gramas de lipídios), a muçarela de vaca (253 calorias e 19,5 lipídios) e a *crescenza* (281 calorias e 23,3 lipídios totais). Os vegetarianos, que não consomem as gorduras saturadas da carne, podem chegar a três porções por semana de queijos magros.

Os iogurtes merecem a aprovação com notas máximas?

Nem sempre. Os iogurtes aromatizados ou com fruta chegam a ter 17 gramas de açúcar em cada copinho, o equivalente a três colherzinhas. Merece ser aprovado, por sua vez, o iogurte natural, mesmo integral para quem pratica esporte, magro para quem quer perder alguns quilos ou sofre de hipercolesterolemia. Neste caso, podem ficar com mais sabor acrescentando fruta fresca e seca.

Por lei, os iogurtes contêm uma quantidade definida de dois fermentos lácteos: *Lactobacillus bulgaricus* e *Streptococcus termophilus*. Nenhum dos dois resiste ao ambiente ácido do intestino e ambos morrem durante a digestão.

Os iogurtes são apropriados para quem tem intolerância à lactose, que durante a fermentação é transformada pelas bactérias em ácido lático. Têm a mesma quantidade de cálcio do leite de vaca e podem ser usados no preparo de comidas mais leves, no lugar da manteiga ou do creme de leite. Continuam válidos, de qualquer forma, os limites recomendados, isto é, as duas porções diárias de leite e derivados.

Qual é a utilidade dos probióticos do leite fermentado?
Segundo a definição oficial, os probióticos (do grego *pro bios*, em prol da vida) são "organismos vivos que, ministrados em quantidade adequada, proporcionam um benefício para a saúde".

Os fermentos lácteos normais do iogurte, o *Lactobacillus bulgaricus* e o *Streptococcus termophilus*, não se ajustam à definição uma vez que morrem durante a digestão, enquanto os probióticos têm de ter a capacidade de multiplicar-se em nível intestinal. Alguns tipos de leite fermentado, assim como integradores específicos vendidos nas farmácias, contêm cepas bacterianas que continuam vivas e ativas dentro do nosso corpo. Mas a colonização da flora intestinal, em si, não implica necessariamente uma vantagem para a saúde, como salienta o Istituto Superiore della Sanità.

O interesse pelos probióticos cresceu na mesma medida dos progressos no conhecimento do microbioma, a população de micro-organismos que hospedamos e que é responsável por inúmeras funções: age como estímulo para o desenvolvimento do sistema imunológico; intervém nos processos digestivos, especialmente de açúcares e gorduras; participa da síntese das vitaminas; favorece a absorção de oligoelementos como magnésio e cálcio; constitui uma barreira de proteção contra bactérias e vírus patógenos. As experimentações multiplicaram-se, mas até agora só foi comprovado o potencial terapêutico de alguns probióticos para a diarreia infantil e para a síndrome do intestino irritado nos adultos. Estão em andamento estudos acerca do papel de alguns microrganismos na cura da obesidade e da hipercolesterolemia.

Por que é preferível usar o azeite extravirgem em lugar da manteiga?
Na defesa do tempero derivado do leite, alguns dizem que 10 gramas de manteiga fornecem 75 calorias, enquanto a mesma quantidade de azeite

contém 90. Ora, é bom deixar bem claro que um raciocínio baseado nas calorias é obsoleto. O problema da manteiga são as suas gorduras não saturadas, que aparecem em quantidade muito menor no néctar das olivas. O azeite, além do mais, ainda nos presenteia com o ácido oleico, a gordura boa monoinsaturada. Os veganos também fazem disto uma questão de sustentabilidade: para um quilo de manteiga são necessários 24 litros de leite.

No que diz respeito à saúde, não chegamos ao ponto de banir a manteiga: em pequenas doses, de vez em quando, pode entrar no preparo da comida. Mas deve ser usada com moderação, nunca para fritar (tem uma resistência ao calor relativamente baixa), nem como recurso para melhorar o sabor das receitas. Achar que o arroz na água e sal acrescido de manteiga é dietético é um absurdo!

E o que dizer da nata, transformada ou não em creme chantilly?
O creme de leite para cozinhar é a parte gorda do leite: precisa dizer mais alguma coisa? Surpreendentemente, no entanto, um pouco de creme chantilly sobre uma salada de fruta fresca é uma alternativa digna de consideração para outras sobremesas oferecidas pelos restaurantes. Não é um Smartfood, claro, mas é preciso lembrar que 65% do chantilly são apenas moléculas de água e, se não tiver sido preparado com excesso de açúcar, é menos calórico do que um sorvete de creme de igual tamanho.

APROFUNDAMENTO
Colesterol e triglicerídeos: a diferença

O sangue contém uma determinada cota de lipídios que, em parte, nos são fornecidos pela alimentação. Os nomes destas gorduras ficam logo evidentes para qualquer um que leia os resultados de um hemograma: triglicerídeos e colesterol. Mas qual é a diferença? De que forma a dieta pode contribuir para reduzir níveis elevados de lipídios no sangue?

Os triglicerídeos. Os triglicerídeos são reservas energéticas, formadas por ácidos graxos e glicerol, que quando necessário podem ser transformados em glicose, o nosso combustível. Ficam armazenados nos adipócitos, as células que constituem o tecido adiposo. São fundamentais para a sobrevivência ainda que, só de mencioná-los, evoquem doenças cardiovasculares. O que cria problemas, no entanto, é o excesso: seguir a Dieta Smartfood é uma ajuda para regulá-los. A não ser no caso de formas de dislipidemia hereditária, o aumento de triglicerídeos no sangue é ligado a uma quantidade excessiva de gorduras saturadas, mas também de açúcares e álcool, que são transformados em triglicerídeos.

LDL e HDL. O colesterol é um composto completamente diferente, pertence a outra família química, a dos esteróis. Mais uma diferença: enquanto os triglicerídeos estão associados principalmente à comida, só 20% do colesterol provêm da alimentação, o resto é endógeno, isto é, produzido pelo corpo.

O colesterol fica circulando dentro de algumas lipoproteínas chamadas LDL, acrônimo de *Low Density Lipoproteins* (a baixa densidade refere-se à presença de triglicerídeos). Este trenzinho solta a sua carga em todas as células, que precisam imensamente dela uma vez que o colesterol entra na composição das suas membranas. As células endócrinas precisam duas vezes mais, porque também o usam para produzir hormônios esteroides, como a testosterona e os estrógenos.

⇒

O desastre acontece quando há colesterol demais, as LDL se oxidam e conseguem infiltrar-se nas paredes das artérias, formando as placas ateroscleróticas. A hipercolesterolemia indica a alta concentração no sangue destas lipoproteínas, chamadas usualmente de colesterol mau.

Muitos atribuem os altos índices do seu colesterol à herança familiar e, pelo menos em parte, isto pode ser verdade, mas sabemos que os níveis baixam com uma dieta saudável.

Por que, ao contrário, se invoca a santidade das HDL, as outras lipoproteínas mencionadas nas análises do sangue? As boas HDL (*High Density Lipoproteins,* onde "alta" se refere à densidade dos fosfolipídios) funcionam como aspiradores de pó: sugam o excesso de colesterol, levam-no ao fígado que pode recuperá-lo para suas próprias finalidades ou eliminá-lo.

Por isso, nos hemogramas, precisamos controlar não só o colesterol total, mas sim o colesterol LDL e HDL e a relação entre os dois. Se houver muitos lixeiros HDL, as outras lipoproteínas já não amedrontam.

A mesa anticolesterol. Uma grande ajuda nos é oferecida pela dieta. As recomendações italianas e europeias convidam a pisar no freio no caso de gorduras saturadas, pois parece que a fartura delas favorece a multiplicação das LDL. Dá para reconhecê-las a olho nu nas carnes (as gorduras brancas de certos cortes e as manchas que ficam boiando no caldo, a pele e as partes amarelas do frango), também se encontram nos derivados animais como os queijos, a manteiga e o creme de leite, e nos óleos de coco e de palma, com os quais são preparados muitos produtos industriais. Estes alimentos manipulados ou industrializados são considerados mais perniciosos do que os produtos naturais com alto conteúdo de colesterol, como os ovos ou os camarões. A razão disto é porque a absorção com a comida e a síntese por parte do organismo se compensam. Isto não quer dizer que podemos nos empanturrar de omeletes e fritadas, pois continua válido o conselho pelo qual não se deveria superar a ingestão de 300 miligramas de colesterol por dia.

Melhor evitar, sempre, as gorduras trans, presentes em muitos lanches e sobremesas prontos, em algumas margarinas e na fritura do óleo em alta temperatura.

⇒

> Como levantar os níveis de HDL? Dando preferência às gorduras não saturadas do azeite de oliva extravirgem, das oleaginosas, das sementes e dos peixes. A atividade física ajuda bastante, enquanto o fumo só faz mal.

Os ovos fazem o colesterol aumentar?

Não podemos negar que o ovo ou, melhor dizendo, a gema tem um elevado teor de colesterol: cerca de 220 miligramas, 80% do consumo diário máximo permitido. Mas também é verdade que os ovos nos dão proteínas de alto valor biológico, uma boa quantidade de ferro heme e de vitaminas, entre as quais a B12. Não há motivo para eliminá-los, mas o conselho é de um ovo duas vezes por semana, enquanto os vegetarianos, que dispensam a carne, poderão chegar a quatro (a porção continua sendo de um só ovo, quatro vezes por semana).

Quanto à hipercolesterolemia, as recomendações europeias e italianas convidam a prestar atenção principalmente nas gorduras saturadas. São elas que influenciam os níveis de colesterol no sangue, muito mais do que o colesterol presente nos alimentos.

Entre os produtos alimentares mais ricos em gorduras saturadas temos: manteiga, queijos, creme de leite, carnes gordas, óleos de coco e de palma (dendê). No banco dos réus, também os produtos trans.

Isto não quer dizer, obviamente, que podemos comer à vontade alimentos ricos em colesterol, cujo consumo deve continuar a ficar limitado a 300 miligramas por dia.

Ovo cru ou cozido?

A melhor maneira de comer ovos é à la coque ou cozidos. O cozimento elimina eventuais bactérias perigosas, como a salmonela, e torna mais digerível a clara.

Que ovos escolher?

Para começar, nos países onde há normas específicas e um rígido controle, é preciso ler a data de validade na etiqueta. Um código impresso na casca dá uma série de informações; o primeiro número indica o tipo de avicultura e, por respeito pelos animais, deveríamos evitar o 3, que assinala a criação industrial de postura, com as galinhas presas sem poder se movimentar. Para controlarmos o ovo em casa, é só mergulhá-lo em água fria com sal: se for fresco, ficará no fundo, deitado na horizontal, do contrário ficará boiando.

Carne

É melhor não comer carne?

O respeito pelos animais não está em pauta aqui: o assunto depende de escolhas individuais. Mas reduzir o seu consumo e até passar sem ela tem muito a ver com a ecologia, pois a produção e o transporte acarretam a emissão de gases que provocam o efeito estufa.

Do ponto de vista da saúde, da mesma forma que ser vegetariano não cria problemas, tampouco há provas convincentes de que o consumo moderado de carne tem efeitos negativos.

Mas sem exagerar. O Fundo Mundial para a Pesquisa sobre o Câncer recomenda um consumo máximo de 500 gramas de carne vermelha por semana, eliminando ao mesmo tempo os embutidos. A Dieta Smartfood convida a ficar abaixo deste teto e aconselha duas porções semanais de carne, sem fazer distinções entre branca e vermelha.

Eis o motivo.

- Não podemos levar em conta somente a prevenção dos tumores, mas também o fato que um excesso de carne vermelha aumenta o perigo de surgimento do diabetes, da hipercolesterolemia e da obesidade.
- A criação intensiva de bovinos, assim como de frangos, para a produção de carne branca ou vermelha, está entre os responsáveis pela

poluição ambiental. E viver num planeta poluído só pode fazer mal à saúde.

Por que limitar, especificamente, a carne vermelha?
Vamos deixar bem claro: não há uma relação direta e absoluta de causa e efeito entre carne vermelha e patologias. Percebeu-se, claramente, que ela aumenta o perigo de desenvolver diabetes, infarto, hipercolesterolemia, obesidade e câncer, principalmente os tumores do sistema gastrointestinal e os hormônio-dependentes, como os da mama, da próstata e do endométrio. A Organização Mundial de Saúde, em outubro de 2015, confirmou que existe uma provável conexão entre o consumo excessivo de carne vermelha e alguns tipos de tumores.

Por quê? Uma hipótese diz que o problema depende das duas proteínas que conferem a cor vermelha: a hemoglobina e a mioglobina. Ambas funcionam como uma espécie de armadilha para o oxigênio, graças a um átomo de ferro presente no grupo bioquímico que as caracteriza, o heme. O nosso corpo também as produz, nos glóbulos vermelhos e nos músculos, mas a hemoglobina e a mioglobina não têm a mesma composição em todos os vertebrados. Notou-se que o grupo heme das proteínas animais, quando passa pelo nosso sistema digestivo, pode causar danos.

Como podemos ler no site da AIRC (Associazione Italiana per la Ricerca sul Cancro), "vários estudos indicam que o grupo heme estimula, a nível do intestino, a produção de algumas substâncias cancerígenas que induz a inflamação das paredes, e uma inflamação prolongada no tempo aumenta a probabilidade de desenvolvimento de tumores do cólon-reto que, nos países industrializados onde o consumo de carnes vermelhas é muito difundido, é a terceira causa de morte por doenças oncológicas".

A carne vermelha, além das duas proteínas incriminadas, guarda em si gorduras saturadas que provocam a elevação do colesterol e da insulina no sangue. E contém com fartura a carnitina, um composto azotado usado pelo organismo para transformar a gordura em energia (tanto que é proposto na forma de suplemento com a esperança que queime as reservas adiposas). O corpo não precisa de carnitina, pois a produz por si só, e um estudo recente prova que, quando é ingerida com fartura junto com a alimentação, refreia a remoção do colesterol acelerando, desta forma, o processo de aterosclerose.

Vitela e porco são carnes brancas?
Nos livros de cozinha podem ser consideradas carnes brancas, mas do ponto de vista científico as carnes de novilho e de porco são vermelhas: vitela e porco estão incluídos em todas as listas que avaliam a relação entre consumo e riscos potenciais para a saúde. Sua ingestão, portanto, deve ser limitada da mesma forma que a de boi e de carneiro.

As carnes orgânicas são melhores?
Existem várias categorias de produtos provenientes de animais criados segundo as normas do método orgânico. Podemos encontrar carnes brancas, vermelhas, carnes maturadas, ovos, leite e derivados. O conceito de zootecnia orgânica consiste em manter uma criação que respeite o animal, o ambiente e o consumidor. É uma bonita filosofia e é justo saber alguma coisa a mais acerca do criador, em geral.

Os estudos sobre as vantagens para o homem ainda são bastante limitados. Uma recente pesquisa, por exemplo, mostrou que os produtos examinados de fato continham uma quantidade menor de pesticidas. Existe, entretanto, uma posição científica, bastante compartilhada pelos pesquisadores, que tenta desviar a atenção para a diminuição do consumo de produtos de origem animal *tout court*, independentemente da produção orgânica.

De onde tirar as proteínas, se comermos pouca carne ou até a eliminarmos?
Temos que acabar com o mito de que precisamos consumir uma grande quantidade de carne para suprir as nossas necessidades proteicas. Existem

outras fontes de origem animal, como peixe, leite, ovos, e de origem vegetal, como as leguminosas e oleaginosas.

É verdade que os alimentos grelhados fazem mal?
A grelha produz, principalmente na carne, uma pequena cota de substâncias cancerígenas, nas partes torradas. Mas os riscos para a saúde, só demonstrados até agora em modelos animais, somente aparecem de fato se comermos todos os dias carne grelhada, principalmente na churrasqueira, e chamuscada. O simples escurecimento de uma cozedura não prolongada não é motivo de preocupação. Ainda mais porque a grelha ou a chapa permitem que não acrescentemos gorduras, a não ser cruas.

Os embutidos são prejudiciais?
Sim. Isto ficou demonstrado por várias pesquisas sobre carnes elaboradas com métodos de defumação, salgadura e uso de conservantes, incluindo, portanto, salsichas, linguiças e frios em geral. Uma metanálise publicada em 2010 pela Harvard School for Public Health salientou um aumento do risco de infarto e diabetes em quem consome carnes preparadas, como bacon e salsichas, amadas pelos anglo-saxões, e o estudo do EPIC, sobre milhares de europeus, forneceu provas acerca da maior ocorrência de câncer e de doenças cardiovasculares. Os mecanismos moleculares envolvidos não estão claros, mas a hipótese é que os culpados sejam, além das gorduras saturadas, os sais e os conservantes de salames e embutidos em geral. Os nitritos e nitratos, usados em quase todos os produtos, evitam a proliferação de agentes patógenos, como o do botulismo, mas o nosso metabolismo, infelizmente, pode convertê-los em compostos cancerígenos, as nitrosaminas.

    O Fundo Mundial para a Pesquisa sobre o Câncer, a propósito de embutidos e demais carnes conservadas, usa o termo *avoid*, evitar. E a Organização Mundial de Saúde, em outubro de 2015, inseriu as carnes processadas e conservadas na lista das substâncias cancerígenas, junto com o fumo e o amianto.

Devemos levar em conta que os produtos italianos, geralmente, são mais magros e processados melhor do que os de outros países. Em suma, os peritos não podem dizer que sejam recomendáveis, mas ainda assim o bom senso induz a acreditar que de vez em quando podemos comer uma fatia de presunto ou de salame (não mais de 50 gramas por semana). O que é realmente desaconselhável é o consumo habitual.

As dietas hiperproteicas, como a Dukan, são um bom sistema para perder peso?
Os aminoácidos que compõem as proteínas são o material de construção para músculos, ossos, órgãos, hormônios e DNA.

É uma pena que se tenham tornado comuns algumas convicções que superestimam as proteínas: desenvolvem os músculos, fazem emagrecer, enxugam, revigoram. Isto fez com que as dietas hiperproteicas se tornassem uma mania, uma verdadeira moda planetária alheia a qualquer tipo de crise. Vamos acabar, então, com os carboidratos, toda a ênfase está nas carnes e nos pratos principais.

Não há dúvidas, o método faz perder peso, pelo menos na hora: muitos nutricionistas salientam que, na maioria dos casos, depois de um regime tão restritivo que tende a tirar do caminho os cereais, os quilos perdidos voltam, e com juros.

Mais uma vantagem: as dietas hiperproteicas provocam uma sensação de enjoo e quase de nojo pela comida. Mas qual é o motivo? O mecanismo quase anorexígeno se deve ao acúmulo de corpos cetônicos, isto é, de moléculas de tipo ácido derivadas da quebra dos ácidos graxos. Durante uma dieta hiperproteica o número delas aumenta além do normal, pois o organismo queima os seus depósitos de gordura, uma vez que não recebe bastante glicose da alimentação.

Ninguém se torce de fome, o volume da barriguinha começa a diminuir. Mas é preciso saber que algo muito particular está acontecendo. Um processo que pode sobrecarregar os rins, cuja função é livrar-nos do excesso de corpos cetônicos. É só abrir qualquer dicionário para ler que o acúmulo destas moléculas pode levar à chamada cetose, que já está à beira de uma condição patológica.

Vamos deixar bem claro: geralmente uma pessoa saudável aguenta dez-vinte dias de regime hiperproteico. Em teoria, ficar de bem com a balança pode até servir de estímulo para seguir adiante com uma dieta equilibrada. Os nutricionistas, porém, denunciam duas coisas:

– quem tem sobrepeso nem sempre goza de boa saúde;
– o que costuma acontecer é que as pessoas alternam ciclos de regimes hiperproteicos com ciclos de comilança.

Uma dieta hiperproteica levada adiante por várias semanas representa um estresse metabólico importante para o organismo. Sem contar que Tor, um dos genes do envelhecimento, é ativado justamente pelos aminoácidos quando se consome uma refeição rica em proteínas. Não é por acaso que a dieta pseudojejum experimentada com sucesso por Valter Longo prevê uma quantidade mínima de proteínas, entre 11% e 14%.

Nós precisamos consumir todos os nutrientes, inclusive os carboidratos e as fibras. Exagerando num sentido ou no outro desprovemos o corpo das substâncias fundamentais. E há um problema específico ligado aos alimentos defendidos pelas dietas hiperproteicas: a carne vermelha (que, ao contrário, deveria ser limitada) e os embutidos (que deveriam ser consumidos com o conta-gotas ou banidos de uma vez por todas).

APROFUNDAMENTO
As fontes de ferro

Com pouca carne vermelha ou até sem carne vermelha, como é que a gente fica com o ferro? A resposta é um dos presentes da Smartfood e, em particular, das leguminosas, das hortaliças de folhas verdes (principalmente dos radicchios verdes e das brassicáceas, como a couve-flor), das oleaginosas, como pistaches, e também das sementes oleosas, do chocolate e das ervas aromáticas.

Heme e não heme. Para começar, a classificação do ferro de fonte animal e ferro de fonte vegetal não é propriamente exata. Uma distinção mais correta é entre heme, derivado das hemoproteínas musculares, isto é, hemoglobina e mioglobina, e não heme, também chamado inorgânico.

No mundo vegetal só é encontrado o ferro não heme, enquanto no animal encontramos ambos: na carne, tanto branca quanto vermelha, por exemplo, dependendo da espécie do animal e do corte, o heme pode representar a metade do ferro presente e chegar até 80%. O metal marca presença nos moluscos, nas lulas e na gema de ovo, mas não no leite e nos laticínios.

Conteúdo de ferro (em 100 gramas do alimento)

Fígado bovino	8,8 mg
Radicchio verde	7,8 mg
Pistache	6,8 mg
Leguminosas	de 5 a 7 mg
Filé de boi	1,9 mg
Peito de frango	0,4 mg

Nem pensar, no entanto, em comer 100 gramas de pistaches (a dose diária aconselhada de oleaginosas é de 30 gramas). O que precisamos entender é que não existe um só alimento, no caso específico, a carne, para satisfazer as necessidades de ferro. Uma salada de *radicchio* verde com leguminosas e pistaches, por exemplo, nos brinda seja com minerais, seja com outros micronutrientes do mundo vegetal. A coisa mais importante é que a dieta seja variada.

Como assimilá-lo ao máximo. A crítica movida ao mineral característico de frutas e verduras é a de ser absorvido em menor quantidade, por volta de 30%-40%, em comparação com o ferro heme. Mas há expedientes para aumentar a sua disponibilidade, e eles também valem para a porção de ferro não heme contida nos alimentos animais.

Os ácidos orgânicos revelaram-se particularmente úteis, principalmente o ácido ascórbico, ou a vitamina C. Por isto aconselhamos comer no fim da refeição uma laranja ou um kiwi, ou então temperar a comida com pimenta calabresa fresca (a seca, às vezes, nem a contém).

Embora de forma mais moderada, o ácido cítrico também pode influir na absorção do ferro, tanto que um dos conselhos mais comuns é espremer o suco de um limão, rico em vitamina C e em ácido cítrico, e esfregar a casca sobre os alimentos ricos em ferro.

Até o ácido lático pode melhorar a biodisponibilidade do mineral, o que faz dos pistaches (ricos em ferro) e do iogurte natural uma excelente combinação.

As diferenças na cozinha. Cuidado com o cozimento. O prolongado provoca uma perda moderada de ferro heme, enquanto melhora a assimilação intestinal do não heme: uma ótima notícia para as leguminosas.

De quanto precisamos. O ferro é fundamental: basta lembrar que serve para transportar o oxigênio no sangue. A quantidade de ferro que deveríamos consumir por dia através da alimentação é de 10 miligramas para um homem adulto e de 18 miligramas para uma mulher em idade fértil. No caso de carência do mineral, é possível recorrer aos suplementos, mas só com acompanhamento médico, pois os suplementos de ferro podem resultar inúteis ou até mesmo prejudiciais: o excesso do metal é tóxico para o organismo.

A análise do sangue. Com um hemograma normal, o médico tem uma ideia clara da situação: controla a ferremia (a quantidade de ferro no sangue), a dosagem da ferritina (o acúmulo do mineral no organismo) e a dosagem da transferrina (a proteína que transporta o ferro).

Açúcar e adoçantes

O açúcar é um veneno?

Não vamos exagerar com os termos. Como dizia Paracelso, o que faz o veneno é a dose. Um grupo de pesquisadores norte-americanos publicou um estudo em *Nature* sustentando a periculosidade dos alimentos doces e a necessidade, por parte dos Estados, de regulamentar o seu consumo, apesar de a medida ser obviamente impopular. O excesso cria dependência. O açúcar satisfaz o paladar, proporciona uma imediata sensação de bem-estar, gratifica o humor. Por isto o cérebro gosta tanto dele, e pede cada vez mais. É como uma droga.

Os nossos antepassados quase não usavam o açúcar branco, a sacarose. Contentavam-se com o sabor de um pêssego ou de um punhado de morangos. Mas a partir do boom econômico da década de 1950 ele entrou imperiosamente nas cozinhas, para juntar-se ao chá, para dar um toque especial na salada de frutas, chegou escondido nos produtos industrializados, até mesmo nos salgados.

A sacarose é um dissacarídeo formado por uma molécula de glicose e outra de frutose: fornece alguma energia, mas não desempenha funções protetoras do organismo. Em outras palavras, o açúcar branco e refinado com o qual enchemos os açucareiros não é necessário para as nossas exigências nutricionais: é um prazer, só isto. Para o nosso equilíbrio energético bastariam os açúcares das frutas e dos carboidratos complexos.

Como para qualquer outra coisa, trata-se de um problema de quantidade. Os açúcares simples, isto é, os da colherzinha no café, dos doces, dos produtos industrializado e das frutas, não deveriam passar dos 10% das necessidades calóricas diárias. Se calcularmos uma exigência energética de 2.100 quilocalorias cotidianas, com um consumo adequado de frutas, a dose é de 10-15 gramas por dia, o equivalente a duas ou três colherzinhas pequenas. Tudo incluído: doçura de chá ou café, tortas, sorvetes, geleias e bebidas gasosas.

Na Itália, nos últimos cinquenta anos, o consumo *per capita* de açúcares simples agregados, desde a sacarose até os doces, triplicou, passou de 10 para 30 quilos por ano, o que significa 20 colherzinhas por dia. Nos Estados Unidos, os alimentos açucarados alcançam 59 quilos *per capita* por ano.

Ainda precisamos dizer que se trata de uma bomba calórica? Os riscos se chamam diabetes, cárie, sobrepeso e obesidade. O açúcar em si não é cancerígeno, o verdadeiro perigo são os quilos a mais: uma colher pequena de açúcar, cerca de 5 gramas, fornece 20 calorias.

A solução é ensinar ao paladar a gostar de sabores menos doces e a satisfazer o desejo de açúcares através das frutas. Os pais deveriam pensar nisto: quando os filhos comem biscoitos, uma fatia de torta ou um lanchinho industrializado (16,3 gramas de açúcar em cada 100 gramas do produto em média) em lugar de uma maçã ou de uma laranja, eles estão se empanturrando de calorias.

Açúcar mascavo e açúcar branco, qual usar?

A ideia de o açúcar mascavo, mais escuro, ser saudável enquanto o branco, refinado, é o próprio Satã espalhou-se incontida, sem qualquer questionamento. As motivações: o processo de refino é prejudicial, o produto bruto guarda as substâncias benéficas.

A verdade? Refinado quer dizer que a sacarose, branquinha, foi limpa dos restos de melado, que tornam marrom o açúcar bruto e lhe conferem um aroma um tanto diferente. O processo industrial acontece com o uso de substâncias não nocivas, que na prática quase não deixam resquícios no produto final. Quanto aos sais minerais, como o potássio, ainda estão presentes no grânulo bruto, mas em quantidades tão ridículas que, no fim das contas, entre o açúcar branco e o amarronzado as diferenças são irrelevantes. O que importa mesmo é limitar as quantidades.

A frutose agregada é melhor que a sacarose?

Pelas mais recentes pesquisas, o açúcar (isto é, a sacarose formada de frutose mas também de glicose) e a frutose resultam mais ou menos equivalentes quanto a efeitos na saúde. Alguns estudos evidenciam os limites de produtos e bebidas adoçados com frutose, e da frutose agregada como edulcorante.

Uma pesquisa publicada em *PLOS One* avisa que a frutose estimula a gratificação cerebral e a liberação dos hormônios da saciedade menos do que a glicose. Além do mais, não nos livra da dependência do sabor doce, que é o nosso verdadeiro alvo. E mais, segundo um relatório de *Pnas*, aumenta o desejo de alimentos hipercalóricos. Estamos falando, aqui, do adoçante agregado, e não da frutose presente na fruta, metabolizado pelo organismo de forma saudável, útil e não danosa.

E o que dizer de adoçantes artificiais como sacarina e aspartame?
O problema é que o organismo não reconhece os adoçantes artificiais como doces, pois eles foram inventados nos últimos anos e não acompanharam a evolução da espécie. Como explica uma pesquisa publicada em *Neuron*, no cérebro não se acendem os neurônios que estimulam a produção dos hormônios envolvidos nos processos de digestão e saciedade, pois estes neurônios só são ativados por açúcares verdadeiros. Os adoçantes enganam o paladar, mas não o cérebro, que continua enviando sinais de fome.

Maltose ou xarope de bordo são alternativas mais saudáveis?
Já procuramos deixar bem claro que um excesso de açúcares é danoso para o organismo, sejam eles absorvidos através do xarope de bordo, de outros adoçantes naturais ou através da sacarose. E não podemos esquecer que a sacarose também é um açúcar natural, extraída de fontes vegetais como a beterraba e a cana-de-açúcar, além de estar presente na fruta e no mel. Em resumo, mesmo adquirindo um produto no mercado hortifrutícola, na loja de orgânicos ou diretamente do produtor, permanece idêntico o risco de diabetes, de obesidade e de patologias correlatas se ele for usado em quantidade excessiva.

Claro, pode haver alguma diferença quanto às calorias, mas só porque varia o conteúdo de água, no sentido que a sacarose é anidra, enquanto os xaropes têm água, que dilui as calorias. Uma pequena colher de xarope de bordo tem 12, isto é, 8 menos do que o açúcar, a maltose tem 16, mas com um poder adoçante menor que o da sacarose, o que leva a usá-la em maior quantidade. Como resultado, portanto, você acaba não baixando o consumo de açúcares simples.

O xarope de bordo, importado do Canadá, onde é extraído das folhas da árvore, é fantástico nas panquecas, nas quais derramar um mero fio já é suficiente. A maltose, derivada do grão dos cereais, é ótima para bolos e tortas, mas não serve para chá e café. Ambos contêm substâncias nutricionais, ao contrário do açúcar de cozinha, mas quanto poderemos absorver das modestas quantidades que se usam para adoçar?

A estévia adoça e não tem calorias: pode?
A estévia é a alternativa natural da moda, pois tem um poder adoçante até 250 vezes maior que o do açúcar e zero caloria: os seus princípios ativos edulcorantes não são metabolizados pelo organismo. O pozinho, obtido de um arbusto perene nativo do Brasil e do Paraguai, é versátil: do café às geleias, das infusões às saladas de frutas. Tudo perfeito? A Agência para a Segurança Alimentar fixou um limite de assimilação diária que corresponde a 4 miligramas para cada quilo de peso, porque em doses maciças a estévia pode provocar hipertensão ou hipoglicemia: uma mulher de 60 quilos, por exemplo, não deve passar de 240 miligramas por dia. E cuidado para não cair na costumeira armadilha, isto é, de pensar que, não sendo um açúcar, podemos consumi-la sem maiores problemas. Correríamos o risco de procurar um nível cada vez mais alto de doçura.

Produtos industrializados

Como tem de ser lida a etiqueta de um produto?
A primeira coisa que devemos saber: os ingredientes aparecem em ordem decrescente de quantidade. Significa que o primeiro é mais abundante do que o segundo e assim por diante. É obrigatório mencionar a origem das

eventuais gorduras e óleos vegetais utilizados, especificando, por exemplo, se se trata de óleo de palma ou de coco. Pode haver açúcares ou substâncias análogas à sacarose, como xarope de glicose, de frutose, de maltose ou de amido de milho.

Em seguida aparecem os valores nutricionais. A lei manda indicar a contribuição energética ou calórica, resultante do conjunto de gorduras, dos carboidratos complexos e dos açúcares. Também deve ser especificado o conteúdo em gramas das gorduras totais e, em particular, das gorduras saturadas e das eventuais gorduras trans (a ser evitadas). Segundo as tabelas elaboradas pela Eurodiet, para uma dieta média de duas mil calorias, as gorduras saturadas não deveriam superar 20 gramas de absorção cotidiana: com um rápido cálculo podemos entender se estamos comendo a quantidade correta daquele alimento ou se estamos passando dos limites.

Também são indicados os gramas de sal ou o conteúdo de sódio (que precisa ser multiplicado por 2,5 para obtermos a quantidade de sal): não podemos esquecer que a Organização Mundial de Saúde recomenda não superar 5 gramas diários de sal, que correspondem a cerca de 2,4 gramas de sódio.

Quais produtos merecem ter o seu consumo limitado?

Segundo o Fundo Mundial para a Pesquisa sobre o Câncer, é melhor limitar os chamados produtos de alta densidade energética, isto é, aqueles que têm um alto teor calórico num volume reduzido. Podem pertencer a esta categoria doces, biscoitos, lanchinhos, tira-gostos, batatinhas fritas, cremes de avelã, molhos prontos. Reconhecer os produtos industrializados com credenciais danosas não tem nada de complicado, basta dar uma olhada na etiqueta: eles sofreram vários processamentos e refinos, carecem de água e de fibras e têm gorduras e/ou açúcares de sobra. Comê-los constantemente faz engordar e aumenta o risco de sobrepeso e obesidade, condições que podem levar ao câncer e a numerosas patologias crônicas. Reduzir ou evitar o seu consumo tem efeitos imediatos na balança.

Quer dizer que os biscoitos também têm elevada densidade energética?
Sim, geralmente os biscoitos embalados são calóricos e cheios de gorduras. Mal chegam a saciar e criam o efeito "um depois do outro". Os que têm cobertura de chocolate ou recheio de creme devem ser considerados uma transgressão a ser reprimida, enquanto os secos são mais leves. As coisas são um pouco melhores com os integrais, porque a fibra reduz a assimilação dos açúcares e das gorduras. De qualquer maneira, é aconselhável evitar exageros.

Quem está acostumado a comer biscoitos no café da manhã deveria acostumar-se a três porções por semana, esquecendo cuidadosamente a embalagem durante o resto do dia. As crianças tampouco deveriam saborear a iguaria diariamente, pois do contrário podem acostumar-se ao sabor doce demais.

Por que as calorias de balas e batatinhas são consideradas vazias?
Porque, a não ser raramente e em quantidade modesta, elas são desprovidas de compostos úteis ao organismo, como vitaminas, sais minerais e polifenóis: a maioria das calorias é fornecida pelas gorduras e pelos açúcares. E, devido ao escasso ou inexistente valor nutricional, são apelidadas de calorias vazias.

Os produtos light com os dizeres "sem açúcar" não fazem engordar?
Cuidado. Muitas vezes escondem uma trapaça: compensam a menor quantidade de açúcar com a presença maciça de gorduras ou vice-versa. E aí, apesar do light, carregam um montão de calorias. É por isto que é necessário ler atentamente a etiqueta. De qualquer maneira, é bom prestar atenção: estes alimentos inspiram psicologicamente uma falsa sensação de segurança, que leva a consumir de forma excessiva tanto os produtos light quanto os normais.

As geleias com somente açúcares de fruta são mais saudáveis?
Em regra, nos potes com estes dizeres, adoçar não cabe somente ao ingrediente principal, por exemplo os morangos, mas também ao suco concen-

trado de uva ou de maçã. O consumidor é levado a pensar que uma geleia sem sacarose agregada é mais saudável, mas, na verdade, o que importa mesmo é o total dos açúcares, sem levar em conta a origem. E isto não significa que sejam inferiores. Mais uma vez, para uma compra consciente, é preciso ler a etiqueta e controlar a carga energética.

Devemos escolher alimentos sem conservantes?
Algumas embalagens alardeiam: "sem conservantes". Por si só, isto não garante boa qualidade, não significa que, entre os ingredientes, não apareçam, afinal, gorduras e açúcares com fartura.

Além do mais, a grande maioria dos aditivos usados na indústria alimentar não apresenta qualquer perigo. Com uma gritante exceção: os nitritos e os nitratos usados nos embutidos, nas carnes processadas e nos frios em geral (não em todos) para evitar a proliferação de agentes patógenos. Infelizmente, o nosso metabolismo pode transformá-los em nitrosaminas, compostos cancerígenos que, acumulando-se, podem aumentar o risco de tumores.

A coisa mais curiosa é que muitos enchem a boca de presunto, mas no supermercado descartam um produto só porque entre os ingredientes está escrito ácido cítrico. Tente explicar para eles que o ácido cítrico (E330), um regulador de acidez, nada mais é do que a molécula natural do limão! Assim como o ácido ascórbico (E500) é a vitamina C, útil para evitar os processos de oxidação. Ambos são tão inofensivos que são até usados nos alimentos para crianças.

Entre os corantes aparecem moléculas naturais tais como o licopeno dos tomates, as antocianinas dos mirtilos ou a curcumina da cúrcuma. Até no caso do glutamato, muitas vezes chamado a sentar no banco dos réus, não há provas de que seja tóxico, cancerígeno ou que induza a alergias ou hemicranias. É um aminoácido que exalta o sabor de caldos em cubos, carnes, verduras enlatadas, pratos prontos, parmesão.

Há organismos oficiais que avaliam o risco de todas as substâncias químicas propostas. Temos um bom exemplo na Autoridade Europeia para a Segurança Alimentar (EFSA). Nos países da UE todos os aditivos alimentares são identificados com um número precedido da letra E, e são mencionados na lista dos ingredientes. Graças à norma, aos controles e às análises, os consumidores ficam protegidos de possíveis riscos relativos a substâncias químicas agregadas nos alimentos.

O que precisa ser levado em conta, na verdade, é a possibilidade de os aromas e os aditivos disfarçarem o sabor de produtos industriais feitos com matérias-primas perigosas ou de baixa qualidade. E aí é onde queríamos chegar. Os sabores e os perfumes acrescidos tornam mais apetecível um lanche ou um salgadinho ricos em sal, em gorduras e açúcares, todas as coisas que seria melhor evitar.

Para a nossa segurança alimentar, seria oportuno limitar os produtos com sulfitos: em concentrações mínimas não criam problemas, mas se superararem a dose diária aceitável tornam-se tóxicos e nocivos. Várias análises dos consumos italianos mostraram que é bem fácil chegar perto da quantidade máxima recomendada, porque os sulfitos, eficazes para inibir a proliferação de bactérias e bolores, são usados com fartura: podem estar no vinho ou na fruta desidratada, nos mariscos e nos crustáceos, nas verduras em conserva e no bacalhau. Nas etiquetas são identificados pelas siglas E220 até E228.

O óleo de palma é perigoso?
Na Itália, a partir de 13 de dezembro de 2014, o óleo de palma começou a aparecer nas etiquetas de vários produtos alimentares, desde que uma normativa europeia tornou obrigatório especificar cada óleo vegetal presente no alimento. E aí começou a guerra midiática, levada adiante por nutricionistas e ambientalistas. Esta gordura tropical está presente na maioria das bolachas, dos biscoitos doces e salgados, dos produtos de forno, das massas folheadas, das pastas em bisnaga (de atum, de salmão, de alcachofras etc.) e dos sorvetes. Ela aparece até em produtos que, à primeira vista, consideraríamos saudáveis, como alimentos vegetais, biscoitos, pães e massas integrais.

A batalha tem duas frentes, cada uma contando com tropas que lutam contra o óleo, mas por razões diferentes. Há os nutricionistas, que levantam o dedo contra o excesso de gorduras saturadas, que constituem quase 50% do óleo de palma. E também há os ecologistas: a Indonésia, segundo denúncia da WWF, triplicou entre 2000 e 2013 a extensão dos cultivos destinados à palmeira do óleo, arrasando cada vez mais o segundo patrimônio florestal do planeta.

O óleo de palma dá fragrância e consistência. É barato e mantém baixo o custo das várias comidas industrializadas. Os gigantes da produção alimentar já salientaram numerosas vezes que isto permite evitar, no preparo, o processo de hidrogenação, que criaria as famigeradas gorduras trans.

Na verdade, não há dúvidas: este ingrediente aumenta a densidade energética de um produto, mas ainda faltam estudos suficientes para sabermos do real impacto que pode ter na saúde. Pelas poucas pesquisas até agora disponíveis, não resulta que seja tóxico ou cancerígeno, mas as suas gorduras saturadas não são certamente uma coisa recomendável. Comer de vez em quando uma bolacha com óleo de palma ou se deliciar com alguma pasta de azeitona ou de salmão não mata ninguém, mas a ladainha é sempre a mesma: moderação, *please*.

As gorduras trans fazem mal?

A Società Italiana di Nutrizione Umana (SINU) desaconselha o seu consumo e a Food and Drug Administration decidiu bani-las dos Estados Unidos a partir de 2018 porque são consideradas uma grave ameaça para a saúde. A literatura científica não se cansa de atestar o papel negativo das gorduras trans, ou hidrogenadas: tornam mais difícil a circulação das lipoproteínas, provocando o aumento do colesterol e elevando o risco de ocorrência de doenças cardiovasculares, e também enrijecem as paredes das células que, desta forma, passam a funcionar de maneira pior.

Isto não quer dizer que, após comer uns biscoitos, você cai morto no chão, que fique bem claro. Estamos falando de uma tipologia de gorduras saturadas, não de veneno para ratos. As gorduras trans estão presentes na carne bovina, na gordura de carneiro e nos derivados, pois são geradas pela transformação bacteriana de ácidos graxos durante a mastigação de ruminantes como vacas e ovelhas, passando então para a gordura, a carne e o leite. Mas a quantidade é mínima quando comparada com o conteúdo de alguns doces, lanches e pastas em bisnaga, que são obtidas pela hidrogenação ou solidificação industrial de óleos. A fritura em óleo ou azeite em alta temperatura também gera gorduras trans.

Vamos banir a margarina?

Nem todas as margarinas são iguais. As da velha geração são preparadas a partir de uma mistura de óleos vegetais, às vezes até derivados do leite, e contêm as famigeradas gorduras hidrogenadas. Em tempos mais recentes foram desenvolvidas margarinas com uma matéria-prima melhor, sem gorduras trans ou animais, apreciadas pelos veganos.

Se ainda houver alguma dúvida quanto à qualidade dos óleos usados, é só consultar a tabela nutricional: a quantidade de gorduras saturadas, em particular, deveria ser inferior a 18%. Também existem margarinas reforçadas, por exemplo, com vitamina D, e margarinas naturalmente ricas em ômega-3, até úteis para se alcançar as necessidades diárias destes ácidos graxos.

Como reconhecer um bom produto integral?

Não é tão fácil, ainda mais porque os gênios das vendas inventam a cada dia novos truques. Confiar na aparência não basta. O fato de um pãozinho ter uma cor mais escura pode apenas indicar que lhe foi adicionada alguma quantidade de melado. Por si só, tampouco é uma garantia que numa embalagem de flocos ou biscoitos para o café da manhã seja alardeado um "alto conteúdo de fibras".

Só a etiqueta conta toda a verdade. Não pode faltar a palavra "integral": por exemplo, "100% trigo integral", "farinha integral", "milho integral". Por lei, na Itália, os ingredientes devem aparecer em ordem decrescente de quantidade: é bom averiguar que integral não seja somente uma risível porcentagem perdida no meio de farinhas refinadas.

O rótulo afirmando "rico em fibras", além do mais, pode indicar produtos enriquecidos, isto é, preparados com farinha à qual foi acrescido farelo. A escrita "multicereais" ou "cinco cereais" pode apenas significar que na mistura foram usados grãos diferentes, não necessariamente integrais. E é bom ficar sempre de olho nas gorduras e nos açúcares.

Os produtos sem glúten são saudáveis e mais leves?

Difundiu-se a ideia de o glúten ser nocivo à saúde: mais ou menos um terço dos norte-americanos procura bani-lo da mesa e está havendo uma verdadeira festa de regimes emagrecedores *glúten free*. Muito bem, a opinião não tem qualquer fundamento. O glúten, complexo proteico presente em alguns cereais como o trigo, o centeio, a cevada e o farro, só é responsável pela intolerância dos que sofrem da doença celíaca: neste caso a ingestão tem um efeito tóxico, com sintomas extremamente variados. Para os afetados pela doença, pelo menos por enquanto, a única terapia possível é a dieta sem glúten. Os cereais *glúten free* mais comercializados são o arroz, o milho, a quinoa e o trigo sarraceno. Estes produtos, em sua versão integral, representam ótimos substitutos para o trigo clássico e, em alguns casos, até fornecem mais vitaminas, minerais e proteínas. O ideal, portanto, seria que todos, e não somente os portadores da doença celíaca, os consumissem alternadamente, sem focalizar as suas escolhas somente na massa.

Quando falamos de produtos sem glúten, de qualquer maneira, as recomendações não diferem das que valem para todas as embalagens industrializadas, quer dizer: nunca deixem de ler atentamente a lista dos ingredientes e dos valores nutricionais. Em regra, seria de se esperar que um produto preparado com cuidados particulares, visando à saúde de um consumidor como o doente celíaco, também mantivesse os mesmos cuidados na escolha dos componentes nutritivos. Mas na verdade, infelizmente, em muitos casos só se pensa no sabor e na eliminação do glúten, sem a menor preocupação com o conteúdo das gorduras saturadas, do sal e dos açúcares, nem com a carência de fibras.

Os produtos alimentares orgânicos, veganos ou vegetarianos, são mais saudáveis?

Nunca compre de olhos fechados. As denominações aparentemente saudáveis não garantem a excelência do produto. Nas gôndolas dos supermercados está ficando cada vez mais frequente a presença de embalagens com os dizeres "orgânicos" ou "de agricultura orgânica". Para merecer esta definição o alimento deve conter pelo menos 95% dos ingredientes que o compõem cultivados com método orgânico. Por si só, contudo, a garantia não assegura um perfil nutricional melhor do que os produtos não orgânicos. O mesmo raciocínio vale para os produtos que olham com um sorriso convidativo para os vegetarianos.

Os biscoitos podem ser feitos com farinha refinada de trigo orgânico, e conter ainda assim um montão de açúcar, as barrinhas veganas podem ter óleo de palma e uma alta porcentagem de gorduras não saturadas, o hambúrguer de soja revela-se cheio de sal, as alternativas vegetais para iogurte e leite podem ter uma presença maciça de açúcares agregados. Antes de gastar mais, é melhor ler a etiqueta.

Músculo de trigo* e seitan são boas alternativas para a carne?

São produtos alimentares de origem vegetal com bom conteúdo proteico e que, portanto, se agradarem ao paladar, podem substituir pratos de origem animal como carne e queijo, ou simplesmente variar os cardápios semanais, tanto dos adultos quanto das crianças. Encontram-se à venda na forma de bifes, filés, ensopados e frios. Como sempre, a leitura da etiqueta ajuda a evitar surpresas inesperadas entre os ingredientes.

O músculo é composto de farinha de trigo e farinha de leguminosas (soja, lentilhas, ervilhas etc.), azeite e aromas: deveria conter uma razoável cota de gorduras poli-insaturadas, principalmente da série ômega-6. Graças à presença das proteínas de cereais e leguminosas, tem um bom valor biológico.

---

* Alimento à base de glúten, inventado em 1991 por Enzo Marascio. Assim como o seitan, é um tipo de carne para vegetarianos. (N. do T.)

No seitan, por sua vez, a carga proteica provém unicamente do glúten de trigo tenro ou do farro (condimentado com molho de soja, alga kombu e sal), por isto carece de alguns aminoácidos essenciais, particularmente de lisina.

As refeições alternativas ajudam a perder peso?
Barras de cereais, bebidas proteicas ou produtos alimentares montados sob medida para substituir o almoço tradicional e para emagrecer: tudo isto parece uma solução bastante cômoda. O risco das dietas que os propõem como alternativa permanente para um regime hipocalórico é o fato de elas impedirem uma educação alimentar, uma consciência da nutrição.

Uma barra e uma bebida não têm a variedade de sabores e de nutrientes proporcionada por uma refeição normal. Comer torna-se quase tão sem graça quanto tomar um remédio, deixa de ser uma coisa prazerosa e, se possível, convivial. Cuidado, além do mais, com as overdoses de pozinhos proteicos.

Suplementos alimentares: sim ou não?
Depende. Os suplementos podem ser úteis no caso de doenças específicas ou em alguns momentos da vida, mas sempre deveriam ser aconselhados por um médico. Não há dúvidas, por exemplo, quanto à oportunidade de consumir ácido fólico antes e durante a gravidez, mas entupir-se de vitaminas, minerais em pó e pílulas antioxidantes para prevenir patologias crônicas e câncer não faz sentido: em regra, os nutrientes assimilados através de suplementos não têm o mesmo efeito benéfico dos consumidos com a comida. Ainda não sabemos muito bem o motivo, talvez porque as vantagens, nos alimentos, derivam da ação sinérgica de várias substâncias, talvez devido ao papel desempenhado pela fibra.

Um verdadeiro batalhão de pesquisadores procurou verificar se os suplementos podiam proteger dos tumores. Nada: não só as expectativas ficaram frustradas como também, ao contrário, segundo algumas indagações e em determinados casos, os integradores pareceram aumentar o risco de desenvolver tumores.

Para os micronutrientes, além do mais, não vale a regra do "quanto mais, melhor". Basta pensar no betacaroteno: o corpo só o transforma em vitamina A quando precisa, se houver vitamina demais ele se acumula na pele, dando-lhe uma coloração amarelo-alaranjada (carotenose). Nada de grave, mas em alguns casos os efeitos colaterais de doses exageradas de pretensos antioxidantes e de outras substâncias chegam a causar efeitos colaterais bastante sérios.

Na pesquisa oncológica já aconteceu de suplementos específicos para pessoas de alto risco desempenhar um papel positivo na prevenção de alguns tipos de tumor, mas estes resultados se mostraram inviáveis na aplicação em pessoas saudáveis, pois os níveis de suplementação poderiam ser diferentes de uma pessoa para outra, e um abuso poderia acarretar efeitos negativos.

Resumindo: as evidências científicas dizem que a melhor coisa é satisfazer as necessidades nutricionais através de uma dieta variada. As vitaminas, os sais minerais e os demais compostos devem ser levados em consideração como parte integrante dos alimentos que os contêm: a melhor forma de nutrição é representada pela comida, e não pelos suplementos.

Como se lê na norma para uma alimentação saudável elaborada pelo INRAN (atualmente chamado CREA Alimenti e Nutrizione), "a não ser no caso de condições particulares que deverão ser avaliadas pelo médico, quem costuma variar a alimentação não precisa recorrer a suplementos específicos da dieta com vitaminas, minerais ou outras substâncias nutritivas".

NA COZINHA
O sal oculto

O sal é importante para o organismo, mas a Organização Mundial de Saúde recomenda não superar 5 gramas por dia. Os italianos consomem o dobro: as mulheres, 9 gramas, os homens, até 12 gramas.

Onde é encontrado. Em média, cerca de um terço do sódio consumido é aquele que usamos no preparo das refeições, só 10% estão nos alimentos em seu estado natural, enquanto a metade ou mais deriva dos produtos transformados, como pão e outros artigos de forno, embutidos, queijos defumados, picles, comida enlatada, batatinhas fritas e lanches. Cuidado: em muitos casos também se esconde em produtos industriais doces tais como bolachas, biscoitos, bolos, cereais para o café da manhã. E entra triunfalmente até em embalagens de aparência saudável.

O rótulo. É importante saber ler a etiqueta dos produtos industrializados e descobrir quanto sal eles contêm. Algumas vezes o conteúdo fala de sódio, e não de sal: neste caso é preciso multiplicar o valor informado por 2,5. Um hambúrguer de soja e vegetais que se encontram à venda, por exemplo, informam que os valores de sódio em 100 gramas são iguais a 0,65. A operação a ser feita é:

$$0{,}65 \times 2{,}5 = 1{,}6 \text{ g (conteúdo de sal)}$$

O que ficamos sabendo? Que o aparentemente saudável hambúrguer vegetal contém quase um terço da dose de sal recomendada por dia.

Os motivos para ficarmos de olho. Reduzir o sal significa prevenir a hipertensão, e isto é um fato sabido, mas também o câncer do estômago, cuja ocorrência aumenta, segundo as evidências mais confiáveis, com o consumo exagerado de embutidos e frios (preparados com métodos de salgadura, além de defumados e manipulados com conservantes). Sal em demasia, além do mais, também aumenta a eliminação na urina do cálcio, facilitando a osteoporose.

As bebidas

A água deve ser tomada longe das refeições?
Por que deveríamos? No máximo, tomando muita, poderemos estar esticando os tempos da digestão, e nem tanto assim, devido à diluição dos sucos gástricos. Um ou dois copos, no entanto, são úteis, pois favorecem os processos digestivos, porque melhoram a consistência dos alimentos ingeridos. De qualquer maneira, não há uma regra geral, tudo é muito subjetivo.

Mais uma coisa a lembrar: a água não faz engordar, simplesmente porque não contém calorias. As variações de peso devidas à ingestão ou à eliminação da água são momentâneas e enganosas. Assim como não é verdade que tomar muita água provoca uma maior retenção hídrica, que em vez disto depende da ingestão de sal.

A água gasosa faz mal?
Não faz mal, nem a naturalmente gasosa, nem a gaseificada (com dióxido de carbono). Só quando a quantidade de gás é exagerada podem acontecer leves incômodos nas pessoas que já sofrem de distúrbios gastrointestinais.

O calcário na água da torneira pode ser causa de cálculos renais?
Absolutamente não. A dúvida é legítima: se o calcário estraga os eletrodomésticos e enlouquece quem limpa bules e panelas, talvez deixe os seus resíduos também no nosso corpo. Mas não é nada disto. A Organização Mundial de Saúde deixou claro que a água calcária não é perigosa e não causa cálculos renais. O calcário é bicarbonato de cálcio, composto que nos permite consumir, bebendo, o mineral útil para a estrutura óssea, enquanto os cálculos se formam devido aos oxalatos de cálcio que, apesar do nome parecido, desempenham um papel diferente dentro do organismo. As pessoas predispostas à calculose têm de tomar muito líquido, várias vezes por dia, e as águas minerais ricas em cálcio já mostraram que também podem ser uma boa proteção.

O cloro na água da torneira é perigoso?
O teor máximo do resíduo de cloro livre após a desinfecção foi fixado, pela lei italiana, em 0,2 miligrama por litro. Em dois litros de água da torneira, uma quantidade que raramente tomamos por dia, há, portanto, muito pouco cloro, e isto não prejudica de forma alguma a nossa saúde. Os mais detalhistas, de qualquer maneira, podem esperar uns dez minutos antes de tomá-la, o tempo necessário para que o cloro evapore.

Por que as bebidas gasosas estão sendo acusadas?
Porque estão repletas de açúcares, sem fornecer qualquer tipo de nutrição. Uma latinha de cola, por exemplo, contém 35 gramas de açúcar, sete vezes mais que a sacarose de uma colherzinha de café. E pior, não sacia, o que leva a um consumo descontrolado. É fácil entender que tomar laranjada e similares todos os dias é a antessala do sobrepeso e da obesidade, com todo o séquito de patologias correlatas. Isto foi demonstrado por excelentes estudos, tanto que em alguns países, como Finlândia, França e Noruega, estas bebidas são reguladas.

Isto não quer dizer que a laranjada e as demais bebidas açucaradas tenham de ser completamente esquecidas, nada disso. Uma garrafinha ou latinha de vez em quando, digamos uma vez por semana, não faz estragos. O problema é que há pessoas que tomam bebidas gaseificadas e edulcoradas na hora das refeições, em lugar da água. O mesmo vale para as crianças: uma proibição na pizzaria ou na festa de aniversário seria injusta, mas elas também precisam entender que não se pode exagerar. Para os miúdos, de qualquer maneira, é melhor escolher cola sem cafeína.

E as bebidas light?
De fato, se forem zero caloria, não influem diretamente na balança. O seu consumo habitual, entretanto, pode levar a uma contraindicação: o sabor doce engana o cérebro, que procura novos gostos açucarados, com o resultado de ir à cata das calorias de outras fontes. Para as crianças, nada de bebidas light: o uso de adoçantes, desaconselhado até os três anos de idade, também exige cuidados pelo resto da infância.

Fatos e mitos

Os sucos de fruta são saudáveis?

Antes de qualquer conversa, é preciso livrar o campo de um equívoco bastante comum: uma coisa é uma bebida constituída 100% de fruta, sem açúcares agregados, corantes, aromas e conservantes, a única a poder usar, pela legislação italiana, a denominação "suco de fruta", outra bem diferente é uma bebida cujo conteúdo de peras, maçãs ou qualquer outro fruto baixa para 50% ou muito menos, com água, açúcares e aditivos para preencher a diferença.

Nas gôndolas dos supermercados as garrafinhas parecem todas iguais, mas a lista dos ingredientes conta a verdade. Com uma porcentagem de suco e polpa reduzida, o poder nutricional torna-se mínimo e a comparação mais apropriada já não é com um pêssego, mas sim com uma bebida gaseificada. Dar a uma criança um produto açucarado, com uma vaga lembrança dos vegetais originais, não é como dar-lhe de comer fruta fresca, que fique bem claro.

Se as crianças já estão acostumadas a tomar os sucos todos os dias, o melhor a fazer é diluí-los com água até ela representar 50% do volume total. A operação vai cortar o consumo de açúcares simples durante o dia e acabará habituando a garotada a um sabor menos doce, que deveria ser o objetivo básico a ser alcançado.

E quanto aos sucos de fruta 100%?

Vários estudos mostram que os de laranja vermelha, de mirtilos e de maçã, desde que não contenham açúcares agregados, trazem benefícios similares aos do fruto inteiro, mas não há uma resposta unívoca que valha para todos os frutos, como conclui uma pesquisa da American Society for Nutrition (publicada em janeiro de 2015 no banco de dados internacional PubMed). De qualquer forma, não podem substituir permanentemente a fruta fresca, que contém menos açúcares e mais fibras, um presente a mais além das vitaminas e das substâncias que as bebidas 100% também oferecem.

Um detalhe que é bom lembrar: "sem açúcares agregados" não significa que sejam desprovidos de açúcares. Contêm os naturais da fruta (sacarose, glicose e frutose) na medida entre 8% e 10% e proporcionam, portanto, cerca de 70 calorias por copo.

Sucos e extratos preparados em casa com centrífugas e espremedores previnem as doenças crônicas?

Em teoria, o líquido obtido inserindo frutas e verduras em centrífugas e espremedores concentra num copo uma notável quantidade e uma boa variedade de vitaminas, minerais e fitocompostos. É possível que estas substâncias possuam um efeito protetor, mas não há uma resposta definitiva válida para a atividade de todas as moléculas. Às vezes, por exemplo, somos levados a pensar que o que faz a diferença para tornar bioativos certos compostos num fruto determinado é a presença de alguma quantidade de fibra própria dos vegetais sólidos. E esta mesma fibra tem um valor protetor por si só, sem mencionar o seu poder de saciar. Em outras palavras, frutas e verduras frescas são insubstituíveis.

Seja como for, um suco feito em casa não pode fazer mal. É sempre melhor, aliás, matar a sede com um mix de maçã e cenouras do que com uma bebida gasosa. Isto vale tanto para os adultos quanto para as crianças.

A dúvida entre os aficionados é saber se é melhor centrifugar ou espremer. Uma centrífuga usa lâminas circulares que cortam os vegetais em pequenos pedaços e que, graças a um movimento giratório muito rápido (milhares de rotações por minuto, comparadas às poucas dezenas de um extrator a frio), geram a força centrífuga. Esta força empurra os pedaços contra uma peneira muito fina que só deixa passar o suco, mas retém a polpa fibrosa. Um extrator a frio atua basicamente como um espremedor de laranjas, só que com muito mais força e uma peneira muito mais fina.

A diferença mais importante entre os dois instrumentos é que o extrator consegue tirar mais suco das células vegetais e ainda fornece um pouco de fibra. Há também a questão do calor que se desenvolve na centrífuga. Depende muito do modelo: se tiver bastante potência, age de forma rápida e o vegetal não fica sujeito a temperaturas muito elevadas. Na verdade, mesmo no caso de as frutas e verduras ficarem expostas a altas temperaturas por uns poucos segundo, as diferenças nutricionais seriam mínimas, até no que concerne às vitaminas mais sensíveis ao calor.

O extrator é muito mais caro do que um espremedor caseiro, e também é mais incomodo do que a centrífuga, e isto por três motivos: para o seu uso é preciso cortar os vegetais meticulosamente; a obtenção do suco é mais demorada; a sua limpeza é mais complicada. Trata-se de parâmetros determinantes na escolha, pois para conseguir um copo de suco é preciso perder dez minutos esmiuçando e limpando.

Resumindo, para quem tem pressa é melhor uma centrífuga de boa qualidade, cujo uso é mais rápido e fácil do que o do extrator e que, de qualquer maneira, respeita o valor nutricional dos vegetais. Os apreciadores do suco de frutas e verduras que não deixa restos e ainda proporciona algumas fibras poderão, por sua vez, escolher o extrator a frio.

Dito isto, precisamos olhar mais de perto para os limites impostos ao nosso coquetel vitamínico. O processo para tirar o suco das células vegetais acarreta a eliminação total da parte fibrosa na centrífuga e a sua redução no extrator, nada comparável à fruta inteira com que a natureza nos presenteia. O suco centrifugado, além do mais, oxida-se quase imediatamente e, na prática, perde as suas propriedades, razão pela qual deve ser tomado na mesma hora.

A fruta contém um açúcar, a frutose, que em seu estado líquido tem um impacto maior sobre o índice glicêmico. Nada de muito sério, mas o melhor a fazer é sempre acrescentar alguma verdura a morangos, peras ou a qualquer outro fruto, metade de cada. Se, por sua vez, o suco for só de verduras, quase não teremos açúcar nele. Pepinos, aipo, repolho ou funcho merecem ser experimentados, talvez com uns cubinhos de gelo.

Como não nos cansamos de dizer, moderação. Um suco por dia faz bem, dois são aceitáveis, mas a abundância é insensata, principalmente com os centrifugados só de fruta. Acabaríamos assumindo um excesso de calorias. Obviamente, na hora de fazer um coquetel vegetal em casa para tomar um copo de saúde, é melhor esquecer o açúcar.

O chá engarrafado é a mesma coisa que o chá na xícara?
Não. O chá-preto e o chá-verde são Longevity Smartdrinks. As garrafas e as latinhas são bebidas açucaradas com gosto de chá. Mais ou menos comparáveis a colas e laranjadas.

O vinho tinto cria um sangue bom?

É o que dizem antigos ditados. Cria cordialidade, cria cultura. Mas dizer que cria um sangue bom, que é saudável, é um tanto arriscado. As bebidas alcoólicas são constituídas por água, álcool etílico (etanol) e uma pequena percentagem de outros compostos de origem vegetal, aos quais são atribuídas propriedades benéficas. O álcool, no entanto, também fornece 7 quilocalorias por grama, não é um nutriente essencial e é metabolizado como composto tóxico.

O organismo consegue tolerar uma determinada quantidade de álcool, correspondente a um consumo moderado: uma unidade alcoólica por dia para as mulheres, e duas para os homens. Uma unidade alcoólica contém cerca de 10-15 gramas de etanol e representa aproximadamente:

– uma cerveja pequena de 33 cl;
– um copo de vinho de 125 ml;
– uma dose de destilado de 25 ml.

Se passarmos disto, aumenta o risco de doenças crônicas e, portanto, de mortalidade. O consumo de álcool acima das doses aconselhadas também é considerado um fator de risco para a obesidade. Uma dose dos chamados digestivos (40 ml), por exemplo, fornece 120 calorias, o mesmo que seis pedrinhas de açúcar. Sem dar o sentido de saciedade, ameaçando desconcertar o equilíbrio energético.

Na base dos resultados de alguns estudos, é provável que pequenas doses de vinho tinto possam reduzir o risco de cardiopatia coronariana graças a polifenóis como o resveratrol (que de qualquer maneira aparece em quantidades análogas na uva preta). O problema é o excesso de etanol que, sendo tóxico para o organismo, aumenta o risco de câncer. E isto se aplica a todas as bebidas alcoólicas, inclusive ao vinho.

Um recente estudo publicado no *British Medical Journal*, analisando cerca de 100 mil habitantes de oito países europeus, demonstrou que 10% das mortes de câncer nos homens e 3% das mortes nas mulheres podem ser atribuídas ao abuso de álcool. As mulheres grávidas e as crianças, obviamente, não deveriam consumi-lo de forma alguma.

Os energy drinks [repositores energéticos], após o exercício físico, são aconselháveis?

Os repositores energéticos são quase sempre bebidas muito açucaradas, que contêm vitaminas e sais minerais agregados, às vezes até cafeína. O que dizer? Um fruto seria muito melhor. Os micronutrientes e a água de um fruto fresco ajudam quem pratica esporte seja a preparar-se, seja a repor aquilo que se perde durante a atividade. Um estudo de 2012 resultou que uma banana pode oferecer um auxílio nutricional comparável ao de uma bebida energética. As oleaginosas como avelãs e amêndoas, por sua vez, ricas em proteínas, mais sais minerais e gorduras boas, são perfeitas para armazenar energia. Se, depois, a pessoa ainda estiver com vontade de algum líquido refrescante, um suco de laranja feito na hora substitui perfeitamente uma bebida engarrafada.

Há também quem prepare pessoalmente o repositor energético: meio litro de água, uma colher de açúcar, o suco de uma laranja e de um limão, e pronto.

O café faz mal?

A Organização Mundial de Saúde deu seu parecer sobre o café em junho de 2016. Por enquanto não temos elementos para afirmar que um consumo moderado é prejudicial e, aliás, alguns estudos apontam para benefícios como o fato de ele ajudar a digestão, além de ser um estimulante psicológico. Ponderosas pesquisas excluem, de fato, efeitos negativos sobre o sistema cardiovascular, mas, por precaução, os portadores de cardiopatias e quem sofre de pressão alta deveriam limitar o seu consumo. Afinal, todo exagero é condenável: além de três cafezinhos, a pessoa fica sujeita a sofrer as consequências da cafeína, desde a ansiedade até a taquicardia. E no caso de problemas de insônia, não se deveria tomar café à noite. Advertência para as mães: a cafeína atravessa a barreira da placenta e chega ao leite materno, razão pela qual é aconselhável abster-se do café durante a gravidez e a amamentação.

APROFUNDAMENTO
O discutível sucesso dos antioxidantes

Há sucos de fruta, suplementos e pozinhos que alardeiam seus méritos usando a mesma palavra mágica: antioxidante. Disto decorreria toda uma série de virtudes, desde a proteção contra doenças até os efeitos antienvelhecimento. E muito poucos se perguntam se as coisas são realmente assim, pois todos falam dos antioxidantes e os apresentam como a solução para mil problemas.

Pois é, os antioxidantes são um caso de literatura científica incompleta, mas de grande sucesso midiático.

As moléculas antioxidantes existem e, nos laboratórios, representam os guerreiros que desarmam os radicais livres, as famigeradas entidades que se formam nas nossas células e que têm uma marcada atividade oxidante. Na prática, aparecem radicais livres toda vez que acontece uma reação química com o oxigênio: quando respiramos, quando as nossas células produzem energia, por culpa da poluição, do fumo ou das radiações ultravioletas. É o mesmo processo pelo qual uma maçã cortada escurece e um prego fica enferrujado.

Os radicais livres são moléculas de oxigênio extremamente instáveis devido à presença de um elétron solto (sozinho, sem companheiro a quem ligar-se) na sua órbita externa. Elas procuram então voltar a uma situação de estabilidade, reagindo com outras moléculas, e fazem isto cedendo aquele elétron desacompanhado e recuperando outro. Ou então acontece que sejam desativados por sistemas enzimáticos, que formam uma barreira antioxidante.

Até permanecerem não muito numerosos, os radicais livres são tolerados e desempenham funções úteis para as células. Alguns deles, por exemplo, são verdadeiros mensageiros que mantêm em funcionamento os sinais de várias vias de comunicação dentro das células. Mas quando se tornam numerosos demais, aí só fazem estragos, às vezes de forma irreversível. A célula envelhece, morre ou enlouquece.

É por isto que o estresse oxidativo senta no banco dos réus quando se fala em câncer, de envelhecimento, de doenças degenerativas.

Os antioxidantes fazem uma coisa muito simples: cedem aos radicais livres o elétron que falta, e reestabelecem o equilíbrio. É uma pena que não haja prova alguma a demonstrar que todos estes antioxidantes anunciados com tanto alarde consigam de fato prevenir alguma coisa.

Mas não devemos ficar surpresos. O equilíbrio entre efeitos positivos e negativos dos radicais livres no interior da célula é muito delicado e depende da quantidade de radicais livres nas várias organelas celulares. Pensar em eliminar os efeitos negativos dos radicais livres derramando na célula uma multidão de antioxidantes seria como prevenir um incêndio doméstico inundando a casa de água. O excesso de antioxidantes ingeridos com os suplementos, com efeito, pode ser até prejudicial, em alguns casos elevando o risco de tumores.

É preciso prestar atenção, também, na publicidade dos artigos à venda nas gôndolas dos supermercados. A Autoridade Europeia para a Segurança Alimentar (EFSA) permite os dizeres "protege as células contra o estresse oxidativo" na etiqueta dos produtos, mas cuidado! As únicas substâncias antioxidantes reconhecidas são as vitaminas E, C e B2, além de minerais como selênio, manganês, cobre e zinco, enquanto entre os reprovados pela EFSA, que não deveriam aparecer nas etiquetas, encontramos conhecidos protagonistas: a coenzima Q10, os flavonoides e o betacaroteno.

Além disto, "proteger as células contra o estresse oxidativo" não significa proteger o organismo, e menos ainda promover a longevidade. Por enquanto não foi demonstrado qualquer efeito positivo contra o envelhecimento devido à administração de antioxidantes.

As teorias mais recentes indicam que o envelhecimento depende dos genes. O que bloqueia os mecanismos de conserto automático são os gerontogenes: na presença de um excesso de radicais livres, como o que acontece depois de repetidas refeições abundantes, em lugar de ativar os sistemas enzimáticos que funcionam como barreira antioxidante, ligam mecanismos que levam à apoptose, a morte programada da célula.

Algumas substâncias contidas nas frutas e nas verduras, na verdade, podem exercer uma ação protetora. Segundo as mais recentes hipóteses, algumas delas seriam capazes de silenciar os gerontogenes e de promover a ação dos genes da longevidade (smartmolecules). Também é verdade que algumas destas substâncias (nem todas) possuem uma atividade antioxidante, mas não há provas de que sejam, por isto, protetoras: possuir atividade antioxidante não é suficiente para exercer uma ação protetora.

5
O programa alimentar

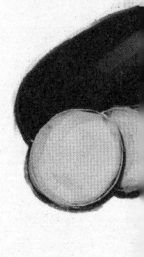

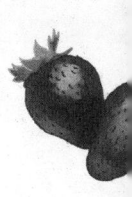

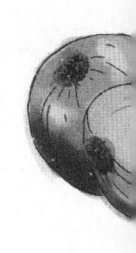

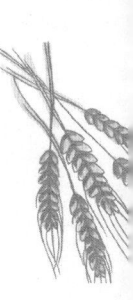

A Dieta Smartfood é uma alimentação que um adulto pode seguir durante a vida toda. No programa prático descrito neste capítulo são assinaladas as porções padronizadas e as indicações acerca dos alimentos que não são ideais, mas que fazem parte dos hábitos gastronômicos e do prazer de se sentar à mesa.

Precisamos imaginar um trilho duplo para os costumes culinários: um smart, ao qual dar prioridade na vida cotidiana, para manter a linha e a boa saúde, e outro a ser aceito como satisfação do paladar, como obséquio às tradições e à convivência social. Estamos falando de batatinhas fritas, de doces, de pastas em bisnaga e de outros quitutes. Nada é proibido, não há limites intransponíveis, mas com juízo e força de vontade alguma coisa terá de ser limitada.

Em geral as refeições precisam ser variadas para garantir ao corpo carboidratos, proteínas, gorduras, água, vitaminas, minerais, fibras e fitocompostos como os polifenóis. Não existe um alimento que, sozinho, satisfaça as necessidades nutritivas.

Aqui nós damos, em linhas gerais, regras que cada um poderá adaptar aos seus gostos e convicções. Os vegetarianos, por exemplo, poderão eliminar sem problemas carne e peixe. Quem não tolera o leite, poderá passar sem ele.

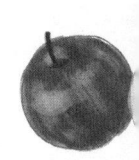

O mesmo vale para as visitas à mesa: ninguém é obrigado a consumir três ou cinco refeições. Quem consegue ficar de barriga vazia e não se empanturrar no jantar pode pular o almoço, ou vice-versa. O que importa é que não faltem os nutrientes dos quais o corpo necessita.

Em qualquer dieta emagrecedora, e para manter a saúde, é preciso movimentar-se. Caminhar ou andar de bicicleta, exercitar-se na academia ou frequentar pistas de dança.

As porções

O cálculo das porções da Smartfood é indicativo e elaborado com base nas Linhas Mestras Nacionais para uma Sã Alimentação compiladas pela IN-RAN (atualmente CREA Alimentos e Nutrição) e, em maior medida, a partir das sugestões da Harvard Medical School de Boston e do Fundo Mundial para a Pesquisa sobre o Câncer.

O PRATO SMART

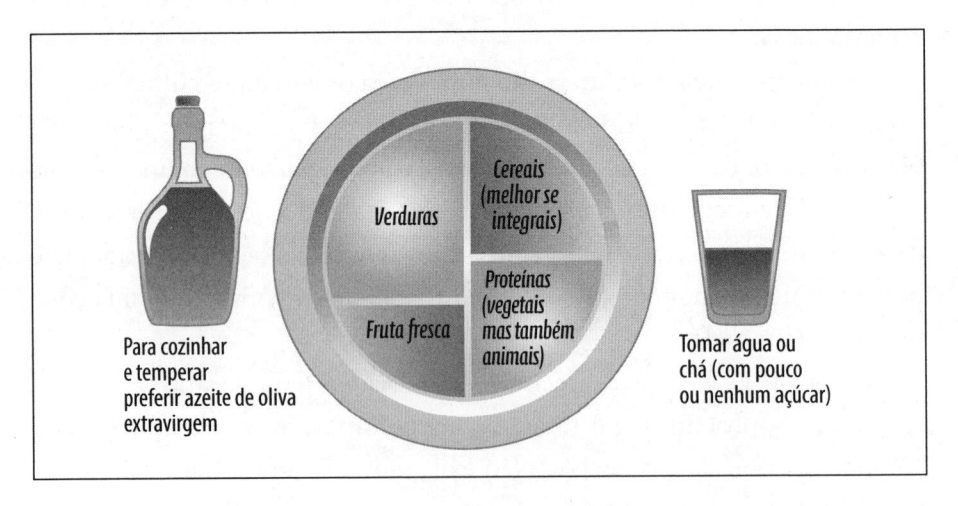

[Diagrama do Prato Smart: azeite de oliva (Para cozinhar e temperar preferir azeite de oliva extravirgem), prato dividido em Verduras, Cereais (melhor se integrais), Fruta fresca, Proteínas (vegetais mas também animais), e copo (Tomar água ou chá (com pouco ou nenhum açúcar))]

Uma porção padrão corresponde ao peso líquido dos alimentos e é apresentada com uma determinada frequência diária ou semanal segundo três tipos de dieta: uma de 1.700 calorias, por exemplo, para uma mulher sedentária e idosa, ou para quem quer perder peso; outra de 2.100 calorias, por exemplo, para mulheres adultas, exercendo uma atividade profissional não sedentária, e sem sobrepeso; e mais outra de 2.600 calorias, por exemplo, para homens adultos, com trabalho profissional não sedentário ou com moderada atividade física.

O fato de uma porção ser indicada duas ou três vezes por dia não quer dizer que seja obrigatório consumi-la em dois ou três momentos diferentes daquele dia. É verdade, contudo, que harmonizar a refeição com uma dose equilibrada dos componentes principais, isto é, com carboidratos, proteínas e vegetais, ajuda a dar uma sensação de saciedade e a limitar a assimilação de açúcares e gorduras.

Por praticidade, a classificação alimentar é dividida em cinco grupos: o grupo dos carboidratos complexos, que compreende cereais com seus derivados, e túberos; proteínas, como leguminosas, leite e laticínios, carne, peixe e ovos; verduras e frutas frescas; doces; bebidas.

No programa estão inseridos os Smartfoods e os alimentos que em determinadas quantidades não são nocivos para a saúde. Nada é proibido, a princípio, de forma que há notas acerca dos alimentos que devem ser limitados, que não podem entrar num cardápio saudável a ser seguido diariamente.

CARBOIDRATOS COMPLEXOS

Na Dieta Smartfood os cereais representam um quarto da refeição, tanto no almoço quanto no jantar, e também são previstos no café da manhã. Num mundo alimentar ideal, a versão integral deveria constituir 100% dos carboidratos complexos, quer dizer a fonte principal da nossa energia, mas podemos nos contentar com pelo menos uma porção por dia.

A preferência deveria ser dada, na ordem:
- aos cereais integrais em grãos (a cevada, o farro, o trigo, a quinoa, a aveia, o arroz, o milho e o trigo-sarraceno decorticados);
- aos grãos semi-integrais e aos derivados de cereais integrais, como a massa e o pão.

Os cereais e derivados, além dos carboidratos coplexos, fornecem uma boa quantidade de vitaminas do complexo B e proteínas que, quando se juntam às das leguminosas, originam uma mistura proteica de valor biológico comparável às proteínas animais. Os integrais são ricos em micronutrientes e contêm o dobro de fibra.

Cereais em grão: 80 gramas, no máximo uma vez por dia para uma dieta de 1.700 e 2.100 calorias; uma ou duas vezes por dia para uma dieta de 2.600 calorias. Para as sopas, as porções são reduzidas pela metade. São smart a cevada, o farro, o trigo, a quinoa, a aveia, o arroz, o milho e o grão sarraceno decorticados: o ideal é usá-los no lugar dos correspondentes refinados.

Massa: 80 gramas, no máximo uma vez por dia para uma dieta de 1.700 e 2.100 calorias; uma ou duas vezes por dia para uma dieta de 2.600 calorias. Para as sopas, a quantidade é dividida pela metade. É smart a massa obtida de farinhas integrais.

Pão: 50 gramas (equivalentes a um pãozinho pequeno ou a uma ou duas fatias de pão de forma, dependendo da largura), até três vezes por dia para 1.700 calorias, cinco para 2.100 calorias, seis para 2.600 calorias. O pão de farinha refinada tem um índice glicêmico um tanto alto. As coisas melhoram com pão de trigo duro, como o feito na Apúlia, no sul da Itália, mas o vencedor mesmo é o integral: pelo menos quando é feito com farinhas realmente integrais, e não com farinhas refinadas acrescidas de farelo.

Cereais no café da manhã: 30 gramas, uma vez por dia. Atenção ao rótulo: na rotina devem ser evitadas as embalagens que mencionam açúcares e gorduras agregados. Encontram-se à venda, com estas credenciais, sejam alguns corn flakes (flocos de milho), sejam cereais aerados supostamente integrais.

Batatas: 200 gramas (duas batatas pequenas), uma vez por semana para 1.700 calorias, duas vezes para 2.100 e 2.600 calorias. Também vale para as batatas-doces roxas (Longevity Sartfood), preciosas porque contêm antocianinas.

Pizza: uma pizza, desde que não seja grande, pode entrar até uma vez por semana. A versão mais saudável é de farinha integral, no forno. A muçarela faz parte do cálculo das duas porções semanais aconselhadas para queijos, e pode ser tranquilamente substituída por pimentões ou outras verduras.

OS CUIDADOS

Substitutos do pão. Acreditar que cream crackers ou fatias de pão abiscoitado, embora integrais, sejam mais dietéticos que o pão francês ou os tradicionais pãezinhos italianos é mera ilusão. São produtos ricos em sal, às vezes até em gorduras e, no caso das fatias crocantes para o café da manhã, em açúcares. Em resumo, é melhor comer pão e não se deixar tentar demais pelos seus substitutos.

Batatas fritas e pré-fritas prontas. É só falar em *junk food* e logo se pensa em saquinhos e latas de batatinhas fritas. São irresistíveis, mas é melhor não se deixar levar: trata-se de calorias, sal e gorduras quase no estado puro. E mais: durante a fritura das batatas é produzida uma substância, a acrilamida, que se mostrou cancerígena em pesquisas com animais. O que dizer, então? Caminho livre para matar a vontade de vez em quando, mas nada de tira-gosto com o aperitivo cotidiano. E que ninguém se deixe enganar pela escrita "light" com que muitas embalagens tentam nos aliciar: comparadas com as versões clássicas, estas batatinhas "leves" têm normalmente diferenças praticamente impossíveis de ser encontradas. A mesma moderação é aconselhada para as batatas prontas congeladas que costumamos preparar no forno: quase sempre foram pré-fritas.

PROTEÍNAS

As proteínas, os tijolos do corpo humano, representam na Dieta Smartfood um quarto do almoço e do jantar. As vegetais são as que devem merecer a nossa preferência: são encontradas nas leguminosas que, num prato único com os cereais, fornecem os aminoácidos essenciais necessários, a serem consumidos pelo menos três vezes por semana. E também nas oleaginosas e nas sementes oleosas, das quais aconselhamos o consumo cotidiano. Todas boas notícias para vegetarianos e veganos, que podem balancear as suas dietas com estes alimentos.

Também conseguimos proteínas de segundos pratos clássicos da cozinha italiana. A recomendação compartilhada pela comunidade científica é de alternar os tipos de proteínas nas refeições principais, e isto implica a alternância dos alimentos. Em rodízio, portanto: peixe, ovos, carne, queijos, leguminosas.

Leite e iogurte, típicos do café da manhã e do lanche da tarde, também são fontes de proteínas, além de cálcio. O conselho da Harvard Medical School de Boston para leite e derivados é de não superar no conjunto uma ou duas porções diárias: quer dizer, os queijos não podem ser o corolário permanente de um jantar.

Leguminosas e derivados: até 150 gramas (frescos ou congelados), 30-50 gramas (secos) pelo menos três vezes por semana. A porção com farinhas de leguminosas (a farinha de grãos-de-bico, por exemplo) é de 50 gramas, enquanto para os produtos à base de soja (como tofu e tempeh) é de 100 gramas. Um prato único, com cereais ou pão, proporciona energia e proteínas de excelente qualidade. O melhor são as leguminosas frescas, em segundo lugar as secas e as congeladas, por último as enlatadas, pois têm o defeito de conter muito sal (e, por isso, aconselhamos lavá-las antes do uso).
Oleaginosas: 30 gramas por dia. Nozes, amêndoas, avelãs, castanhas-do--pará ou pistaches, além de gorduras boas, de oligoelementos e de fibras, têm um bom conteúdo proteico. Podem ser consideradas tira-gostos ao longo do dia ou constituir a parte proteica do café da manhã, principalmente quando se evita o leite de vaca e o iogurte. As oleaginosas, além disto, são ricas em sais minerais e gorduras boas, e ajudam a armazenar energia antes da atividade esportiva. A porção de 30 gramas equivale a 8 nozes, 32 avelãs ou 54 pistaches.
Sementes oleosas: 30 gramas por dia. Sementes de gergelim, cânhamo, linhaça, abóbora ou girassol são integradores naturais de gorduras saudáveis e também de proteínas. Boas para matar a fome, no meio da manhã ou da tarde, e como complemento de uma salada.

Peixe, moluscos e crustáceos: 150 gramas, três vezes por semana. Algumas espécies, como o peixe azul, são particularmente ricas em ômega-3, os ácidos graxos poli-insaturados que protegem o coração. Em regra, o congelamento não acarreta a perda dos compostos.

Carne: 70-100 gramas, três vezes por semana, privilegiando as carnes brancas (peito de frango ou de peru, coelho), eliminando a pele e a gordura visível. A carne não pode ser definida como um alimento smart, até mesmo por razões de sustentabilidade ambiental, mas, em quantidades moderadas, não há evidências que seja prejudicial à saúde.

Ovos: um ovo, duas vezes por semana. A escolha de limitar o seu consumo decorre do fato de os ovos entrarem amiúde em várias receitas. Os vegetarianos podem chegar até quatro ovos por semana (mas a porção continua sendo de um ovo).

Leite e derivados: uma a duas porções por dia, onde porção significa um copo ou uma xícara de 125 gramas de leite, até todos os dias; uma embalagem de 125 gramas de iogurte natural, até todos os dias; uma porção de 100 gramas de queijos frescos e magros duas vezes por semana, por exemplo ricota de vaca (146 quilocalorias e 19,9 gramas de lipídios totais, em cada cem gramas do produto), muçarela de vaca (253 calorias e 23,3 lipídios totais). Os vegetarianos, que não consomem as gorduras saturadas da carne, podem chegar a três porções semanais de queijos magros. Aos italianos não se pode negar um chuvisco de parmesão na massa. Mas chuvisco, não uma chuvarada.

OS CUIDADOS

Carne vermelha. O consumo de carnes ovina, suína e bovina (inclusive de vitela) precisa ser limitado e também é oportuno evitar a escolha de cortes gordurosos (como a *fiorentina** e as costelas de porco) ou pelo menos eliminar a gordura branca visível. A Dieta Smartfood sugere não superar duas porções por semana de carne, branca ou vermelha, que seja.

---

* Grande fatia de carne com osso, com pelo menos 300 gramas, incluindo o filé e o contrafilé, assim chamada porque é típica de Florença. (N. do T.)

Embutidos e salsichas. Embutidos, frios, salsichas e linguiças, em suma, todas as carnes vermelhas preparadas e conservadas com processos de salga e defumação, e conservantes como os nitritos, deveriam ser eliminadas por completo, segundo a opinião do Fundo Mundial para a Pesquisa sobre o Câncer. É preciso dizer que os embutidos em geral, na Itália, são preparados com esmero e têm menos gorduras do que antigamente. Umas fatias de presunto ou de *bresaola** de vez em quando podem ser perdoadas. A porção é de 50 gramas e equivale a 2-4 fatias médias.

Queijos sazonados. Quanto mais o queijo é sazonado, mais gorduras saturadas ele contém. Estas gorduras, quando consumidas em excesso, são perigosas para a saúde do coração. Outro problema é o sal. Vez por outra, pode passar uma porção de 50 gramas de queijos maduros no lugar dos queijos frescos.

Iogurtes doces. Os copinhos de leite fermentado, doces ou com extrato de fruta, podem conter até 17 gramas de açúcar, o equivalente a três colherzinhas. Seria melhor consumir iogurtes naturais, eventualmente enriquecidos com fruta fresca ou seca.

Peixe enlatado. Atum e cavala enlatados têm o defeito de ser preparados com excesso de sal, em alguns casos condimentados com azeite de oliva, mas não extravirgem. Comer uma porção de 50 gramas por semana já é muito.

FRUTAS E VERDURAS

Espinafres, aspargos, maçãs ou morangos são Smartfood. Comê-los nos protege, em alguns casos pode até prolongar a vida. Segundo a Harvard Medical School, numa dieta da saúde, as verduras e as frutas deveriam sempre compor a metade da refeição no almoço e no jantar, mais verduras do que frutas. Também são bem-vindas no café da manhã e no lanche.

Pode-se escolher tranquilamente a olho, sem pensar em pesar. Um prato de verdura e as frutas balanceiam as quantidades aconselhadas de carboidratos e proteínas.

A escolha de cinco porções de verdura e fruta por dia é, justamente, uma estratégia. Três porções de fruta e duas de verdura? Para os adultos, na verdade, é preciso deixar mais espaço para as hortaliças. Mas vamos

---

* Carne bovina salgada e deixada secar ao ar livre segundo uma receita da região dos Alpes. (N. do T.)

explicar melhor: três porções de fruta equivalem a 450 gramas, duas de verdura cozida, a 500 gramas. É isto, basta escolher de olho.

Os vegetais frescos e da estação possuem geralmente um conteúdo mais farto de vitaminas, minerais e fitocompostos. Algumas verduras mantêm quase inalteradas as suas propriedades durante o congelamento, outras perdem substâncias importantes. O fundamental é variar: poder ser útil olhar para as cores para poder contar com um leque de nutrientes.

Verduras e hortaliças: se as comermos cruas, a porção mínima é de 80 gramas (2-3 tomates, 3-4 cenouras, 1 funcho, 2 alcachofras, 7-10 rabanetes); tirando, porém, o peso das partes descartadas se formos cozinhá-las, a porção será de 250 gramas (cerca de meio prato), duas vezes por dia. Estas são as doses de consumo desejáveis. Ir mais além, dentro dos limites da normal capacidade do estômago, não faz mal. Ao contrário. As verduras não devem ser imaginadas somente como um acompanhamento, uma sopa ou como um condimento para primeiros ou segundos pratos. Beliscar pepinos ou tomates-cereja antes de se sentar à mesa, por exemplo, ajuda a controlar o apetite. Elas também podem entrar numa centrífuga ou num extrator para, como suco, enriquecer o café da manhã. São Smartfood os aspargos, as alcaparras, o repolho roxo, as cebolas, a alface, as berinjelas, o *radicchio* vermelho. As verduras de folhas verdes já mostraram que podem proteger contra o câncer de mama, e 200 gramas por dia seriam a dose aconselhada para uma mulher. O tomate da estação, por sua vez, é o rei na mesa dos homens, pois parece cada vez mais provável a sua capacidade de proteger contra o tumor da próstata.

Frutas frescas: uma porção de 150 gramas, equivalente a um fruto médio (laranjas ou maçãs) ou a dois frutos pequenos (damascos ou tangerinas), três vezes por dia. Caem bem seja no fim da refeição, seja a qualquer hora do dia. São Longevity Smartfood as laranjas vermelhas, os caquis, as cerejas, os morangos, os frutos silvestres, as maçãs, as ameixas-pretas e a uva. A banana, mais calórica que os demais frutos, é perfeita para recuperar os sais minerais perdidos durante o exercício físico. Estão promovidos também os sucos, desde que não substituam completamente a fruta inteira, rica em fibras. Os sucos industrializados feitos com 100% de fruta, sem açúcares agregados e não obtidos a partir de suco concentrado, podem ser uma proveitosa integração de vitaminas e de outras substâncias: os de laranjas vermelhas e de mirtilos, por exemplo, guardam o seu conteúdo de antocianos, moléculas da longevidade.

OS CUIDADOS

Acompanhamentos prontos. Os congelados tornam a vida mais fácil. Mas, por mais que vivamos apressados, antes de comprar seria bom parar um momento e dar uma olhada na etiqueta dos pratos prontos à base de verdura à venda nas geladeiras dos supermercados, para não ter a surpresa de ver-se diante de um montão de gorduras.

Sucos de fruta com pouca fruta. As garrafinhas têm uma quantidade mínima de fruta, equivalente a 20% ou a 50%: não são de forma alguma comparáveis com a fruta fresca. Faltam as fibras e há açúcares em demasia.

CONDIMENTOS

Os condimentos fazem a diferença entre um prato insípido e uma refeição digna de um chef. A habilidade de um cozinheiro smart não é sufocar os alimentos num mar de gorduras e sal, mas sim conseguir pratos excelentes de qualquer maneira sem exagerar nos temperos. Azeite cru, ervas aromáticas e especiarias são instrumentos para tornar interessante o preparo e reduzir o sal: os pratos ficam cheirosos e, ao mesmo tempo, leves e saudáveis.

Azeite de oliva extravirgem. As normas alimentares italianas recomendam quatro colheres (das de sopa) de azeite extravirgem por dia para um homem e três para uma mulher, mas, a partir de recentes evidências científicas, a Dieta Smartfood sugere uma dose mais alta, isto é, 5-6 colheres para um homem e 4-5 para uma mulher. O azeite de oliva de qualidade extravirgem é fonte de polifenóis, de vitamina E e de gorduras não somente necessárias mas também benéficas. Gorduras que, nestas quantidades, não fazem engordar. É inútil comer verduras sem temperos: nem conseguiríamos absorver muitas das suas vitaminas, lipossolúveis. Ao ser usado cru, o azeite mantém inalteradas as suas propriedades, desde que seja guardado em garrafas escuras, bem fechadas e longe da luz e do calor.

Óleos de sementes extraídos a frio. Óleos de girassol, de amendoim, de arroz e de soja podem ser uma alternativa para o extravirgem em algumas receitas, por exemplo nas massas para bolos e biscoitos, ou nos molhos como a maionese. O de sésamo é usado na cozinha oriental para temperar a salada, o arroz e comidas cozidas a vapor. Uma ou duas colheres por dia de óleo de linhaça, rigorosamente cru, podem dar uma ajuda extra aos pratos, considerando a sua riqueza em ômega-3: 57 gramas em cada cem do produto. O que realmente importa é que os óleos de sementes sejam extraídos a frio.

Especiarias e ervas aromáticas. Pimentas, páprica picante e cúrcuma até contêm as smartmolecules envolvidas, segundo um estudo em andamento no IEO, num mecanismo que refreia os genes do envelhecimento. A pimenta calabresa fresca, então, é um verdadeiro concentrado de vitamina C, que facilita a absorção do ferro vegetal, como o das leguminosas. Todas as ervas aromáticas são ricas em oligoelementos e, com as especiarias, ajudam a reduzir o consumo de sal e até a eliminá-lo.

Limão. Quando se fala em limão, até uma criança pequena sabe disto, estamos falando em vitamina C. E a vitamina C é a chave indispensável para a melhor assimilação do ferro contido nos alimentos. Portanto: suco de limão (cru) nos espinafres ou nos molhos para saladas. A casca é ainda mais rica em vitamina, e também contém limoneno, uma molécula que, ao que parece, tem propriedades anti-inflamatórias: quando o sabor permite, é aconselhável raspá-la sobre primeiros e segundos pratos. Sempre no fim do cozimento, no entanto, pois o calor depaupera as dádivas da vitamina C.

Vinagre. Enaltece o sabor e permite evitar o sal na alface e similares. Podem-se escolher vários tipos dependendo do gosto: de vinho, de maçãs ou balsâmico.

COMPOSIÇÃO DE ALGUMAS GORDURAS ANIMAIS E VEGETAIS

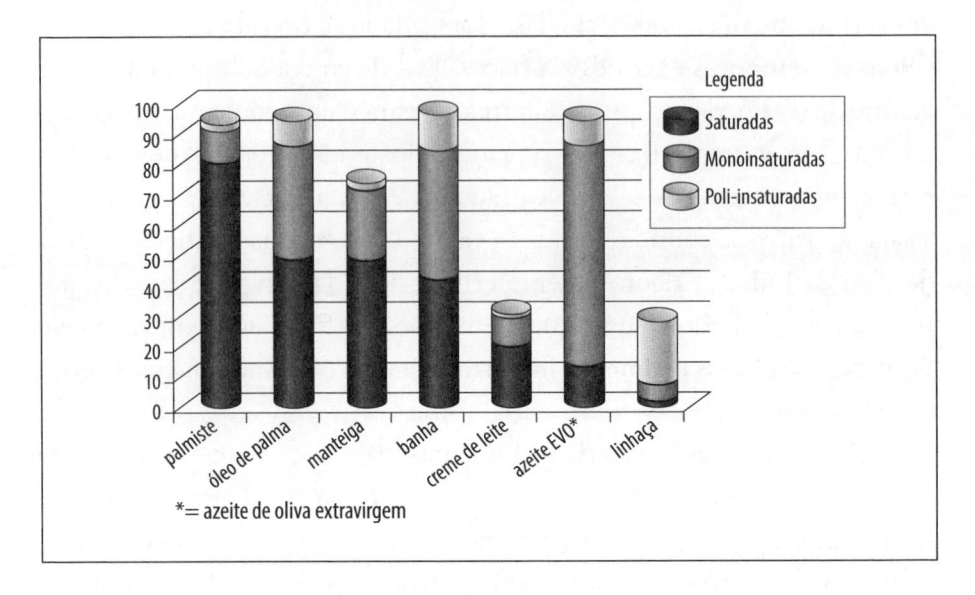

[Gráfico de barras mostrando a composição de gorduras saturadas, monoinsaturadas e poli-insaturadas em: palmiste, óleo de palma, manteiga, banha, creme de leite, azeite EVO*, linhaça. Eixo vertical de 0 a 100.]

*= azeite de oliva extravirgem

Molhos e temperos feitos em casa. Já existem numerosas receitas para o preparo caseiro de bechamel e ketchup leves, às vezes veganos, perfeitos para condimentar a comida sem untá-la. Quando a cozinha cotidiana é simples, seja bem-vinda uma refeição elaborada para estimular o paladar de vez em quando.

OS CUIDADOS

Sal. Na Itália consome-se o dobro da quantidade recomendada. A palavra de ordem é reduzir. É só se acostumar.

Manteiga. De vez em quando, 10 gramas, nunca para fritar: contém muitas gorduras saturadas. Melhor crua, talvez numa fatia de pão integral.

Banha. A banha é gordura de porco. Antigamente era usada para fritar, como tempero, no preparo das massas. Ainda bem que o consumo diminuiu. Agora só aparece, entre os ingredientes, nas receitas de algum livro de cozinha *old style*. Por que dizer não à banha mesmo não sendo vegetariano? Devido à avalanche de gorduras saturadas que, com o tempo, prejudicam os vasos e o coração.

Margarinas de qualidade duvidosa. Devem ser descartadas as margarinas com as famigeradas gorduras hidrogenadas. Mesmo que elas estejam ausentes, é bom verificar na etiqueta que a quantidade de gorduras saturadas seja inferior a 18%.

Molhos prontos. Com maionese e bechamel industriais o problema é sempre o mesmo: as gorduras saturadas. Com o ketchup, a questão é outra: o açúcar e o sal. Não é preciso demonizar, mas é impossível achar que comer um sanduíche com maionese quase todos os dias seja uma boa ideia. É bom, também, tomar cuidado com o creme de leite para cozinhar e com o bechamel: recheados de gorduras não saturadas.

DOCES

As sobremesas fazem parte da cultura gastronômica dos povos e, portanto, do bem-estar geral dos indivíduos. O chocolate amargo, então, é até um alimento aconselhado para a boa saúde. A não ser neste caso específico, no entanto, todos os doces devem ser entendidos como faziam os nossos avós: um prêmio para o paladar, aos domingos, nos dias de festa.

Nos momentos negros da vida, a nutrição cede o lugar à psicologia: o *comfort food*, a comida confortadora como um pedaço de torta, ajuda a melhorar as condições emotivas. Somos humanos, e se um docinho nos consola, que seja bem-vindo!

Chocolate amargo: 30 a 40 gramas, o equivalente a um ou dois quadradinhos, até todos os dias. O chocolate amargo (com pelo menos 70% de cacau) é um Longevity Smartfood, e muitas pesquisas confirmam seus efeitos extremamente benéficos. É claro, porém, que devido às gorduras e às calorias, não é saudável superar as doses aconselhadas.

Tortas, sorvetes e doces artesanais. Uma pequena fatia, um docinho ou um sorvete feito em casa ou numa loja de confiança estão incluídos, uma vez por semana, até nas dietas hipocalóricas. Devido à dose de gorduras e açúcares necessários ao preparo de uma sobremesa, a lógica manda evitar qualquer exagero. E não pense que substituir a sacarose com adoçantes naturais serve para alguma coisa: o teor glicídico permanece praticamente o mesmo.

Geleias e mel. Uma fina camada da primeira e uma colherzinha do segundo podem fazer parte do café da manhã, por exemplo, numa fatia de pão integral.

OS CUIDADOS

Tortas, pastas em bisnaga, lanchinhos, biscoitos. Biscoistos e brioches e croissant industrializados não deveriam ser a regra no café da manhã, assim como lanches, pastas em bisnaga, sorvetes e doces industrializados não deveriam preencher o intervalo entre as refeições. Trata-se de produtos de alta densidade energética, isto é, com muitas calorias concentradas num espaço reduzido: pequenas bombas de gorduras e glicídios.

Açúcar e adoçantes. Uma colherzinha de açúcar fornece 20 calorias. É claro que esta quantidade, em si, não é um drama. No conjunto, porém, os carboidratos simples não deveriam ir além de 10% da contribuição calórica diária. Se levarmos em conta o consumo aconselhado de fruta, a fonte smart, numa dieta de 2.100 calorias, a dose que ainda falta seria o equivalente a duas ou três pequenas colheres de açúcar, incluindo a sacarose acrescida ao café, a doces, geleias e produtos industrializados. Todo cuidado é pouco com o açúcar, antecâmera do sobrepeso. E a única maneira é se acostumando a sabores menos doces. Sem a ilusão de poder evitar o assunto recorrendo ao atalho dos adoçantes alternativos, naturais ou artificiais.

ÁGUAS E BEBIDAS

Água: é o principal elemento constitutivo do corpo, que precisa ser regado como se faz com uma planta. Da torneira ou engarrafada, a água não tem calorias mas é rica em minerais: entre eles o cálcio, útil para o crescimento e para prevenir a desmineralização dos ossos. O conselho, reiterado pelos médicos, continua válido: um litro e meio a dois por dia, incluindo a água usada em infusões.

Chá-verde e chá-preto: de uma a três xícaras por dia (uma xícara corresponde a 250 mililitros). Parece que o chá pode prolongar a vida, segundo os estudos mais recentes. Verde ou preto, não faz diferença, faz parte da Dieta Smartfood. Desde que não se acrescente açúcar.

Café: até três xícaras por dia. Uma xícara (de expresso) corresponde a 30-50 mililitros de café. Além desta quantidade, que equivale a cerca de 250 miligramas de cafeína, podem surgir efeitos paralelos como nervosismo e taquicardia.

OS CUIDADOS

Bebidas alcoólicas. O álcool etílico, ou etanol, é metabolizado como composto tóxico. O organismo só consegue tolerá-lo em pequenas doses. E este limite não deveria ser superado. Corresponde a uma unidade alcoólica por dia para as mulheres e a duas unidades por dia para os homens. Uma unidade alcoólica é mais ou menos: uma cerveja pequena (33 cl); um copo de vinho (125 ml); uma medida de destilado (25 ml).

Bebidas não alcoólicas. Muito açúcar, nenhum nutriente. É o que realmente são, resumindo, as bebidas gaseificadas e açucaradas, como cola ou laranjada, que por isto mesmo, em alguns países, foram taxadas. Cuidado, também, com as bebidas light, que estimulam a procura de sabores doces. Chá e sucos de fruta engarrafados com uma quantidade mínima do ingrediente que deveria ser o principal devem ser evitados, assim como as bebidas gasosas enlatadas.

Como planejar as refeições

A dieta Smartfood é caracterizada pela liberdade. Os conselhos a seguir são sugestões para as refeições principais: cada um poderá adaptá-los às convicções, aos gostos, às condições de saúde e aos hábitos pessoais.

Em linhas gerais, nas sociedades industriais come-se mal e demais. O problema não é a desnutrição, mas sim a hipernutrição. Aqui, portanto, são indicadas algumas sugestões para o café da manhã, o almoço e o jantar. Mas se alguém está acostumado a pular o primeiro compromisso matinal e o seu peso está dentro das normas, não há motivo de insistir para que aceite consumir o café da manhã. O mesmo vale para o almoço ou o jantar. Mas se este pular uma refeição comportar um contínuo beliscar comidas não muito saudáveis, é melhor tomar uma atitude.

A composição smart é estudada para que não falte qualquer nutriente e para que haja equilíbrio entre os pratos, evitando principalmente os excessos de carboidratos e de proteínas. O programa é útil no planejamento da alimentação cotidiana, mas é óbvio que as exceções fazem parte da vida.

CAFÉ DA MANHÃ
O café da manhã italiano tradicional, doce, ganha do breakfast de estilo anglo-saxão. Em seguida, algumas possibilidades de combinar e diversificar a bel-prazer.

- Os carboidratos complexos proporcionam a energia para começar bem o dia: pão integral smart, talvez com uma camada de geleia muito leve. Cereais integrais, em flocos ou não, sem açúcar.

- As proteínas podem vir do leite ou do iogurte natural, do leite de soja, mas também (ou exclusivamente) das oleaginosas.

- A parte vegetal fica por conta da fruta fresca. Pode ser misturada, em pedacinhos, com o iogurte natural ou transformada em suco, numa centrífuga ou num extrator, e acrescida de verduras. Ótimos os sucos, sobretudo de laranjas vermelhas, espremidas na hora. Quem quiser, pode adiar a fruta para um lanche rápido no meio da manhã.

A primeira refeição pode ser um bom momento para tomar uma xícara de chá-verde ou preto. O café é permitido a quem está acostumado a tomá-lo.

- O açúcar deve ser reduzido. Seria melhor evitá-lo por completo, mas uma colherzinha não faz mal.

ALMOÇO E JANTAR
Meia refeição feita de verduras e frutas, um quarto de cereais, um quarto De proteínas.

O programa alimentar

– Começar pelas verduras é um excelente hábito: beliscar hortaliças cruas, comer umas folhas de alface, quem sabe temperadas com algumas sementes, e também verduras cozidas.

– São smart os cereais integrais em grãos e a massa integral. Os molhos e os temperos para os primeiros pratos são bem leves, à base de verduras. Bem-vindas as sopas e os caldos, assim como os purês. Perfeitos os pratos únicos com leguminosas. Deve ser considerado prato único um primeiro prato temperado, com uma razoável quantidade de peixe, carne ou ovos.

– As leguminosas são uma fonte perfeita de proteínas quando elas se juntam às dos cereais, quer dizer, com pão ou massa. Peixe, carne (preferivelmente branca), ovos e queijos magros devem ser alternados, para quem não é vegetariano ou vegano. As oleaginosas esfareladas podem ser um ingrediente interessante para os pratos principais, e não só para as entradas.

– As verduras são as donas da festa, mais que as frutas com as quais constituem metade da refeição. Além de antepastos ou complemento dos primeiros pratos, aparecem como os mais clássicos acompanhamentos. Cada produto da horta tem alguma coisa boa para doar: para contarmos com a melhor variedade de nutrientes convém aceitar as sugestões das estações.

– A fruta encerra o almoço e o jantar, mas vale a pena experimentar algumas saladas, por exemplo, com groselhas, laranjas, maçãs, romãs ou peras. Quem preferir pode comer a fruta longe das refeições.

– O tempero principal é o azeite de oliva extravirgem, mas em alguns preparos podem entrar os óleos de sementes extraídos a frio. Fartura de ervas aromáticas e especiarias, pouco sal.

– A bebida mais apropriada, na mesa, é a água.

LANCHES RÁPIDOS

Uma boa ideia é ter à mão saquinhos com oleaginosas para levar ao escritório. Também mordiscar sementes e alguma fruta fresca, principalmente se não as comemos nas refeições. As hortaliças cruas são perfeitos tira-gostos, desde tomatinhos-cereja até aipo ou funcho. Podemos compartilhar o ritual do chá-verde ou preto com ingleses e japoneses. Quanto ao chocolate, é um Longevity Smartfood desde que tenha pelo menos 70% de cacau: um ou dois pedacinhos adoçam o dia e melhoram o humor.

Os horários

Não só como e quanto, mas também quando. O metabolismo tem a ver com a luz e a escuridão, que influenciam os chamados ciclos circadianos (do latim *circa diem*, em volta do dia). São os ritmos impostos por uma espécie de relógio interior, dentro do organismo, que se mantém sincronizado com os ciclos da noite e do dia. A partir dos estímulos que recebe da luz e da temperatura ambiental, este relógio que temos no cérebro modula a expressão de vários genes, de forma a adaptar o funcionamento do corpo segundo o alternar-se de sol e escuridão.

Um exemplo gritante é a sucessão do sono e da vigília. À medida que o escuro se aproxima, com o crepúsculo começam a crescer os níveis de melatonina, o hormônio que nos faz dormir, secretado por uma pequena glândula cerebral, a hipófise. O sono também influencia outros hormônios. Acaba inibindo o cortisol, que durante o dia age sobre o sistema neurovegetativo simpático aumentando a frequência cardíaca e a pressão (e que, em quantidade excessiva, é associado ao estresse crônico). E mais: enquanto dormimos se apaga o gene que leva à produção da grelina, o hormônio que desperta a sensação da fome, e é acionado àquele que garante a elaboração da leptina, que aplaca o apetite. De forma que muitos já compartilham a opinião segundo a qual a perda de horas de sono esteja associada à vontade de comer mais.

O ciclo sono-vigília, portanto, está envolvido em alguns mecanismos que regulam o metabolismo. E várias pesquisas sugerem que o relógio não é influenciado somente pela luz, mas também pela comida. Toda uma série de experiências da Universidade de San Diego, cujos resultados foram publicados em 2015 em *Science*, mostrou que as moscas-das-frutas obrigadas a comer somente num prazo de 12 horas dormiam melhor, não ganhavam peso e tinham um coração mais saudável do que aquelas que tinham livre acesso à comida 24 horas seguidas. Outro estudo americano de 2015, publicado em *Cell Metabolism*, também parece provar que o escalonamento temporal das refeições ajuda a não acumular gordura. Neste caso, os pesquisadores testaram a hipótese em ratos: os roedores que comiam até pouco, mas a qualquer hora, tendiam a ficar obesos e a desenvolver doenças metabólicas, os outros que tinham ao seu dispor a mesma comida, mas só podiam consumi-la num prazo de 9 ou 12 horas, durante o dia, permaneciam magros e saudáveis, até quando, no fim de semana, não respeitavam os horários.

Uma explicação é que o ritmo regular das refeições, numa janela temporal que mais ou menos corresponde à fase diurna, sincroniza ao máximo o metabolismo com o ritmo circadiano luz-escuridão. Em outras palavras, assimilamos melhor os alimentos quando o corpo está em ação. Enquanto, com a chegada da noite, é como se o fígado e o intestino também começassem a dormir, fazendo com que os processos para quebrar o colesterol e administrar a glicose se tornassem um tanto cambaleantes.

Afinal, já se pôde notar que uma característica dos povos mais longevos é o consumo das refeições sempre no mesmo horário, deixando o corpo sem comida por muitas horas, descansando.

Enquanto esperamos que haja estudos mais profundos no âmbito desta pesquisa, o conselho que podemos dar coincide com o bom senso: não se sentar à mesa tarde demais, à noite, dedicando tempo suficiente à digestão antes de ir para a cama, e não sobrecarregar o estômago para não prejudicar uma boa noite de sono. E para evitar este tipo de problema, é aconselhável não pular as refeições anteriores.

Afinal, esta teoria de um longo espaço de jejum durante o dia anda de mãos dadas com os mais recentes estudos que relacionam a restrição calórica com o prolongamento da vida. Significa dar um descanso às vias genéticas do metabolismo, que coincidem com as do envelhecimento e da longevidade. Não é difícil segui-la: café da manhã e jantar, por exemplo, entre as 8 da manhã e as 8 da noite.

Nem é preciso dizer, de tão óbvio, que ficar beliscando diante da televisão faz ganhar peso. Pior ainda, assaltar a geladeira durante o horário que deveria ser dedicado ao sono.

As técnicas de preparo

O cozimento de um alimento pode influir no sabor, no índice glicêmico, na quantidade e qualidade dos nutrientes.

Comida crua. Quase toda verdura e fruta mantém intactas as vitaminas e os fitocompostos quando as comemos cruas, a não ser os carotenoides dos tomates, cenouras e abóboras, que são assimilados melhor depois de cozidos. Peixe, carne e ovos crus podem transmitir microrganismos insidiosos, responsáveis por infecções alimentares. Com os peixes o problema está resolvido baixando a temperatura, isto é, com o congelamento preventivo que, por lei, deveria ser obrigatório em todos os restaurantes.

Vinha d'alho. Também conhecida como marinada ou escabeche, é um processo que consiste em deixar por algum tempo o alimento mergulhado num líquido azedo, portanto vinagre, suco de limão ou até iogurte natural, temperado a gosto com azeite, especiarias e ervas aromáticas. Carne e peixe não se cozinham e isto cria um problema para a segurança alimentar. Não há perigo, no caso do peixe, se ele foi previamente congelado. Deixar verduras como abobrinhas e pimentões na marinada é uma maneira para torná-los mais saborosos preservando os seus nutrientes.

Cozimento a vapor. O cozimento a vapor não precisa de óleo ou de azeite e mantém mais nutrientes do que a fervura. É, portanto, o melhor para as verduras, embora seja necessário não esquecer que o calor reduz a quantidade, por exemplo, de vitamina C: a demora no fogo, em suma, não pode ser longa. O vapor é o máximo para as cenouras: com o cozimento aumenta a disponibilidade do betacaroteno. É uma excelente solução também para os peixes.

Ferver. O cozimento em água fervente é típico da massa, que deve sempre ser escoada "al dente", isto é, no ponto, não dura, mas ainda firme. Assim como a massa e os ovos (cozidos e "à la coque"), as batatas são colocadas no líquido ainda frio. As leguminosas também entram na panela com a água fria, calculada na base dupla ou tripla das leguminosas frescas ou secas (que já ficaram de molho).

A fervura é péssima para quase todas as verduras: perdem-se na água alguns nutrientes e muitas moléculas preciosas são destruídas pelo calor prolongado, tais como a vitamina C, as vitaminas do grupo B, como os folatos dos espinafres, os minerais como o potássio, os compostos bioativos como os glucosinolatos dos brócolis e da couve-flor.

E o peixe? Um estudo demonstra que o cozimento em água fervente, por até 20 minutos, só causa uma perda mínima de ômega-3.

Como vimos, a massa se cozinha em água fervente até ficar *al dente*, para então ser colocada no escorredor sem jogar água fria nela. Os cereais em grão não integrais ficam com índice glicêmico mais baixo se for usada a técnica do risoto, isto é, acrescentando pouco a pouco a água necessária ao cozimento, ou do jeito oriental, na panela com água fria igual ao dobro da quantidade do cereal, com tampa e sem escorrer a água no fim.

Aferventar. Com as verduras, em lugar de ferver é mais aconselhável aferventar, reduzindo na prática a quantidade de água e os tempos de cozimento a menos de dez minutos. Desta forma preservam-se as vitaminas, os sais minerais e as demais substâncias importantes. Os vegetais devem ser colocados na água fervendo que só precisa ser suficiente para cobrir os alimentos. A gente deveria se acostumar a verduras levemente firmes e resistentes, pois quanto menor for o tempo de cozimento, melhor:

- para verduras folhosas, como espinafre e acelga, uns dois minutos já bastam;
- de 5 a 7 minutos para cenouras, funchos, vagens e abobrinhas;
- uns dez minutos para as brasicáceas (a família de brócolis e repolhos);
- quinze minutos para as alcachofras.

A água do cozimento, rica em vitaminas e sais, pode ser aproveitada como caldo vegetal nas sopas.

Panela de pressão. Muitos receiam estas panelas que, no entanto, nos permitem preparar, de maneira saudável e rápida, cereais integrais e leguminosas que, de outra forma, requerem tempos bastante longos de cozimento.

Saltear na frigideira. O método consiste em dourar os ingredientes em fogo vivo, mantendo-os em movimento com uma colher ou agitando a frigideira. Presta-se a assaduras rápidas de carnes brancas, peixes e verduras esmiuçadas. Para um resultado mais leve, junta-se um pouco de água ao óleo.

Guisar. Este preparo em fogo lento, com diversos temperos e em panela tampada, é usado principalmente para guisar carnes, mas algumas receitas também o aconselham para as verduras. Nos pratos tradicionais teria uma gordura de base para dar mais sabor aos ingredientes. Agora, diluir umas colheradas de azeite em caldo vegetal, água ou vinho permite limitar as gorduras, tornando o prato mais leve. Quanto às verduras, o calor depaupera muitas substâncias. Repolhos e couves, por exemplo, perdem quase completamente os seus glucosinolatos, possíveis antitumorais: convém cozinhá-los por pouco tempo, com a menor quantidade de água possível.

Uma espécie de refogado é o que se faz para conseguir o molho de tomate, e é perfeito, pois libera o licopeno das células vegetais, tornando-o mais disponível: os tomates podem ficar no fogo por uns vinte minutos ou mais, com pouca água, sem azeite que será acrescido no fim, cru. O mesmo vale para o purê de abóbora, pois neste caso também o caroteno fica mais disponível com o cozimento. O peixe ensopado também resiste bem ao calor, pois mesmo num cozimento prolongado só perde uma quantidade mínima de ômega-3.

No forno. Um dos pratos italianos mais famosos do mundo, a pizza, exige o cozimento no forno. Mas é só o mais imediato dos exemplos que poderíamos dar. Em algumas receitas, usar o papel específico para revestir o tabuleiro permite economizar óleo ou azeite, assim como embrulhar o alimento (quase sempre peixe) em papel-alumínio junta as vantagens do forno e do cozimento a vapor. De qualquer maneira, o que importa é empregar a menor quantidade possível de gorduras que, afinal, não precisam ser usadas em doses cavalares na maioria das receitas. Para as verduras, a conversa é sempre a mesma: o calor faz sumir uma parte considerável dos fitocompostos, enquanto para os peixes a perda de ômega-3 continua mínima.

Cozinhar no micro-ondas. Vamos logo jogar no lixo um boato sem fundamento: a emissão de campos eletromagnéticos na radiofrequência dos micro-ondas não é perigosa para a saúde e não provoca câncer. O forninho, muito prático, aliás, nunca alcança um calor de cozimento superior a 100 graus e é apropriado para o preparo do peixe, cujo ômega-3 ele não estraga. Não podemos dizer o mesmo de batatas e de muitas verduras que, no micro-ondas, perdem sabor e consistência.

Grelhar. O cozimento na grelha permite não usar gorduras e é, por isto mesmo, bem-vindo. Ótimo para o peixe, que não perde o ômega-3. Para as verduras tem de ser breve. É verdade que, principalmente com a carne, gera uma pequena quantidade de substâncias cancerígenas nas partes queimadas, mas vamos deixar bem claro: o risco para a saúde, até agora demonstrado por experiências com animais, só existe se comermos carne grelhada todos os dias, sobretudo churrasco, em contato direto com o fogo. No caso, talvez valha a pena aconselhar a chapa térmica. De qualquer maneira, é melhor evitar os cozimentos prolongados, não chamuscando demais os alimentos.

Fritura. Todos sabem que a fritura deveria ser a última escolha, uma exceção. Menos danosa com azeite extravirgem ou com óleo de amendoim, continua sendo, mesmo assim, um receptáculo de gorduras, um multiplicador de calorias. A técnica destrói a maioria dos fitocompostos dos vegetais e cerca da metade do ômega-3 dos peixes. Quando se fritam as batatas (como os demais alimentos amiláceos) gera-se acrilamida, uma substância química que recentes experiências com animais demonstraram ser cancerígena.

Elogio da frugalidade

Comer demais, como todos sabem, faz engordar. O fato é que a profecia agourenta é decretada para o *Homo industrialis* pelo próprio DNA. Já na década de 1960 o cientista James Neel propôs a teoria do genótipo frugal: o nosso genoma teria sido selecionado para permitir-nos sobreviver em condições extremas, armazenando energia nos tecidos adiposos durante os períodos de fartura de comida.

Os estudos mais atuais sobre as vias genéticas do envelhecimento e da longevidade, envolvidas no metabolismo, confirmam a intuição. Depois de uma refeição abundante, ativam-se os genes que solicitam a armazenagem de energia nas células e o acúmulo de gordura.

Poderíamos dizer que está gravado no nosso destino: calorias em excesso engordam e ameaçam a duração e a qualidade de vida. Neste sentido não existem regimes hipocalóricos milagrosos a serem seguidos uma só vez para, em seguida, nunca mais pensar no assunto. A única estratégia para manter-se magro é comer corretamente, só o necessário. Os Longevity Samartfoods provavelmente ajudam, desde que as comilanças não marquem o ritmo cotidiano.

Sendo frugal o DNA, a mesa também terá de ser frugal por necessidade. A sobriedade tem a ver com a quantidade e a qualidade da comida. Nada de proibições, mas faz sentido repristinar alguns comportamentos próprios dos nossos avós.

O paradoxo das sociedades industrializadas é que a riqueza alimentar se transformou em hábitos prejudiciais para a nossa saúde. Demasiada farinha refinada, demasiadas coidas prontas recheadas de açúcares, sal, gorduras saturadas ou, pior ainda, hidrogenadas. Até a carne e o leite, que antigamente se consumiam de vez em quando, entraram na dança irrefreável dos interesses comerciais.

O semijejum. Praticar vez por outra o semijejum permite, digamos assim, recalibrar os processos genéticos. Zerar a hipernutrição típica da contemporaneidade e reproduzir as condições dos nossos antepassados, quando

O programa alimentar

não encontravam presas em suas caçadas e tinham de se contentar com bagas e frutos silvestres. Aplacam-se os genes do envelhecimento, ativam-se os mecanismos da longevidade.

Todos nós deveríamos programar, nos limites do possível e quando estivéssemos a fim, um dia em que comemos somente verduras, frutas fresca e secas, sementes. Com poucos carboidratos complexos, sem as calorias dos segundos pratos.

Não há estudos científicos para que possamos quantificar o número de dias destinados à emulação dos períodos pré-históricos em que faltava comida. Obviamente, não podemos exagerar. Com efeito, a dieta pseudojejum, que deu bons resultados numa experiência recente (veja o capítulo 1), não pode ser seguida sem acompanhamento médico. Podemos supor, no entanto, que um adulto em boas condições físicas pode dedicar tranquilamente 24 horas à abstinência de refeições fartas uma vez por semana, uma vez por mês ou a cada dois meses.

OS CARDÁPIOS PADRÃO

Os cardápios, elaborados segundo a estação das diferentes frutas e verduras, são exemplos que cada um moldará conforme as próprias exigências. Dois terços do que se come durante o dia deveriam ser de origem vegetal, um terço de alimentos de origem também animal (peixe, ovos, leite, queijos frescos, carnes preferivelmente brancas). Os vegetarianos podem passar sem carne e sem peixe. Só para ter uma ideia no almoço e no jantar: metade de verdura e fruta (sobretudo verdura), um quarto de cereais, possivelmente integrais, um quarto de proteínas, até de origem animal. A refeição smart é 100% vegetal quando a parte proteica é fornecida por leguminosas.*

EXEMPLO DE UM DIA NO INVERNO

Café da manhã
Leite com cereais integrais aerados (sem adição de açúcares e de gorduras)

Lanche leve no meio da manhã
Suco fresco de laranja vermelha

Almoço
Sopa de cevada e lentilhas
Couve-flor ou repolho roxo
Fruta (por exemplo, tangerinas ou maçãs)

Lanche de tarde
Um punhado de oleaginosas

Jantar
Uma entrada de alface e *radicchio* roxo com sementes e azeite de oliva extravirgem
Peixe azul fresco a escolher segundo o gosto pessoal
Pão integral
Fruta (por exemplo, kiwi ou peras)
Dois quadradinhos de chocolate amargo (pelo menos 70% de cacau)

EXEMPLO DE UM DIA NA PRIMAVERA

Café da manhã
Iogurte com fruta fresca ou seca
Uma fatia de pão integral
Chá-preto sem açúcar

Lanche leve no meio da manhã
Um punhado de sementes

Almoço
Massa integral com ervilhas frescas
Alcachofras à vontade

Lanche no meio da tarde
Suco de laranja espremido na hora
Um quadradinho de chocolate amargo (pelo menos 70% de cacau)

Jantar
Entrada de vegetais crus (rabanetes, cenouras, aipo, funcho)
Ovo com aspargos
Pão integral
Morangos sem açúcar nem creme de leite

EXEMPLO DE UM DIA NO VERÃO

Café da manhã
Leite de soja
Fatia de pão integral com geleia

Lanche no meio da manhã
Um copo de frutas e verduras centrifugadas
Um punhado de sementes

Almoço
Pimentões e pepinos temperados com azeite extravirgem
Salada caprese (tomate e muçarela de vaca)
Pão integral
Fruta (por exemplo, melancia, ameixas-pretas)

Lanche no meio da tarde
Um punhado de oleaginosas (castanhas-do-pará, amêndoas)

Jantar
Sopa de verduras da estação com arroz integral
Peixe (conforme o gosto)
Fruta (por exemplo, mirtilos, cerejas)

O programa alimentar

EXEMPLO DE UM DIA NO OUTONO

Café da manhã
Iogurte vegetal com fruta fresca, seca e cereais integrais
Chá-verde (sem açúcar)

Lanche no meio da manhã
Dois quadradinhos de chocolate amargo (pelo menos 70% de cacau)

Almoço
Purê de abóbora
Carne branca (por exemplo, frango, peru)
Pão integral

Lanche no meio da tarde
Caqui

Jantar
Sopa de farro e leguminosas
Espinafre
Um punhado de sementes

* Os pratos devem ser temperados, preferivelmente, com azeite de oliva extravirgem. Podem ser experimentados os óleos de sementes extraídos a frio. Ao longo do dia, é oportuno tomar água (de 1,5 a 2 litros), chá-verde e chá-preto. O café, para quem gosta, é permitido em até 3 pequenas xícaras por dia, sem açúcar.

6
As duas fases da dieta

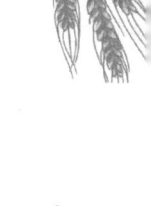

Smartfood é uma dieta formulada na tentativa de procurar viver mais tempo e bem. Mas também ajuda a perder peso e a ficar em forma, gradualmente, mantendo a linha. Não poderia ser diferente, uma vez que os caminhos da longevidade se mostram coincidentes com os do metabolismo.

Os alimentos ricos em gorduras boas, como as sementes, escorraçam os produtos repletos de gorduras saturadas, a fibra de cereais integrais e de leguminosas protege o intestino e sacia. As estrelas são os vegetais, com uma infinidade de propriedades e baixo conteúdo energético.

Incluir os Longevity Smartfoods poderia tornar-se mais uma estratégia para não aumentar o tecido adiposo. Os 20 alimentos com as *smartmolecules*, segundo os estudos em andamento no IEO, parecem capazes de inibir os genes do envelhecimento que são os responsáveis pelo acúmulo de gorduras.

Se estivéssemos falando de meras calorias, aqui estão alguns exemplos sobre quantas podemos deixar de ingerir com a ajuda de pequenos estratagemas.

- Eliminar 4 colherzinhas de açúcar das xícaras de chá ou café ao longo do dia = −160 quilocalorias.
- Substituir um croissant, no café da manhã, com uma fatia de pão integral = −100 quilocalorias.

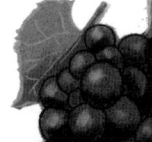

- Comer uma maçã no lugar de quatro biscoitos = –80 quilocalorias.
- Uma porção de queijo magro em lugar de uma de queijo curado = –100 quilocalorias.
- Ferver, cozinhar a vapor ou grelhar em vez de fritar = –50/150 quilocalorias.
- Temperar saladas com azeite, vinagre ou limão em vez de maionese ou outros molhos = –50 quilocalorias.
- Reduzir a porção de arroz de 100 para 80 gramas = –73 quilocalorias.
- Reduzir a porção de massa integral de 100 para 80 gramas = –24 quilocalorias.
- Uma porção de batatas (200 gramas) cozidas em lugar de fritas = –234 quilocalorias.
- Cortar pela metade a fatia de torta = –100/200 quilocalorias.
- Substituir uma fatia de torta por uma fruta = –300/400 quilocalorias.
- Comer 25 amêndoas (30 gramas) e não um saquinho de batatas fritas (100 gramas) = –330 quilocalorias.
- Tomar um copo de água em vez de uma bebida açucarada = –100/120 quilocalorias.
- Tomar uma xícara de chá em lugar de um copo de cerveja = –120 quilocalorias.

Mas é bom lembrar que não só uma questão de calorias. As oleaginosas são calóricas, mas mesmo assim são saudáveis quando inseridas numa alimentação equilibrada. O azeite é uma gordura, mas as gorduras de boa qualidade são indispensáveis para o organismo. Não podemos pensar em emagrecer cortando inteiras categorias de alimentos com base em um simples cálculo energético: somos máquinas complexas, não funcionamos com meras subtrações. E depois, além do mais, os regimes hipocalóricos drásticos nos fazem recuperar os quilos com juros, quando não nos causam até problemas.

A Dieta Smartfood presume uma mudança de atitude gradual para melhorar o próprio estilo de vida. O plano para assumir este comporta-

As duas fases da dieta

mento consta de duas fases: Start e Smart. A primeira parte, inicial, consiste na autoavaliação, desde o peso até o teste alimentar. A segunda fase, Smart, serve de guia para que se possam pôr em prática os programas propostos no capítulo 5.

As sugestões não preveem coisas difíceis de encontrar, produtos específicos só achados em lojas especializadas, ou receitas complicadas. Requerem apenas um pouco de esforço, de determinação no intuito de tomar consciência dos próprios hábitos, comparando-os aos padrões ideais para que, pouco a pouco e sem traumas, seja possível melhorar o relacionamento com a mesa.

FASE START

A melhor maneira para começar consiste em tomar consciência de nós mesmos. Estou acima do peso? Tenho hábitos errados? Como me alimento e o que como? É uma etapa indispensável, pois é impossível mudar completamente de alimentação num piscar de olhos, só aceitando e pondo em prática um programa padronizado.

Cada um de nós é único no relacionamento com a balança e com nossos próprios gostos. Precisamos partir de nós mesmos para tomar um caminho que será duradouro. Do contrário, surge o tédio e a repulsa por hábitos que não sentimos como nossos.

A Fase Start prevê uma autoavaliação do peso, da distribuição da gordura corporal, da própria saúde e dos próprios cardápios. Só em seguida, devagar e sem terremotos, na Fase Smart, conseguiremos mudar o nosso estilo de vida.

O índice de massa corporal

O primeiro passo de qualquer dieta é a avaliação do próprio peso. Existe um critério internacional que mede a relação entre quilos e altura: é o Índice de Massa Corporal ou IMC (em inglês, BMI, *Body Mass Index*), estudado para avaliar os riscos relativos ao sobrepeso e à obesidade nos adultos entre 18 e 65 anos.

A fórmula matemática para calculá-lo consiste em dividir o peso, em quilos, pelo quadrado da altura medida em metros. Por exemplo, para uma pessoa alta, com 1,70m, de 60 quilos, a operação é:

$$60 : (1,70 \times 1,70) = 60 : 2,89 = 20,7$$

O peso está dentro da norma quando o número obtido fica no intervalo entre 18,5 e 24,9. Já é considerado sobrepeso quando o *range* fica entre 25 e 29,9, e a obesidade é representada quando o resultado fica de 30 para cima.

As duas fases da dieta

Os quilos a mais são um perigo para a saúde, mas é bom saber que até uma pequena perda de peso, entre 5 e 10%, reduz o risco de desenvolver diabetes do tipo 2, patologias cardiovasculares, doenças nas articulações devidas à sobrecarga, disfunções hormonais, tumores e, nas mulheres em idade fértil, alterações do ciclo menstrual, dificuldade na concepção e complicações na gravidez. A condição de magreza excessiva também está associada a diversas patologias, entre as quais a anorexia nervosa.

O índice de massa corporal é um instrumento eficaz mas não tem a capacidade de avaliar a composição corporal efetiva de um indivíduo. É importante saber que:

- não distingue a massa gorda da massa magra (muscular), com o risco de superestimar o peso dos desportistas, que têm uma compleição musculosa;
- não permite identificar a distribuição da gordura corporal que, ao contrário, é importante perceber;
- não pode ser utilizado na gravidez, em pessoas com menos de 18 anos (para crianças e adolescentes existem as curvas de crescimento por idade e sexo) e em idosos de 65 anos ou mais, pois eles têm menos massa muscular e menos massa óssea.

A *distribuição da gordura*

O índice de massa corporal não dá indicações quanto à distribuição da gordura, que na verdade é importante para definir o eventual tipo de obesidade.

Num corpo tipo "maçã" o tecido adiposo está presente principalmente na barriga, no peito e nos ombros: neste caso falamos de distribuição androide da gordura, tipicamente masculina, embora tenda a aparecer na mulher depois do início da menopausa.

No tipo "pera", típico do sexo feminino, costumamos chamá-la de distribuição ginoide, e se caracteriza pela concentração do ádipe na metade inferior do abdome, na região glútea e nas coxas.

A distribuição da gordura que mais aumenta o risco de complicações cardiovasculares e metabólicas é a androide, do corpo "maçã". Para avaliar a gordura visceral há duas medições: a circunferência abdominal, ou então a relação entre a cintura e os quadris, chamada WHR (acrônimo de *Waist to Hip Ratio*).

Dá para fazer em casa. Para averiguar o volume da barriga estica-se em volta do corpo uma fita métrica só dois dedos acima do umbigo: mais de 94 centímetros de circunferência abdominal no homem e mais de 80 na mulher assinalam um risco moderado de desenvolver doenças metabólicas. Valores superiores a 102 centímetros nele e a 88 nela já assinalam um risco elevado.

Menos usada é a medida do WHR, isto é, a relação entre a parte mais estreita do tronco (cintura) e a mais larga (quadris). Neste caso se divide a primeira pela segunda (por exemplo, 65 da cintura dividido por 90 dos quadris). Os resultados considerados normais são inferiores a 0,9 para os homens e a 0,8 para as mulheres.

A ficha pessoal

A partir deste momento você é o protagonista da dieta. Nesta ficha serão anotados todos os dados que compõem o seu perfil pessoal, para que sirvam de referência e para serem, eventualmente, mostrados ao médico. Depois de preencher os vários campos, leia as indicações que lhe dizem respeito.

As duas fases da dieta

Nome_____
Data_____
Idade_____ Sexo_____
Altura_____ Peso_____

A. Índice de massa corporal (IMC)_____
Calcule o seu IMC conforme as indicações da página anterior. Marque, aqui embaixo, a faixa à qual pertence.

☐ Abaixo do peso (IMC inferior a 18,5)
☐ Peso normal (IMC entre 18,5 e 24,9)
☐ Acima do peso (IMC 25 a 29,9)
☐ Obesidade nível 1 (IMC 30/34,9)
☐ Obesidade nível 2 (IMC 35/39,9)
☐ Obesidade nível 3 (IMC acima de 40)

B. A sua circunferência abdominal_____
Marque com X se pertencer a uma das duas categorias abaixo mencionadas, indicativas de um risco moderado de doenças metabólicas.
☐ Homens: superior a 94 centímetros
☐ Mulheres: superior a 80 centímetros

C. Se, conforme o IMC (item **A**), você está com sobrepeso, ou então está obeso, indique com X, logo aqui embaixo, qual é o seu problema. É uma lista de fatores de risco, principalmente quando associados a quilos em excesso: a combinação pode expor a diabetes e a patologias como as cardiovasculares. Os primeiros cinco fatores (hipertensão, altos e baixos níveis de colesterol, glicemia e triglicerídeos) são avaliados após diagnóstico médico, controle da pressão e análise do sangue: se não tiver feito um exame médico completo há algum tempo, é bom providenciar.

☐ Hipertensão
☐ Altos níveis de colesterol LDL
☐ Baixos níveis de colesterol HDL
☐ Altos níveis de glicemia
☐ Altos níveis de triglicerídeos
☐ Sedentarismo (falta de qualquer atividade física diária)
☐ Fumo
☐ Histórico familiar de patologias vasculares antes de 65 anos de idade
☐ Idade superior a 45 anos para os homens, a 55 para as mulheres

D. Você sofre de alergias ou de alguma intolerância alimentar? Diga qual ou quais: _____
Entenda bem: são consideradas alergias e intolerâncias aquelas reconhecidas pela comunidade científica internacional, como a World Allergy Organization, e diagnosticadas com testes da medicina oficial. As alergias provocam uma reação em cadeia que tem a ver com o sistema imunológico, enquanto as intolerâncias impedem que o organismo, por falta de funcionamento das enzimas encarregadas, assimile um determinado nutriente (como no caso da intolerância à lactose ou na doença celíaca) ou algumas substâncias químicas, como os aditivos, usadas no preparo de alguns alimentos.

E. Você sofre de alguma patologia crônica, como diabetes, síndrome do intestino irritável ou refluxo gastroesofágico? Diga qual:

_____

F. O seu nível de motivação: indique com X qual é a sua vontade de começar a Dieta Smartfood.
☐ Não suficiente
☐ Indeciso
☐ Alto

As indicações para você. Depois de preencher a ficha pessoal, leia as sugestões para a sua faixa de peso.

1. Não está com sobrepeso mas quer comer de forma mais saudável.
Complete a fase Start e comece a Smart. Se sofrer de alguma particular patologia ou intolerância, peça a opinião do seu médico.

2. Precisa emagrecer e a sua motivação é alta.
– *Se você não tiver dois ou mais fatores de risco (item **C**) e não sofrer de particulares patologias, pode completar a fase Start e começar a Smart.*
– *Se no item **B** você tiver marcado com X o parâmetro relativo à circunferência abdominal e tiver dois ou mais fatores de risco (item **C**), precisa do acompanhamento do seu médico, ou de uma equipe especializada, no seu percurso. Com a ajuda certa, poderá adequar a Dieta Smartfood às suas condições físicas e de saúde, incrementar a atividade física e perder peso. No caso de identificar o processo com uma espécie de confrontação, poderá eventualmente recorrer a uma terapia comportamental com um psicólogo.*
– *A opinião do médico também é aconselhada a quem sofre de alguma patologia (item **E**), de alergias e de intolerância alimentar (item **D**).*

3. Você precisa perder peso e comer melhor, mas a sua motivação para mudar os hábitos alimentares é ambivalente ou insuficiente.
Procure entender o que o trava. Complete a Fase Start e tente usar os instrumentos oferecidos pela Fase Smart. Uma ajuda pode surgir ao assinalar no diário alimentar as sensações que passam pela sua cabeça enquanto come um lanche calórico, e aí se arrepende, ou quando se entrega a exageros na mesa. Trabalhar por estágios, como está previsto, serve a modificar a sua alimentação e a perder peso sem insuportáveis sacrifícios. Não se esqueça de levar em conta a hipótese de procurar a ajuda de um psicólogo para uma terapia comportamental, normalmente de curta duração.

Advertências gerais. O programa da Dieta Smartfood proposto no capítulo 5 é formulado para adultos entre 18 e 65 anos. Um regime emagrecedor para uma criança ou um adolescente deve, de qualquer maneira, ser concordado com um nutricionista e um pediatra. Os idosos, antes de enfrentar um programa para recuperarem o peso normal, deveriam sempre consultar o seu médico. Quem está tomando remédios para algum problema específico não deve pensar em substituir as prescrições do médico com o programa deste livro.

Teste de autoavaliação alimentar

O caminho para a plena consciência à mesa passa pela autoavaliação. Este teste é válido para todos os adultos, como papel indicador de tornassol, para que se tenha uma ideia sobre a própria alimentação. Complete o teste marcando de azul os pontos entre 4 e 5, de preto os entre 2 e 3, e de vermelho os entre 0 e 1.

1. A minha dieta prevê cereais, pão e massa integrais:

todos os dias	5
5 dias por semana	4
3 dias por semana	3
1 dia por semana	1
raramente ou nunca	0

2. Como duas frutas:

todos os dias	5
5 dias por semana	4
3 dias por semana	2
1 dia por semana	1
raramente ou nunca	0

3. A minha alimentação inclui dois pratos de verduras:

todos os dias	5
5 dias por semana	4
3 dias por semana	3
1 dia por semana	1
raramente ou nunca	0

4. Consumo leguminosas:

3 ou mais vezes por semana	5
2 vezes por semana	4
1 vez por semana	2
raramente ou nunca	0

5. Como uma porção de carne vermelha:
todos os dias	0
5 dias por semana	1
3 dias por semana	2
1 dia por semana	3
raramente ou nunca	5

6. Como embutidos, frios, salsichas:
todos os dias	0
4-6 dias por semana	1
3 dias por semana	2
1 dia por semana	3
raramente ou nunca	5

7. Como queijos curados (excluindo parmesão ralado na massa):
todos os dias	0
4 vezes por semana	1
2 vezes por semana	2
1 vez por semana	3
raramente ou nunca	5

8. Uso estas gorduras:
margarina com alto índice de gorduras saturadas	0
manteiga	1
óleos de sementes não especificadas	1
óleos de sementes extraídos a frio	4
azeites não extravirgens ou de bagaço	1
azeite de oliva extravirgem	5

9. Como oleaginosas (nozes, amêndoas, castanhas-do-pará):
todos os dias	5
5 dias por semana	4
3 dias por semana	3
1 dia por semana	2
raramente ou nunca	0

10. Consumo sementes oleosas:

todos os dias	5
5 dias por semana	4
3 dias por semana	3
1 dia por semana	2
raramente ou nunca	0

11. Como frituras:

todos os dias	0
4-6 dias por semana	1
3 dias por semana	1
1 dia por semana	2
raramente ou nunca	5

12. Como batatinhas, lanches salgados e doces industrializados:

todos os dias	0
5 dias por semana	1
3 dias por semana	2
1 dia por semana	3
raramente ou nunca	5

13. Tomo bebidas gasosas e/ou açucaradas:

todos os dias	0
5 dias por semana	1
3 dias por semana	2
1 dia por semana	3
raramente ou nunca	5

14. Tomo bebidas alcoólicas:

Mais de 1 copo (mulher) mais de 2 (homem) por dia	0
1 copo por dia (2 os homens)	3
1 copo por semana	5
raramente ou nunca	5

Calcule os pontos. Adicione as respostas com pontos 4 e 5, então as com pontos 2 e 3 e, finalmente, as com pontos 0 e 1.

- Se os pontos mais altos (4 e 5) apareceram em mais da metade das respostas, isto é, em mais de 7, pode dar-se por satisfeito. Ainda assim, pode melhorar.
- Se a maioria das respostas (mais de 7) recebeu 2 ou 3 pontos, você está no meio do caminho: com um mínimo de empenho pode chegar a uma alimentação smart.
- Terá de esforçar-se um pouco mais se a maioria das respostas ficou com 0 ou 1 ponto. Mas não desanime, o que importa é progredir pouco a pouco.

O controle mensal. Se, baseando-se no resultado da ficha pessoal, você acha que pode passar diretamente da Fase Start para a Fase Smart, nas perguntas com contagem mais baixa (0 ou 1 ponto) ou média (2 ou 3) identifique a escolha correspondente a um número superior e, aos poucos, procure aumentar os seus pontos até se aproximar do máximo (4 e 5). Controle mensalmente os seus progressos.

As respostas Smartfood para o teste de autoavaliação alimentar. Eis, basicamente, item por item, o que a alimentação smart prevê.

> **1. Os cereais integrais** e seus derivados são a fonte por excelência dos carboidratos complexos na Dieta Smartfood, devido ao conteúdo de micronutrientes e de fibra. Mesmo que não cheguem a substituir totalmente os cereais refinados, seria oportuno consumi-los pelo menos uma vez por dia.
> **2. 3.** Comer **frutas e verduras** todos os dias assegura a absorção de muitas vitaminas, minerais, fitocompostos e fibras: na Dieta Smartfood constituem a metade do almoço e do jantar.

As duas fases da dieta

4. Comer **leguminosas** pelo menos três vezes por semana possibilita uma excelente contribuição de proteínas (junto com os carboidratos complexos), e vários nutrientes e de fibra.

5. 6. A comunidade científica exorta a não exceder o consumo de carne vermelha e limitar ao máximo o de embutidos, salsichas, frios e demais carnes processadas.

7. É oportuno limitar o consumo de queijos curados, ricos em sal e com um conteúdo de gorduras superior a 25%.

8. Deve ser privilegiado o **azeite de oliva extravirgem**, rico em gorduras monoinsaturadas e polifenóis: estão previstas 4-6 colheres por dia para temperar, preferivelmente cru. Em algumas receitas, uma boa alternativa são os óleos de sementes extraídos a frio. É aconselhável limitar o uso de manteiga, outros óleos e margarinas com altos níveis de gorduras saturadas.

9. 10. A dieta Smartfood aconselha o consumo cotidiano de **sementes oleosas** e de **oleaginosas**. Em ambos os casos, a porção sugerida é de 30 gramas por dia.

11. A fritura e o churrasco devem ser considerados como uma espécie de homenagem ao paladar, e não como um hábito. Métodos como o **cozimento a vapor, no forno**, ou a fervura (aferventar, contudo, é melhor do que ferver) permitem temperar com azeite cru.

12. Segundo as indicações do Fundo Mundial para a Pesquisa sobre o Câncer, devem ser limitados ao máximo os produtos industrializados com abundância de gorduras saturadas, açúcares e sal. Também devem ser evitados os produtos com gorduras trans.

13. As bebidas gasosas e/ou açucaradas, quando a pessoa realmente gosta delas, só devem ser tomadas de vez em quando, e não todos os dias.

14. As bebidas alcoólicas são toleradas pelo corpo em quantidades moderadas, pois o etanol é uma molécula tóxica: uma mulher não deveria passar de um copo de vinho por dia, um homem, de dois.

Nota sobre fontes proteicas. Além das leguminosas e das oleaginosas, na Dieta Smartfood temos o peixe, que contém os benéficos ácidos graxos ômega-3, do qual estão previstas três porções por semana (dando preferência ao peixe azul de pequeno tamanho, como cavalas, sardinhas e enchovas). Quem é vegetariano ou não gosta de peixes, pode substituí-los com nozes, sementes de linhaça, óleo de linhaça ou óleo de soja, ambos extraídos a frio. Ovos: a porção é de um ovo, duas vezes por semana (quatro ovos por semana para os vegetarianos). Livre acesso a uma ou duas porções por dia de leite e derivados. No cálculo podem entrar os queijos frescos e magros, mas só duas vezes por semana, como fonte proteica no almoço e no jantar (três vezes por semana para os vegetarianos). Também podemos incluir duas porções de carne por semana, preferivelmente branca. Deixar de comê-la, como no caso dos vegetarianos, não cria problemas.

FASE SMART

A Fase Smart leva a assumir um plano em prol da saúde e do peso ideal. Smart, neste caso, é o acrônimo de: *Specifica, su Misura, Appagante, Realistica* e *con Tempi di scadenza per la realizzazione* (específica, sob medida, satisfatória, realista e com prazo determinado para realizar-se).

1. Específica. Nesta fase você encontra os instrumentos para abraçar com entusiasmo a Dieta Smartfood baseado nos resultados de milhares de estudos científicos e nas indicações das mais conceituadas instituições mundiais.

2. Sob medida. Você pode moldar o programa Smartfood segundo os seus gostos e as suas escolhas éticas. Se não gostar de peixe, pode substituí-lo. Se não gostar de alcachofras, tudo bem. Se detestar o alho, tire-o do cardápio. Se for vegetariano, exclua as indicações acerca do consumo de carne. O seu esforço deve consistir em buscar os alimentos nas categorias aconselhadas, Longevity e Protective. Só com um programa sob medida você poderá seguir pelo resto da vida uma cultura Smartfood.

3. Satisfatória. Combinando os elementos conforme o esquema do capítulo 5 você nunca vai passar fome. De qualquer modo, a aproximação ao novo estilo será gradual, sem traumas. Além do mais, empenhar-se em prol do próprio bem-estar já é satisfatório por si só. Somos feitos para nos adaptarmos ao ambiente: à medida que você progride pelo caminho smart, achará cada vez mais simples substituir os velhos hábitos pelos novos. O paladar se acostuma com os sabores menos salgados e menos doces. Os neurônios param de exigir tira-gostos, o corpo aprende a se movimentar mais. Os que agora podem parecer sacrifícios, dentro de algumas semanas deixarão de sê-lo.

4. Realista. Só se conseguem efeitos duradouros quando não se atropelam de uma hora para outra os hábitos alimentares. Procure mudar gradualmente. Se agora você come uma porção de vegetais por dia, passe a duas. Elimine 10 gramas da massa que normalmente coloca no escorredor. E não se angustie se acaba cedendo à tentação de um bolinho cremoso. Não esqueça que os alimentos que agora você come podem ser equilibrados recorrendo a maiores ou menores quantidades daqueles de outra categoria, ou que poderá pular uma refeição, não há problemas.

5. Prazos determinados. Marque datas, prazos temporais para a realização dos seus objetivos, desde a atividade física até a adoção das porções. Alcançar as metas não deve ser sentido como um castigo ao qual sujeitar-se, mas sim como uma vitória da sua força de vontade. Se achar que um incentivo pode ajudar, estabeleça um pequeno prêmio (que não seja comida) para a hora em que conseguir alcançar o alvo: uma tarde de relax, um passeio pelos campos. Alguma coisa de que você goste.

O *diário alimentar*

O diário alimentar, segundo toda uma série de estudos, é um instrumento dietético que se revelou extremamente importante para se ter consciência daquilo que se come e mudar os cardápios para melhor. Útil para quem quer modificar a alimentação em termos de saúde e, ao mesmo tempo, para quem quer perder peso. Tem gente que consome refeições canônicas bem pobres e pergunta a si mesmo por que não emagrece: em muitos casos se deve aos lanches, tira-gostos e merendas. O diário ajuda a evitar álibis, fingimentos que o cérebro sabe muito bem disfarçar.

O nosso conselho é mantê-lo em dia até você conseguir memorizar as sugestões básicas e enquanto não for capaz de orientar-se de olho. É necessário, obviamente, na primeira semana, para poder comparar os próprios hábitos com o programa Smartfood (capítulo 5).

Não se trata apenas de comida. O diário proposto também serve para monitorar a atividade física e as condições emotivas. Botar o preto no branco se um momento de tristeza levou a beliscar docinhos e sorvetes durante o dia todo pode ajudar a conhecer as próprias fraquezas e a encontrar uma saída. Anotar o relacionamento com a mesa e com as comidinhas a qualquer hora nos força a refletir sobre nós mesmos e a mudar, se assim quisermos, o que está errado.

As duas fases da dieta

Não podemos esquecer, ao mesmo tempo, o horário dos nossos encontros com a mesa. Jantar logo antes de ir para a cama não é uma boa ideia. Se for possível, o ideal é dedicar à comida cerca de 12 horas do total de 24.

A melhor coisa é comprar um caderno bem espesso e escrever, ao longo do dia, como e quanto comemos. À noite, é só fazer o balanço. Ao findar a semana, a comparação com o esquema Smartfood ajuda a planejar de forma mais cuidadosa os sete dias seguintes.

O modelo abaixo é um exemplo, apenas um exemplo. Smartfood é filha da liberdade e jamais poderia propor um formulariozinho a ser preenchido de forma servil e automática. Cabe a cada um adaptá-lo. E pode usar qualquer coisa: blocos de notas, post-it, computador, um e-mail enviado a si mesmo pelo celular.

Nem precisa anotar os gramas exatos, é mais simples usar medidas caseiras.

O seu dia

Data: _____

Café da manhã
Hora _____
Onde _____
Comi e tomei _____
Exemplo: meia xícara de leite, uma fatia de pão integral com uma colher de geleia, um café com uma colherzinha de açúcar.

Almoço
Hora _____
Onde _____
Comi e tomei_____
Exemplo: arroz e lentilhas (um punhado de arroz integral, lentilhas e um fio de azeite cru), uma tigela de alface com limão e uma colherzinha de azeite de oliva extravirgem, uma fatia de melão.

Jantar
Hora _____
Onde _____
Comi e tomei _____
Exemplo: um ovo cozido, uma fatia de pão integral, um prato de vagens cozidas a vapor com vinagre e azeite de oliva extravirgem cru, uma pera.

Lanches
Hora _____
Onde _____
Comi e tomei _____
Exemplo: 4 nozes; uma xícara de chá-verde sem açúcar, um punhado de sementes.

Atividade física
Qual _____
Por quanto tempo _____
Exemplo: um passeio, 30 minutos – tarefas domésticas, 10 minutos.

Humor e circunstâncias
O humor de hoje influenciou a quantidade de comida? Responda sim ou não e, no caso de ter influenciado, explique o motivo.

_____

Exemplo: ia jantar sozinho, não tinha vontade de cozinhar, estava cansado e comi um sanduíche e uns salgadinhos, deitado no sofá.

Os acontecimentos de hoje influíram no tipo e na quantidade dos alimentos? Responda sim ou não e, em caso positivo, explique o motivo.

_____

Exemplo: fui jantar na casa dos sogros e não estava a fim de recusar os pratos, portanto comi lasanha, um ensopado com ervilhas e uma fatia de torta. Ou então: a minha filha tinha deixado pela metade um saquinho de batatas fritas e eu comi.

Programa dos ingredientes

No fim do dia assinale com X as categorias alimentares que comeu, caso tenha comido algo compreendido nelas.

☐ Verduras e hortaliças

Não esqueça que as leguminosas e as batatas não pertencem a esta categoria

☐ Frutas

☐ Carboidratos integrais

☐ Leguminosas

☐ Leite e iogurte

☐ Queijo fresco ou sazonado _____

Especifique o tipo

☐ Peixe

☐ Carne branca ou vermelha _____

Especifique o tipo de carne ou se comeu algum embutido. Por carne vermelha entendemos boi, vitela, porco e carneiro

☐ Ovos

☐ Oleaginosas

☐ Sementes

☐ Azeite de oliva extravirgem, óleo de sementes extraído a frio

☐ Manteiga, creme de leite, molhos prontos como maionese ou ketchup

☐ Lanches e doces acondicionados, bebidas açucaradas

_____

Indique o que comeu e bebeu

☐ Sobremesa

☐ Açúcar _____

Assinale o número de colherzinhas que adicionou ao café, ao leite ou ao chá.

AS SUGESTÕES RÁPIDAS SMARTFOOD. No fim da semana dê uma olhada nas anotações diárias e compare porções, horários e atividade física com estas sugestões rápidas Smartfood.

Frutas e verduras: no café da manhã e nos lanches rápidos; metade do almoço e do jantar (mais verdura do que fruta). Uma porção de verduras cozidas enche um prato plano, uma de alface enche um prato fundo; também equivale a um funcho cru ou a duas alcachofras cozidas. 1 porção de fruta = 1 fruto médio (laranjas, maçãs) ou 2 frutos pequenos (damascos, tangerinas).

Carboidratos: no café da manhã (por exemplo, 30 gramas de cereais ou uma fatia de pão, melhor se integral); um quarto do almoço e do jantar. Pelo menos uma porção por dia de cereais integrais. As batatas estão previstas 1-2 vezes por semana: 1 porção de 200 gramas = 2 batatas pequenas. Uma porção de pão pesa 50 gramas = uma fatia média de uma forma de pão, um pãozinho, um quinto de baguete. Uma porção média de massa ou de cereais em grãos tem 80 gramas, só 40 se estiver numa sopa, que não deve encher um prato fundo de tamanho padrão.

Leguminosas: 5 ou mais vezes por semana. Nunca menos que 3.

Leite e derivados: 1-2 porções por dia. Nas porções estão incluídos os queijos, previstos só 2 vezes por semana como fonte proteica. Preferivelmente queijos frescos e magros (1 porção = uma pequena muçarela de leite de vaca), a serem evitados os curados. No cálculo não se leva em conta o borrifo de parmesão nas massas.

Peixes: no mínimo 3 vezes por semana, para quem não é vegetariano.

Carnes e embutidos: no máximo, 2 porções por semana. Melhor evitar a carne vermelha e os embutidos. Uma porção de carne = mais ou menos do tamanho de um baralho de cartas. 1 porção de frios (50 gramas) = 2-4 fatias de presunto. Os vegetarianos podem ignorar.

Ovos: a porção recomendada é 1 ovo 2 vezes por semana.

Oleaginosas e sementes: todos os dias.

Petiscos, docinhos, lanches prontos, bebidas açucaradas, bebidas alcoólicas: a serem limitados. Quanto ao álcool, uma mulher não deveria tomar mais que 1 copo de vinho, um homem, 2.
Doces e sorvetes: só em raras ocasiões. Mas 1 ou 2 quadradinhos por dia de chocolate amargo, com no mínimo 70% de cacau, são bem-vindos.
Açúcar: 2 colheres rasas por dia, no máximo.
Condimentos: de preferência, azeite de oliva extravirgem cru (4-6 colheres por dia). Merecem ser experimentados os óleos de sementes extraídos a frio. Evitar, no dia a dia, a manteiga, o creme de leite e os molhos prontos.
Horários: café da manhã e ceia num decurso de 12 horas, o jantar não muito distante do pôr do sol nem muito perto da hora em que vamos dormir.
Atividade física: pelo menos 30 minutos de atividade física moderada por dia, ou pelo menos no maior número possível de dias da semana.

A sua revolução pacífica

A esta altura, só falta engatar a marcha e partir. Modificar a alimentação é como uma revolução que transtorna uma ordem estabelecida há anos. Será pacífica, nada de violência. Nos parágrafos a seguir você irá descobrir como acolher os princípios Smartfood de forma simples e progressiva.

Com os resultados do teste de autoavaliação alimentar, preenchido na Fase Start, e o seu diário de uma semana, você tem diante dos olhos os seus pontos fracos. Estabeleça para si objetivos de curto prazo e sempre gradativos, até por escrito, se achar melhor.

Se não costuma comer fruta, comece com um suco feito na hora, no café da manhã, ou com um fruto do seu agrado nas refeições ou no lanche. Corte, pouco a pouco, as colherzinhas de açúcar no chá ou no cafezinho. Reduza as porções de carne vermelha que tinha o hábito de consumir. Inclua uma porção de cereais integrais por dia e duas refeições vegetarianas por semana.

Cabe a você ser o artífice da sua nova dieta.

- Lembre que, em alguns dias, você pode comer mais alimentos de uma categoria do que de outra.
- Não se preocupe com a possibilidade de uma eventual deficiência proteica, por exemplo, se no almoço não comeu leguminosas ou peixe: o leite, as oleaginosas e até os cereais integrais contêm proteínas.
- Não é obrigatório fazer as três refeições principais e mais os pequenos lanches. Cada um pode escolher como portar-se. Se, no entanto, você chegar esfomeado à hora do jantar, é melhor não se empanturrar e respeitar os horários de praxe.
- Quando se sentir farto, não se esforce para comer mais e alcançar a quantidade sugerida nas porções.
- Não é um drama se de vez em quando você ceder à tentação de um croissant, de um antepasto de frios ou de um saquinho de batatas fritas na hora do aperitivo. O problema são os maus hábitos rotineiros.
- **O que está no centro do universo não é a comida. É você.**

O que fazer para não comer demais

Leva mais ou menos vinte minutos, do momento em que começamos a comer, antes que os sinais de saciedade cheguem do estômago ao hipotálamo, de onde saem as ordens que bloqueiam o apetite.

A sensação de saciedade não é o mesmo que sentir-se estufado. As células do sistema digestivo não produzem os chamados hormônios da saciedade a partir do volume ingerido, mas sim quando registram a chegada dos nutrientes, quer dizer a glicose dos carboidratos, as proteínas e as gorduras. Leva justamente algum tempo antes que parta o sinal que avisa o cérebro. Disto decorre uma série de artifícios para comer apenas o necessário.

- Começar com um prato de massa ou com o pão induz a procurar acalmar a fome com os carboidratos. Um truque fácil de ser posto em prática, em casa, no refeitório ou no restaurante, é **partir com um antepasto de verduras: cruas, cozidas, em saladas**. O estômago vai se enchendo de fibras, a pequena dose de carboidratos dos vegetais interage com as células gastrointestinais. Melhor ainda se um fio de azeite acompanha as verduras: as gorduras são um dos nutrientes que solicitam o processo e saciedade.

- Ficamos com vontade de comer o que vemos: é o nosso jeito, é uma reação ancestral. Para não ceder à tentação de beliscar o pão ou as demais comidas, **convém não botar na mesa, a não ser na devida hora, os pratos e os acompanhamentos.** Para quem cozinha a vida é mais dura, mas ter ao alcance tomates cereja, pepinos, aipos, funchos ou sementes oleosas **pode ajudar a resistir.**
- **Deveríamos mastigar longamente e, portanto, comer devagar.** Algumas experiências com voluntários falam de uma redução de 10-20 gramas de comida se não a engolirmos logo e ficarmos, em vez disto, mais tempo com ela na boca, esmagando-a até umas vinte vezes. Outro dado salientado pelas pesquisas é que quando comemos alimentos ricos em fibras, como os cereais integrais, temos de trabalhar mais, automaticamente, com os molares, a própria consistência exige isto. A refeição *slow*, além do mais, é uma excelente maneira de apreciarmos melhor os alimentos. Saborear é um ato de amor pela comida, cair em cima dela lembra a brutalidade de predadores esfomeados.
- Quem tem "os olhos maiores que a barriga" costuma dizer que está morrendo de fome e, depois, acaba deixando a comida no prato. O caso mais comum, no entanto, é acabarmos com tudo que servimos a nós mesmos, ainda que seja muito. É oportuna, portanto, alguma moderação, servindo-se **uma porção certa, sem exageros.** Sempre há tempo, eventualmente, para repetir.
- **Cuidado com o tamanho dos pratos**: quanto maiores eles são, maior é a porção que pegamos. O problema acontece mais com os pratos fundos, que deveriam ser escolhidos *small size*, de tamanho pequeno.
- As verduras são preciosas, mas sozinhas não saciam. Enchem o prato, mas não acionam os mecanismos bioquímicos que proporcionam uma saciedade prolongada. Temperá-las com azeite permite a absor-

ção das suas vitaminas lipossolúveis e a ingestão de uma cota de gorduras que acalma, digamos assim, as células gastrointestinais. As gorduras, com os carboidratos e as proteínas, tornam a sensação de saciedade mais duradoura.
- A TV ligada durante o almoço ou o jantar faz com que deixemos de ouvir os sinais do corpo: comemos sem nos dar conta e seguimos comendo sem pensar.
- Como regra geral, **deveríamos encerrar a refeição antes de nos sentirmos fartos**, para que os processos reguladores da fome tenham tempo de agir. Com calma e confiança chegaremos à saciedade de qualquer maneira, mas sem nos sentirmos pesados.
- **Oleaginosas e sementes são refeições leves e saudáveis** que ajudam a matar a fome durante o dia.

Como reduzir o açúcar

Acostumar o paladar a um gosto doce menos intenso é a única possibilidade que temos para não nos deixarmos ser tentados por um sabor do qual o cérebro gosta até demais. A sacarose em si não parece estar ligada diretamente a uma patologia, mas muitos alimentos cheios de glicídios provocam sem dúvida um aumento de peso.

Uma colher rasa de açúcar, 5 gramas, comporta 20 calorias. Para uma dieta de 2.100 calorias, a quantidade de carboidratos simples, tirando os que deveriam provir de um consumo adequado de fruta, seria de 10-15 gramas por dia, o equivalente a 2-3 colherzinhas rasas. Tudo incluído, desde a sacarose do café até as tortas. Aqui estão umas dicas para reduzir o açúcar na nossa vida.

- **A redução do açúcar tem de ser gradativa.** O cérebro considera o sabor doce como um prêmio, eliminá-lo de repente pareceria um castigo. E a possibilidade de jogar fora os melhores propósitos se torna muito grande.

As duas fases da dieta

- **Acostume-se a adoçar pouco ou nada as bebidas como café e chá, cortando pouco a pouco o açúcar.**
- Não pense que é possível abusar das alternativas naturais para a sacarose, tais como xarope de bordo ou malte. Para o organismo também são açucares e, os excedendo, os perigos de diabetes e de obesidade permanecem os mesmos.
- Quando usamos adoçantes, artificiais como a sacarina, ou naturais como a estévia, não estamos reeducando o paladar, só estamos evitando calorias momentâneas. O risco consiste em continuar procurando um alto nível de doçura.
- **As bebidas açucaradas devem ser consideradas uma exceção.** Nunca botá-las na mesa no lugar da água. As bebidas gasosas têm uma carga exagerada de açucares e não oferecem qualquer nutriente. E as versões zero caloria não nos ajudam a perder o desejo das coisas doces. Os sucos com apenas uma pequena porcentagem de extrato de fruta guardam uma mínima parte dos nutrientes da pera ou do pêssego que já foram, e só têm um montão de açúcar.
- **Limite aos poucos, mas cada vez mais, os produtos industrializados com alta densidade energética,** como biscoitos, lanches doces e salgados, balas, bombons, sorvetes, pastas em bisnaga. Não devemos nos deixar enganar pelos alardes na embalagem: até um produto biológico ou vegano, de aparência saudável, pode conter açucares agregados em demasia. Quanto à escrita "só açucares da fruta", pode significar que o açúcar refinado, branco, está ausente, mas não exclui que tenham sido usados xaropes como suco de uva ou de maçã concentrado, que de qualquer maneira contêm glicose, frutose e sacarose.
- Cuidado com as versões light dos produtos, que muitas vezes compensam a menor quantidade de açúcar com uma presença maciça de gorduras. Olho na etiqueta antes de comprar.
- Os cereais para o café da manhã podem ser um triunfo de xarope de glicose e similares. Mesmo quando são integrais. Mesmo quando

levam os dizeres "poucas gorduras". **Um estratagema para nos aproximarmos dos cereais não açucarados é começar a misturá-los, em quantidade crescente, com os flocos de que gostamos.**
- Considere os doces comprados na confeitaria e os bolos feitos em casa como algo especial e não habitual.
- Procure, para os doces, receitas alternativas mais saudáveis do que as clássicas tradicionais. Existe o *tiramisù* feito com ricota, e não com o muito mais calórico e gorduroso *mascarpone*, assim como há bolos de farinha integral.
- Aprenda a satisfazer o desejo de doce com os Smartfoods: fruta fresca e chocolate com pelo menos 70% de cacau (até dois quadradinhos por dia). E que tal fruta desidratada como damascos, ameixas, passas, figos, sem superar 20-30 gramas por dia?

Como moderar o sal

A Organização Mundial de Saúde recomenda não superar 5 gramas por dia de sal, equivalentes a 2,4 gramas de sódio, mas os italianos consomem o dobro. Todos estão fartos de saber que o risco de sofrer de pressão alta está diretamente ligado a este excesso. Sal demais aumenta a excreção urinária de cálcio e poderia, portanto, favorecer a osteoporose. Há prováveis evidências mostrando que exagerar em produtos conservados ricos em sódio aumenta o perigo de tumor do estômago.

- Mais ou menos um terço do sal consumido é o usado no preparo da comida. Baixar a dose nos cardápios não é difícil, pois **o nosso paladar se acostuma rapidamente com sabores mais insípidos**. Assim como com o açúcar, a redução tem que ser gradual. Dentro de uns poucos meses, ou até semanas, os pratos parecerão saborosos, enquanto os alimentos condimentados segundo os critérios anteriores serão considerados salgados demais.
- **As especiarias e as ervas aromáticas permitem usar menos sal na cozinha,** ou até substituí-lo por completo. Pimenta calabresa, manje-

ricão, cúrcuma ou sálvia: um triunfo de aromas e de micronutrientes que dá mais vida às entradas, aos pratos principais e aos acompanhamentos. Uma boa ideia é colocar na mesa um vidro com as especiarias no lugar do saleiro.
- **O suco de limão e o vinagre exaltam o sabor** e permitem cortar pela metade a adição de sal. O limão também aumenta a disponibilidade do ferro dos vegetais.
- Os alimentos já contêm, naturalmente, o sódio, segundo as estimativas contribuem com 10% para a quantidade de sal mediamente consumida. Não é preciso, na verdade, acrescentá-lo à salada. As verduras aferventadas, e não deixadas a cozinhar por tempo demais na panela, mantêm um sabor genuíno. As leguminosas frescas também são intrinsecamente sápidas. Carnes brancas, ovos e muitas espécies de peixes de água doce (como a truta) ou do mar (como o dourado e a cavala) poderiam perfeitamente dispensar o sal, destinando a outros condimentos o papel de honrar as sensações gustativas.
- Cuidado com o sal oculto: **a metade ou mais do sódio absorvido vem de produtos processados.** Existem, no mercado, pães sem sal, mas cuidado com biscoitos, gressinos, produtos de forno, lanches, batatinhas, molhos como maionese e ketchup, todos os tipos de cubos de caldo: assim como os embutidos e os queijos curados deveriam ser evitados. O sal está presente, aliás, até nos produtos industrializados doces, como os cereais do café da manhã. E entra atropelando como um conquistador alimentos processados que até parecem saudáveis. O importante é ler, sempre, a etiqueta onde estão indicados os gramas de sal ou o conteúdo de sódio (que deve ser multiplicado por 2,5 para traduzi-lo em quantidade de sal).
- As leguminosas enlatadas precisam ser enxaguadas para eliminar o excesso de sal.
- Os peixes conservados em lata apresentam o mesmo problema: atum ou cavala, mesmo em molho natural, nunca deveriam aparecer na nossa mesa mais que uma vez por semana.

Como lidar com os carboidratos

Para manter a linha não podemos cometer o erro de eliminar totalmente os carboidratos e de impor a nós mesmos cortes drásticos. Contudo, se você está acostumado a pantagruélicos pratos de massa e já tem sobrepeso, será necessário chegar, em média, aos 80 gramas de massa ou de cereais uma vez por dia. A porção de um atleta será maior, enquanto que uma mulher sedentária deverá contentar-se com 60-70 gramas de massa ou grãos, e mesmo assim seria bom que também começasse a se mexer mais. Os cereais e as farinhas integrais têm um índice glicêmico mais baixo.

- **É melhor reduzir a quantidade de massa e de pão gradualmente,** talvez 10-20 gramas por semana, até chegar à porção certa.
- Também não podemos abusar dos cereais integrais e dos seus derivados.
- De qualquer maneira, é óbvio que não se devem cozinhar os primeiros pratos com fartura de gorduras e de sal: especiarias e ervas aromáticas contribuem a reduzir tanto as primeiras quanto o segundo.
- Por comodidade, numa dieta de 1.700 calorias, **podemos decidir alternar massa e pão no almoço ou no jantar,** para evitar excessos: se comer a massa, esqueça o pãozinho e vice-versa, se comer o pãozinho, nem se aproxime do espaguete. O mesmo com as batatas. Do contrário, se devem reduzir pela metade as porções.
- A massa cozida demais tem um índice glicêmico mais alto: deve ser "al dente", ainda firme e levemente resistente, assim como os cereais em grãos.
- O cozimento prolongado em água abundante aumenta bastante o índice glicêmico dos cereais em grãos refinados. Por sua vez, um preparo análogo ao do risoto, isto é, só usando a água indispensável ao cozimento, sem depois escorrer o produto, o reduz. Também pode

As duas fases da dieta

ser utilizado o método do cuscuz, que prevê o uso de um copo de água para cada copo do ingrediente: quando a água ferve joga-se o cereal e se apaga o fogo, cobrindo com uma tampa e sem escorrer.
- **Quando comemos massa ou outros cereais refinados, um acompanhamento de verduras ou um prato de salada acrescentam fibras** de forma a evitar uma assimilação rápida dos açucares. Pela mesma razão, um prato de verduras deveria acompanhar uma pizza.
- No preparo dos pratos, na cozinha, é possível modificar o índice glicêmico aumentando o conteúdo de fibras, ao substituirmos parcialmente a farinha por farelo de aveia, farelo de arroz ou flocos de aveia, ou então usando diretamente farinha integral.
- Os tubérculos, como as batatas e a mandioca, não devem ser considerados acompanhamentos, a serem comidos até todos os dias. O seu conteúdo de amidos os torna mais parecidos com os cereais do que com as verduras. Possuem um índice glicêmico alto, isto é, uma maior capacidade de aumentar a glicemia e de estimular a secreção de insulina. Por praticidade, numa dieta de 1.700 calorias **uma porção de batatas deve ser considerada uma alternativa para a massa e o pão numa refeição por semana.**
- O truque para tornar as batatas, digamos assim, integrais, quer dizer, com um índice glicêmico mais baixo, é comê-las frias depois da fervura. Os carboidratos frios também mostram uma redução do seu potencial de açúcar: promovidas então, as saladas de massa e de arroz.
- As leguminosas têm uma parte amilácea e contêm, portanto, carboidratos complexos, mas a absorção dos açucares á atrasada pelas fibras, que também contribuem para a sensação de saciedade.

Como acostumar-se ao sabor integral
Inserir na dieta cereais integrais e seus derivados não é assim tão complicado: basta substituir os alimentos refinados pela versão que não sofreu beneficiamento.

- A passagem para os cereais integrais deveria ser gradativa, para permitir que o paladar se acostume ao sabor e que o organismo se adapte à maior quantidade de fibras. Sem esquecer-se de **tomar muita água**, de forma a livrar-se mais facilmente das fibras.
- É proibido proibir. Não é preciso eliminar por obrigação as farinhas refinadas e a massa mais vendida no supermercado, mas é possível chegar a um compromisso. Ainda mais porque, como afirmam os nutricionistas baseados em suas próprias experiências clínicas, **à medida que o corpo se acostuma ao alimento integral, sente menos a necessidade do pão branco** e dos brioches industrializados.
- Para encurtar os tempos e o cozimento dos grãos integrais pode ser usada uma panela de pressão.
- É bom controlar o rótulo dos alimentos: pode aparecer escrito "pão de centeio", e aí você descobre que a farinha de centeio só ocupa o terceiro lugar entre os ingredientes, numa porcentagem ridícula, precedida pelas farinhas refinadas. Por lei, os ingredientes aparecem em ordem decrescente de quantidade.
- A fibra pode representar um problema para quem sofre de cólon irritável ou de outras doenças do intestino. Neste caso é oportuno experimentar sementes integrais e avaliar quais são toleradas melhor.
- Para quem sofre de doença celíaca há uma série de grãos não refinados e naturalmente desprovidos de glúten como, por exemplo, o arroz, a quinoa, e o trigo-sarraceno, além da polenta integral.

Como dosar as gorduras

O azeite de oliva extravirgem é um estojo de joias, mas é preciso não abusar, o esbanjamento é inimigo da silhueta. As gorduras são essenciais para o corpo: um excesso de gorduras saturadas faz mal, a quantidade certa de gorduras monoinsaturadas e poli-insaturadas faz bem. Eis o que escolher e o que evitar.

As duas fases da dieta

- A quantidade de azeite de oliva extravirgem chega a 4-6 colheres por dia, preferivelmente cru. **Pode ser prático temperar derramando o azeite numa colherzinha (8-10 por dia),** para não passar da medida. E dá para se divertir tentando várias técnicas que não precisam de azeite no cozimento, do vapor às panelas antiaderentes que permitem cozinhar até sem qualquer gordura.

Além do azeite extravirgem, são fontes de gorduras boas as oleaginosas, as sementes oleosas e os óleos de sementes extraídos a frio. O peixe, as nozes, as sementes de linhaça e o óleo de soja prensado a frio também são fontes de ômega-3, ácidos graxos essenciais bastante raros nos alimentos e, para nós, indispensáveis.

- Os queijos curados contêm muitas gorduras saturadas e, por isto mesmo, aconselhamos que sejam consumidos com moderação.
- **Nunca deixe de eliminar a gordura branca visível na carne vermelha, assim como a pele e a gordura amarela de frango e peru.**
- As frituras devem ser limitadas.
- Em lugar da manteiga, para condimentar, aconselhamos o azeite e, de vez em quando, alguma margarina vegetal de boa qualidade com ômega-3.
- **O creme de leite pode ser substituído por produtos à base de leite desnatado, como os iogurtes.**
- Existem várias receitas para preparar a maionese light, por exemplo, sem ovos.
- Os embutidos e as carnes processadas em geral devem ser reduzidos o máximo possível.
- É imprescindível ler atentamente as etiquetas, pois podemos encontrar produtos com alto conteúdo de gorduras saturadas. Provêm, muitas vezes, de óleos e gorduras vegetais dos quais, por lei, deve ser especificada a origem: o óleo de palma, por exemplo, ou o óleo de coco. Entre os valores nutricionais aparece o conteúdo, em gramas, de gorduras saturadas para uma porção de 100 gramas. Segundo as

especificações formuladas pela EURODIET (o projeto promovido pela EU), **para uma dieta média de 2.000 calorias as gorduras saturadas não deveriam superar os 20 gramas de assimilação diária**. É preciso fazer um cálculo de cabeça, ainda que aproximativo, para compreender quanto daquele alimento que queremos comprar iremos ingerir. Os dizeres "gorduras trans" ou "gorduras hidrogenadas" deveriam nos induzir a deixar o produto onde está.

Mexa-se!

Cuidar da alimentação não basta, é preciso se mexer. Aconselhamos calorosamente dedicar pelo menos 30 minutos por dia a alguma atividade física de intensidade moderada. Com moderada queremos dizer adequada à própria condição física: um jogador de futebol não irá enfrentar uma corridinha do mesmo jeito que alguém que nunca treinou. Para a gente se entender melhor: a ideia é chegar a suar um pouco, com a respiração cansada e o coração levemente acelerado.

Com o seu diário, você pode avaliar se está chegando ou não à meia hora ideal. Leve em consideração atividades comuns, como subir escadas, caminhar com passo apressado, pedalar ou trabalhar no jardim. Aproveite alguns truques fáceis como ir a algum lugar a pé em vez de usar o carro, e evitar o elevador.

Além dos 30 minutos diários, você pode inserir, duas ou três vezes por semana, alguma atividade mais intensa. Sejam bem-vindos, então, o tênis, os cursos de ginástica e a natação.

Quer entrar numa academia ou começar a praticar a corrida? O importante é escolher alguma coisa de que você goste, para não desistir no meio. O exercício é sempre proveitoso, seja numa piscina, seja numa sala de danças.

As duas fases da dieta

Atividade física: quanto queimamos (em 30 minutos)	
Corrida	430 kcal
Bicicleta	300 kcal
Corrida leve	300 kcal
Subir escadas	260 kcal
Natação	260 kcal
Tênis	225 kcal
Caminhada/trilhas	225 kcal
Aeróbica	190 kcal
Dança	170 kcal
Passeios	150 kcal
Jardinagem	140 kcal
Tarefas domésticas	130 kcal

Cuidado com um mecanismo psicológico que, nesta altura, pode surgir e tentar você: uma vez que fiz algo importante para o meu corpo, então posso tomar um sorvete como prêmio. Uma gratificação pode fazer bem, mas desde que não seja uma comida.

Se você tiver um problema de saúde crônico, dor nas costas ou doenças articulares, se tiver uma história familiar de doenças cardíacas na juventude, então será melhor que fale com o seu médico antes de empreender uma nova atividade física.

Para os sedentários. Se não estiver acostumado ao exercício físico, monte um programa gradual e estabeleça prazos. Lembre-se disto: um treinamento duro demais no começo pode desmotivá-lo e levá-lo a desistir.

1. Para começar, você pode planejar uma caminhada com passo rápido de uns quinze minutos, até mesmo em volta do quarteirão. Empenhe-se a dar este curto passeio todos os dias. A cada semana acresça 5 minutos, até chegar aos desejados 30. Se conseguir, tente aproximar-se de uma hora de caminhada, pelo menos três dias por semana.
2. Pode ser útil aprontar uma ficha com os seus objetivos de curto prazo. Você tem de ser realista e não exagerar: tome nota de quantas vezes por semana pode realmente andar ou praticar alguma outra atividade, e por quanto tempo.
3. Convença um amigo ou um parente a juntar-se a você: irão se incentivar reciprocamente.
4. Estabeleça uma recompensa. No fim de cada mês do seu programa de exercícios premie a si mesmo com alguma coisa que deseja, mas nunca use a comida. Se o seu projeto é o de incrementar a atividade física, anote o tipo de atividade planejada, quantas vezes pode realmente fazê-la por semana e com que duração. Comece com fáceis e modestos objetivos de curto prazo.

Vacilou? Nada de ansiedade

A Dieta Smartfood é um novo caminho alimentar pelo resto da vida. Nada é proibido, pois seria injusto e antissocial pedir a renúncia total a pratos deliciosos, ainda que não exatamente saudáveis. Uma quebra das regras, aliás, torna mais simples seguir uma rotina saudável.

Vacilou, derrapou, levou um tombo? Acontece, a vida continua. Não deixe, no entanto, que estes deslizes se multipliquem, reassuma as regras da sua alimentação, volte aos seus propósitos. O mesmo vale no que concerne à atividade física.

Pergunte a si mesmo, antes, o que o desviou do caminho. Estava numa festa? Estava estressado em casa ou no trabalho? Mas não faça disto um bicho de sete cabeças, considere a escapulida como uma ocasião para aprender algo sobre si mesmo. Lembre que mudar de estilo de vida é um processo de longo prazo. Talvez tenha começado com alvos ambiciosos demais: reavalie, prossiga dando pequenos passos, sem pressa.

Se passou alguns dias comendo demais, e isto acontece, fique de semijejum por 24 horas, com refeições em pequenas quantidades e vegetarianas. Isto ajudará a pô-lo novamente nos trilhos.

Conclusões

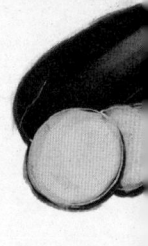

A dieta Smartfood proporciona recomendações baseadas nos mais recentes resultados científicos e nas muitas e fascinantes implicações de uma disciplina ainda jovem: a nutrigenômica.

Aí depende de cada um escolher o próprio caminho, e decidir ouvindo a si mesmo. Não é comum, pois estamos acostumados a esquemas rígidos, com proibições categóricas e movimentos rigorosamente milimétricos. Entregamo-nos às ideologias, às filosofias e à moda. Novas religiões alimentares que exigem o absoluto respeito dos dogmas, por definição indemonstráveis.

Mas sujeitar-se a conceitos impostos pelos costumes contraria a curiosidade e a liberdade, características que nos tornam grandes. Significa concordar com aquele adágio em latim que diz: *"Vulgus vult decipit, ergo decipiatur."* Traduzindo: "O povo quer ser enganado, então que seja enganado." É o reino ditatorial de teorias bem engendradas que aliciam adeptos, para exclusiva vantagem de quem as pariu.

Smartfood é tudo menos que uma doutrina. Antes mesmo que um conjunto de sugestões sobre comida, é uma cultura, uma *forma mentis*. Contrária ao apriorismo, filha da experiência e da pesquisa científica.

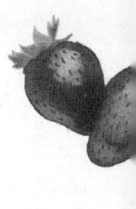

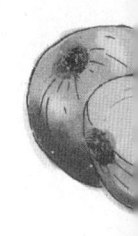

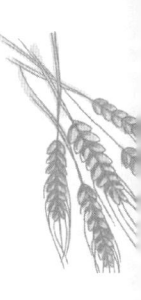

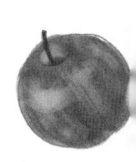

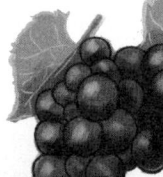

Não exige fé, só faltava, abriga, antes disto, um convite a considerar a ciência como a nascente de informações que pode nos dizer como a alimentação influencia a nossa saúde a partir dos dados disponíveis. Até prova em contrário. Mas é uma nascente sólida como nenhuma outra. Porque passa pelo rigoroso crivo da experimentação e da demonstração. Porque é um empreendimento coletivo, sujeito à verificação constante de uma comunidade capaz de identificar eventuais erros. Porque é *in fieri*, aberta ao progresso procurado nos laboratórios do mundo inteiro.

Comer faz parte da nossa vida mais íntima. Vamos aceitar que outra pessoa escolha por nós? O guru na onda ou os marqueteiros da publicidade? Na grande mesa posta pela sociedade, Smartfood proporciona a possibilidade de reconhecer os falsos mitos, de escolher os conhecimentos válidos, de separar as visões ideológicas dos fatos comprovados. É um patrimônio de compreensão que vale a pena levar em conta.

Conselhos: um resumo

- Pelo menos três quartos do almoço ou do jantar deveriam ser de origem vegetal: metade formada por frutas e verduras (mais verdura que frutas), um quarto por cereais, preferivelmente integrais. O outro quarto do prato seria ocupado por proteínas. A refeição smart pode ser 100% vegetal, com a parte proteica fornecida por leguminosas, frutas secas ou sementes. Ou então pode prever uma porção de peixe, ovos, queijos (melhor se magros) ou carne preferivelmente branca.

- Verduras e mais verduras. Ao preparar o almoço ou o jantar, que se pense, logo na entrada, nos vegetais, e não na massa ou nas costumeiras fatiazinhas de presunto como costuma acontecer. E o mesmo pensamento deve estar presente quando fazemos compras, tendo o cuidado de escolher direito as hortaliças a serem beliscadas ao longo do dia ou como antepastos. Depois de umas folhas de alface, um prato de espinafres cozidos ou de funchos crus ajuda a comer menos.

- Fruta fresca, a sobremesa da natureza. Peras, pêssegos ou morangos devem ser considerados a parte doce da alimentação, para encher o tanque de nutrientes, satisfazer o paladar e refrear o desejo de alimentos com açúcares agregados.

- É bom variar as tipologias dos vegetais para conseguir um leque o mais amplo possível de fitocompostos, vitaminas e minerais. Todos os produtos da horta servem. Pode ser útil distingui-los pela cor.

Conclusões

– Uma mulher não deveria privar-se de 200 gramas por dia de verduras de folhas verdes, que protegem contra o tumor da mama.

– A fonte privilegiada dos carboidratos complexos são os cereais integrais. O ideal seria que se substituíssem por completo os carboidratos refinados, o mínimo é consumir uma porção deles por dia. As quantidades, de qualquer maneira, têm de ser modestas: a porção média das massas é de 80 gramas, uma vez por dia, para o pão é de 50 gramas, de três a cinco vezes por dia.

– Uma boa fonte de proteínas são as leguminosas (pelo menos três vezes por semana), que junto com os cereais fornecem todos os aminoácidos essenciais. As oleaginosas e as sementes oleosas (30 gramas, a porção cotidiana) também podem contribuir com a cota proteica diária.

– A carne pode ser consumida na base de duas porções por semana, dando preferência às carnes brancas.

– Não é aconselhável superar as duas porções diárias entre leite, iogurte e laticínios. É melhor evitar os queijos curados.

– Caminho livre para o peixe, três vezes por semana, e para os ovos, duas vezes.

– As gorduras são indispensáveis. As melhores: as gorduras não saturadas do azeite de oliva extravirgem, das oleaginosas, das sementes, dos óleos de sementes extraídos a frio. O peixe contém os ácidos graxos poli-insaturados ômega-3, fundamentais, que, como alternativa ou cota extra, podem ser conseguidos das sementes de linhaça e das nozes.

– Armazenar mais fibras, procurando chegar a 30 gramas por dia, comendo cereais integrais, leguminosas, verduras, frutas frescas e secas.

– Condimentar com ervas aromáticas e especiarias, ricas em oligoelementos e úteis para reduzir o sal. Quem gostar, pode usar alho e cebola.

– Temperar com pimenta calabresa e limão: com seu conteúdo de vitamina C ajudam a absorver o ferro dos alimentos.

– Limitar o açúcar e os produtos açucarados; o sal e os produtos salgados demais; embutidos e carnes processadas e conservadas; carne vermelha; alimentos ricos em gorduras saturadas; alimentos que contêm gorduras trans e hidrogenadas; bebidas açucaradas; bebidas alcoólicas.

– Substituir, na rotina diária, os lanches e os doces industrializados por um fruto, um punhado de oleaginosas ou de sementes.

– Tomar principalmente água e chá (preto e verde), mas também sucos de laranjas vermelhas feitos na hora.

– Saborear, se você gosta, dois ou três quadradinhos de chocolate com, pelo menos, 70% de cacau.

– Evitar a sensação de completa saciedade no fim da refeição: uma coisa é a satisfação, outra a saciedade, que só aparece uns vinte minutos depois de começarmos a comer e que se deve, além da quantidade, à qualidade dos alimentos.

– Controlar as porções e, se for o caso, reduzi-las, e comer devagar, mastigando demoradamente.

– Tentar comer num espaço de tempo de doze horas e não jantando, se possível, depois das oito da noite.

– Mesmo não professando religião alguma, dedicar vez por outra um dia ao semijejum, com refeições à base de frutas e verduras.

– Mexer-se, movimentar-se: a atividade física é indispensável num programa em prol da saúde e contra o sobrepeso.

Pequeno glossário de nutrigenômica

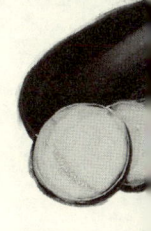

Ácido desoxirribonucleico. É o nome da substância química da qual são compostos os genes, a sua abreviatura é DNA. É uma cadeia de filamento duplo cujos anéis são chamados nucleoitídeos. Cada nucleoitídeo é formado por uma base azotada (adenina, guanina, citosina e timina), um grupo fosfato e uma molécula de açúcar (desoxirribose).

Acido ribonucleico. Como o DNA, o ácido ribonucleico (cuja abreviação é RNA) é uma cadeia de nucleotídeos. Mas é uma cadeia de um só filamento e os seus nucleotídeos diferem dos do DNA por duas características: o açúcar é a ribose (desoxirribose no DNA), e a timina é substituída pela uracila. O RNA é uma cópia do DNA que, na sua versão mais conhecida, transporta a informação de cada gene aos ribossomos, onde acontece a síntese das proteínas. Esquematicamente: 1 gene – 1 RNA – 1 proteína.

Adenina, citosina, guanina e timina. São as quatro bases azotadas que compõem os nucleotídeos (ou filamentos) do DNA. Cada nucleotídeo contém uma das quatro bases, ligadas a uma molécula de açúcar e a outra de fosfato. Os nucleotídeos, por sua vez, se interligam como os anéis de uma corrente, formando um longo filamento. O DNA é constituído pelo entrelaçamento de duas correntes de filamentos. O entrelace dos dois filamentos não é casual: a adenina (A) de um filamento só se junta à timina (T) do outro, a guanina (G) se junta à citosina (C). É impossível mudar as parelhas. Disto resulta uma estrutura ordenada do DNA, que assume a forma de uma espiral de hélice dupla. O DNA do homem é formado por cerca de três bilhões de bases.

Adipogênese: é a formação da gordura corporal, que acontece, no adulto, quando as calorias em excesso são convertidas em tecido adiposo. Parece que pode ser estimulada pelos genes do envelhecimento, que regulam o metabolismo. Quando esses genes se ativam, após refeições abundantes, ordenam que uma parte das calorias seja armazenada em depósitos de gorduras. Nos modelos animais em que foi silenciado um gene do envelhecimento, a adipogênese foi inibida, mesmo diante de uma alimentação hipercalórica.

Age-1. Foi o primeiro gene do envelhecimento a ser identificado. Em 1988, descobriu-se que um verme vivia 65% mais quando o age-1 do seu DNA era desativado.

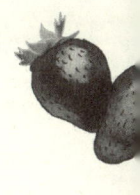

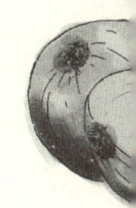

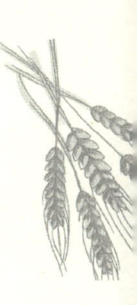

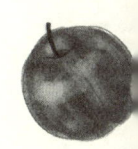

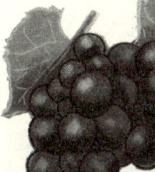

Aminoácidos. São os elementos que constituem as proteínas. São chamados de essenciais aqueles que o homem não é capaz de sintetizar em quantidade suficiente por si só e que, por isto, precisa assimilar através da alimentação.

AMPK. É uma proteína presente em muitos tecidos que funciona como sensor energético: quando a comida escasseia, ela faz adormecer o gene do envelhecimento Tor e favorece os processos de manutenção e de conserto celular.

Antioxidantes. As moléculas antioxidantes do nosso corpo têm a função de neutralizar os radicais livres, evitando que acabem danificando os componentes moleculares das células (envelhecimento celular). Não há prova científica definitiva, no entanto, mostrando que ingerir antioxidantes através de comida ou integradores refreie o envelhecimento celular.

Célula. As células são os tijolos com os quais é construído o tecido dos seres vivos pluricelulares. É impossível fazer uma estimativa do número das que compõem o corpo humano, provavelmente na ordem de milhares de bilhões. São especializadas em vários tipos de funções: células nervosas, musculares, da pele, células das glândulas que produzem hormônios e células do intestino que absorvem nutrientes. Todas, a não ser os glóbulos vermelhos e as plaquetas do sangue, contêm material hereditário, o DNA, dentro do seu núcleo. A célula está envolvida numa fina membrana formada por gorduras, que tem a dupla finalidade de isolá-la do exterior e permitir, ao mesmo tempo, uma troca controlada de moléculas. Graças a esta capacidade de troca seletiva a célula pode, por exemplo, absorver os nutrientes oriundos da comida ou armazenar a glicose a ser convertida em energia.

Cromatina. É com esse nome que definimos a estrutura formada por DNA e proteínas. Completamente esticado, o DNA de cada célula formaria um filamento com cerca de dois metros de comprimento, enquanto o núcleo celular que o contém só mede 7 mícrones de diâmetro. Os filamentos de DNA, portanto, se aglutinam enrolando-se em volta de proteínas chamadas histonas, como a lã num novelo. A cromatina contém muitas outras proteínas, ditas não histônicas, e tem a função de ligar ou desligar os genes: faz isto modificando a sua estrutura em volta dos genes, permitindo que se expressem (que copiem o RNA) ou fazendo com que se mantenham calados. Estes mecanismos, chamados de epigenéticos, são fundamentais: basta pensar que os nossos genes são iguais em todas as células do corpo, mas que em cada célula têm uma atividade diferente. É graças a estes mecanismos que as células podem especializar-se em neurônios, células do intestino, do sangue e assim por diante. É como se o material hereditário fosse uma imensa biblioteca onde as células do sangue só leem o livro sobre o sangue e as do intestino só o volume que tem a ver com elas.

Cromossomos. O cromossomo é a unidade na qual o DNA se organiza. Cada cromossomo contém os dois filamentos de DNA enrolados em volta de uma estrutura de proteínas (a cromatina). Numa célula humana há 46 cromossomos: 44, do cromossomo 1 até o cromossomo 22, são pares de cromossomos. Em outras palavras, existem dois cromossomos 1, dois cromossomos 2 e assim por diante até o cromossomo 22 (cromossomos homólogos). Cada parelha de cromossomos contém os mesmos genes. A célula, portanto, dispõe de duas parelhas de cada gene, uma para cada um dos dois cromossomos homólogos, herdadas dos pais. Os últimos dois cromossomos, 45 e 46, são os cromossomas sexuais, chamados cromossomo X e cromossomo Y. É como se o nosso DNA se espalhasse pelos vários setores de uma biblioteca, guardando dois volumes para cada assunto. Esta complexa organização contém todo o segredo da hereditariedade. O óvulo e o espermatozoide possuem um só exemplar de cada cromossomo (23 cromossomos). Quando se unem cria-se o ovócito fecundado, que contém dois exemplares dos 23 cromossomos (46 cromossomos) assim como cada uma das células do embrião que irá se desenvolver. Uma vez que temos duas cópias de cada cromossomo, também possuímos duas cópias de cada gene (alelos), uma que vem do pai e outra que vem da mãe. Há um momento, na vida de toda célula, em que os cromossomos dobram, tornam-se 92 e assumem a forma de bastonetes: antes de dividir-se, com efeito, cada célula cria uma cópia dos 46 cromossomos, de forma a distribuir o DNA em partes iguais às duas células filhas.

DNA. É o material hereditário dos organismos vivos, desde as plantas até os mosquitinhos, das bactérias até os leões. Nos homens o DNA nuclear, também chamado genoma, está dentro do núcleo da cada célula, organizado em cromossomos. As informações para construir e aí sustentar o organismo estão armazenadas como um código, o código genético, que é determinado pela sequência das quatro bases (adenina, guanina, citosina e timina). O processo acontece de forma parecida com aquele no qual as letras aparecem numa certa ordem para formar as palavras e as frases: o alfabeto da vida articula-se nos genes. As mensagens do DNA nuclear são transcritas e, depois de lidas, são usadas para a produção de proteínas. Os genes que codificam as proteínas, entretanto, representam somente uma ínfima porcentagem do genoma (cerca de 5%). Será que o resto, então, é DNA lixo? Não, francamente não. O DNA não codificante, isto é, que não codifica proteínas, também parece estar envolvido em funções de alguma forma fundamental, sobre as quais os cientistas continuam pesquisando.

Dupla hélice. Nome dado à estrutura do DNA, que se assemelha a uma escada de caracol: os degraus são formados pelas duplas de bases azotadas, enquanto os corrimãos são feitos de açúcares e fosfatos. A estrutura em dupla hélice foi descoberta em 1953 pelo biólogo James Watson e pelo físico Francis Crick.

Duplicação do DNA. Uma propriedade importante do DNA é o fato de ele poder fazer uma cópia de si mesmo: o mecanismo molecular se chama duplicação (ou replicação). Toda vez que uma célula está a ponto de dividir-se, os dois filamentos que constituem a dupla hélice de DNA se separam e cada filamento funciona como molde para a síntese do segundo filamento, de maneira a formar duas duplas hélices, uma para cada uma das células filhas. A cópia de cada filamento acontece graças à complementaridade das bases azotadas: adenina com timina e citosina com guanina. Deste modo cada célula consegue a cópia exata do DNA presente na célula mãe.

Epigenoma. É o termo com o qual se indica a cromatina (DNA mais as proteínas que o envolvem) quando estamos nos referindo a todo o genoma. Algumas proteínas especializadas da cromatina, chamadas fatores transcricionais, modificam a estrutura da própria cromatina: estas modificações, ditas epigenéticas, determinam se o gene deve ser ativo ou inativo. Verdadeiros interruptores que decretam o on e o off dos genes. As modificações epigenéticas não alteram a sequência das bases do DNA (não são mutações permanentes), mas mudam o funcionamento dos genes. Entre os fatores que induzem a modificações epigenéticas encontramos os nutrientes: algumas substâncias assimiladas através da comida podem influenciar o epigenoma e, portanto, a função do genoma. Resumindo, não somos escravos dos genes que herdamos, conseguimos modificar o epigenoma e, portanto, a atividade dos nossos genes. E aquelas mudanças do epigenoma induzidas pelo estilo de vida podem ser duradouras. Foi provado que são mantidas quando as células se dividem durante a vida, e que em alguns casos podem até ser transmitidas aos filhos. Existem várias maneiras para adormecer um gene (ou para acordá-lo). Uma é a metilação do DNA e consiste na adição de um pequeno grupo químico, a metila, à citosina, uma das bases azotadas do DNA. Funciona como uma espécie de cola que embrulha o trecho genético em volta das histonas. Os genes já não podem ser transcritos pela engrenagem que produz o DNA e se tornam inativos. O gene adormecido pode ser reativado, pois existem algumas proteínas capazes de dissolver aquela cola (desmetilação). Outro mecanismo epigenético é a modificação das histonas, por exemplo a acetilação (veja o verbete histonas).

Estaminais (células). São células primitivas que ainda não assumiram uma função definitiva e que dão origem às células especializadas dos nossos tecidos. Há vários tipos delas. Chamam-se totipotentes as primeiríssimas células estaminais que se formam a partir do ovócito fecundado por um espermatozoide: podem tornar-se qualquer parte do organismo, partindo-se e especializando-se ao longo do caminho para formar neurônios, células ósseas ou cardíacas. Durante o desenvolvimento do embrião, a potencialidade de diferenciação vai aos poucos diminuindo: as estaminais se especializam para formar muitos tecidos, mas não todos (tornam-se pluripotentes). No adulto também se encontram estaminais unipotentes, programadas para gerar um específico tipo celular. Um ser humano adulto produz 25 milhões de novas células por segundo: servem, por exemplo, para substituir os glóbulos vermelhos ou para curar as feridas. Sangue e pele se renovam continuamente, suas estaminais são verdadeiras "profissionais", enquanto no cérebro e no coração trabalham umas estaminais "amadoras", assim como nos músculos, que se renovam somente duas ou três vezes na vida. Não é por acaso que os setores em que se obtiveram mais sucessos com as estaminais são o tratamento de grandes queimaduras, a reconstrução da córnea, a cura de doenças imuno-hematológicas e o transplante de medula.

Estresse oxidativo. É considerado um dos culpados do câncer, do envelhecimento e de doenças degenerativas. Acontece quando numa célula há um excesso de radicais livres, gerados nos processos de oxidação e potencialmente prejudiciais para as estruturas biológicas.

Expressão gênica. Acontece quando um gene é transcrito em RNA e pode enviar a sua mensagem em código para a produção de proteínas.

Fenótipo. Indica as características exteriores de um organismo, desde a altura até a cor dos olhos. É determinado pelo tipo de genes de cada indivíduo e pelo ambiente em que vive; portanto, pelo genoma e pelo epigenoma.

Pequeno glossário de nutrigenômica

Gene. É um determinado trecho do DNA, uma sequência de bases que contêm a informação para codificar uma proteína específica. Estima-se que o homem disponha de mais ou menos 25 mil genes. Um indivíduo possui dois exemplares (alelos) de cada gene: um derivado do pai e outro derivado da mãe. Os dois genes, ou alelos, de cada par controlam a mesma característica, por exemplo, a cor dos olhos, mas cada gene tem um efeito diferente naquela característica: a cor dos olhos, com efeito, pode ser azul, verde ou castanha. E isto depende do tipo de alelos ou do grau de predomínio de cada gene sobre o outro (alelos dominantes ou recessivos). A variabilidade dos fenótipos, isto é, das características exteriores, é enorme, basta pensar no fato de a maior parte das características ser determinada por uma multidão de pares de genes, e de cada indivíduo herdar uma combinação praticamente única. Nem sempre um gene se expressa: mecanismos epigenéticos fazem com que ele seja ou não transcrito. Todos os alimentos que consumimos contêm genes, sejam eles vegetais ou animais.

Genes da longevidade. Ainda sabemos pouco acerca deles, mas pelo que sugerem os primeiros dados, atuam no metabolismo e prolongam a duração da vida. Os genes da longevidade (*Longevity Assurance Genes*) ficam ativos nas horas em que há escassez de alimento, ao contrário dos genes do envelhecimento. Ordenam que só seja usada a energia que havia sido armazenada ou que está disponível para consertar os vários danos sofridos pelos tecidos. Em suma, impõem que seja utilizada toda a energia disponível para a manutenção da saúde do corpo, de forma a poder superar a fase de jejum e adiar a reprodução, prolongando a duração da existência.

Genoma. É toda a informação hereditária guardada no DNA presente no núcleo de toda célula. O genoma humano contém as informações das características da nossa espécie e as peculiaridades de cada indivíduo (determinadas por menos de 1% do DNA). É uma coisa que herdamos e é imutável, a sequência das bases não muda. É somente a expressão dos genes que pode ser modificada, na hora em que o epigenoma a liga ou desliga. Em 2000 mapeou-se pela primeira vez o genoma humano, isto é, identificou-se a sequência das bases azotadas que formam o DNA. Descobriu-se que mais de 99% das bases são idênticas em todas as pessoas e que existem cerca de 25 mil genes, não os 200 mil que se supunha encontrar.

Genótipo. Define o conjunto da informação genética, portanto hereditária, presente num organismo.

Gerontogenes. Os genes do envelhecimento, ou gerontogenes, engatam o decaimento físico e as doenças ligadas à senilidade. Na verdade, estes genes, que só recentemente vêm sendo estudados, não existem com a finalidade de nos fazer definhar: controlam o metabolismo energético. O envelhecimento é um efeito colateral. Ativam-se, por exemplo, quando há fartura de alimentos e aceleram o metabolismo para que aumente a energia nas células e se cuide do armazenamento da gordura. Mas a hiperprodução de energia comporta o surgimento de radicais livres que, depois de algum tempo, provocam a morte da célula, e o acúmulo de gordura favorece a produção de hormônios e de substâncias inflamatórias, ativando processos que podem levar ao câncer e a outras patologias. Os gerontogenes não atuam enquanto os genes da longevidade estão ativos e vice-versa.

Histonas. A formação da cromatina (ou epigenoma) cabe a proteínas que aderem ao DNA. A unidade estrutural é o nucleossoma, parecido com uma série de bolinhas em volta das quais se enrola o filamento. As histonas não servem apenas para dar uma estrutura compacta ao DNA: contribuem para tornar os genes ativos ou adormecidos. São uma espécie de portinhola que deixa passar diferentes sinais provenientes do interior ou do exterior da célula para que possam modular a atividade dos genes. A comunicação entre os sinais e o DNA acontece através da cauda das histonas, uma espécie de antena que pode ser modificada pelos sinais e influenciar a atividade dos genes. O executor dos sinais é, normalmente, uma proteína especializada (fator de transcrição) que se liga ao DNA devido a modificações químicas na cauda das histonas. Quando, por exemplo, a cauda histônica é modificada pelo acréscimo de um grupo acetila (acetilação), o trecho de DNA se estica e o gene pode ser copiado em RNA: com a transcrição pode transmitir as suas informações. Quando, em vez disto, o grupo é removido (deacetilação), o DNA se envolve de forma mais apertada em volta da histona e o trecho genético compactado não pode ser transcrito.

Longevity Smartfoods. São alimentos que poderiam prolongar a vida porque contêm moléculas (smartmolecules) que nas experimentações parecem capazes de inibir os genes do envelhecimento e de ativar os da longevidade. Os Longevity Smartfoods estudados pelo IEO de Milão são: laranjas vermelhas, aspargos, caquis, alcaparras, repolhos roxos, cerejas, chocolate amargo, cebolas, cúrcuma, morangos, frutas vermelhas, alface, berinjelas, maçãs, pimenta calabresa e páprica picante, batatas-doces roxas, ameixas-pretas, *radicchio*, chá-verde e chá-preto, uva.

Metabolismo. É o conjunto das transformações que se desenvolvem no organismo para produzir energia e nova matéria, as macromoléculas, indispensáveis no sustento da vida. Compreende processos de degradação (catabolismo) e de síntese (anabolismo). De um lado, milhões de reações químicas transformam as substâncias nutritivas em moléculas simples que tiram dos alimentos, combinando-os com o oxigênio do ar, toda a energia necessária ao corpo. Do outro, ao contrário, com a absorção de energia se constroem componentes essenciais das células, como proteínas, lipídios, DNA ou RNA. Os ciclos catabólicos e anabólicos, portanto, permitem transformar a comida assimilada no café da manhã ou no jantar em energia para fazer bater o coração, em material de reserva para o tecido ósseo, em acúmulo de gordura ou em qualquer outra coisa. As várias operações do metabolismo são reguladas por genes, alguns dos quais parecem influenciar a longevidade.

Microbioma. É o universo de micróbios que hospedamos no intestino, na pele, na árvore respiratória. Somos metaorganismos e o que assimilamos também interage com os milhares de bilhões de micro-organismos que nos acompanham. A comida influencia os micróbios e os micróbios nos influenciam. É um mundo que ainda conhecemos pouco, mas no qual está concentrando-se cada vez mais a atenção dos cientistas.

Mitocôndrias. Representam pequenas centrais elétricas no interior das células: transformam a glicose em adenosina trifosfato (ATP), a fonte energética do corpo para uso imediato. Uma curiosidade: as mitocôndrias são organelas providas de um DNA próprio, dito mitocondrial, que se herda somente da mãe.

Nutrientes. Os princípios nutritivos, ou nutrientes, são as substâncias assimiladas com a alimentação e indispensáveis para a vida. O nosso organismo precisa dos macronutrientes, como os carboidratos, as gorduras e as proteínas, em quantidade bastante grande, enquanto o corpo só requer os micronutrientes, como vitaminas e minerais, em quantidade mínima.

Nutrigenética. É a disciplina que estuda como os genes influem na maneira com que o nosso organismo assimila os nutrientes. Por exemplo, se o gene responsável pela produção da enzima lactase, necessária à cisão da lactose, não estiver funcionando, a pessoa não conseguirá digerir o leite.

Nutrigenômica. É o campo de estudos, arauto de futuros desenvolvimentos, que se empenha em descobrir como algumas moléculas derivadas de alimentos conseguem influenciar a expressão de trechos do DNA, protegendo o organismo. Algumas substâncias, no longo prazo, podem modificar o comportamento de um ou mais genes: chamam-se modificações epigenéticas. Os estudos mais adiantados sugerem que algumas moléculas (smartmolecules) chegam a silenciar os genes do envelhecimento e a ativar os genes da longevidade. Os alimentos que as contêm foram chamados, neste livro, Longevity Smartfoods.

P66. É um gene do envelhecimento que, entre as outras coisas, leva à apoptose, à morte programada da célula. Foi identificado em 1999 pela equipe de Pier Giuseppe Pelicci, que descobriu como a sua supressão é capaz de prolongar em 30% a vida de ratos. Foi a primeira prova bem-sucedida da existência dos gerontogenes também nos mamíferos. Pelicci provou, ao mesmo tempo, que as cobaias animais das quais se retirara o *p66* não só vivem mais, como também se mantêm mais magras e, mesmo no caso de regimes alimentares hipercalóricos, não ficam obesas. Além disso, ficam mais dificilmente doentes com tumores, enfermidades cardiovasculares e neurovegetativas típicas do envelhecimento.

Radicais livres. São moléculas de oxigênio instáveis geradas nas células pelos processos de oxidação: quando respiramos, quando a célula produz energia, devido à poluição, ao fumo, às radiações ultravioletas. Os átomos destas moléculas têm um elétron solto, desacompanhado na sua órbita externa (normalmente há dois ou nenhum) e procuram voltar a uma condição de equilíbrio cedendo aquele elétron solitário ou recuperando outro à custa das moléculas presentes nas células. Algumas enzimas funcionam como barreira antioxidante, neutralizando os radicais livres antes que possam danificar as estruturas biológicas. Mas quando o número de radicais livres é grande demais, eles acabam fazendo estragos, podendo até alterar o DNA.

Restrição calórica. Está ligada à longevidade. Foi demonstrado nos animais, de moscas até macacos, que uma dieta pobre em calorias, sem chegarmos à desnutrição, aumenta a duração da vida e reduz, nos mamíferos, as patologias senis: ativa os genes da longevidade e inibe os do envelhecimento, ligados por sua vez ao metabolismo. Nos mamíferos, a restrição calórica (CR, *Caloric Restriction*) consiste numa redução entre 30% e 40% da quantidade de calorias. Para os homens, não parece ser viável. Mas deu resultados positivos uma primeira experimentação com voluntários de uma dieta pseudojejum, com uma forma de restrição calórica ministrada por poucos dias e sujeita a rigoroso controle médico.

RNA. É a cópia de um gene. O DNA funciona como um molde, ao qual se liga um filamento de RNA para transcrever os comandos. Quer dizer, a célula faz no seu núcleo uma cópia do gene, que não é totalmente igual ao original: no lugar da base timina (T) aparece a uracila (U). Em seguida, a cópia do gene sai do núcleo e, sempre dentro da célula, é lida nos ribossomos, pequenas fábricas que nesta altura produzem a proteína a partir das instruções contidas no RNA.

Síntese proteica. É o processo bioquímico que leva à produção das proteínas, graças à leitura do DNA. As proteínas são uma espécie de operárias das células, responsáveis por quase todas as funções vitais do corpo. Formadas por aminoácidos, desempenham inúmeras funções: só para mencionar algumas, são os tijolos para construir os ossos, os músculos, a pele e os órgãos; são enzimas, que regem várias funções (por exemplo, a digestão); são o material para hormônios, neurotransmissores e outras moléculas. O organismo humano consegue sintetizar alguns dos aminoácidos necessários à construção das proteínas, através da síntese proteica, mas não tem a capacidade de fabricar vários outros que devem ser introduzidos pela alimentação.

Sirt. Nos mamíferos foram identificados sete genes pertencentes à família Sirt (Sirt 1-7): são os genes da longevidade que tanto interesse despertam nos cientistas. Codificam as sirtuínas, uma classe de proteínas que dá a partida a uma enxurrada de eventos moleculares que, por exemplo, fazem viver mais a célula ativando mecanismos de conserto e manutenção. E mais: parece que as sirtuínas provocam o deslocamento das reservas de gordura das células adiposas para o sangue, para então convertê-las em energia dentro dos diferentes tecidos. Estas ações todas têm uma lógica, pois os genes da longevidade regulam o metabolismo e passam a funcionar nos períodos de jejum: como resposta a uma fase em que escasseia a comida, procuram fazer com que o organismo sobreviva procurando a energia onde ela estiver. O homólogo do Sirt1 nos organismos inferiores chama-se Sirt2 e foi descoberto em 1995: quando foi silenciado, a vida do levedo se encurtou.

Smartmolecules. Neste livro foram assim chamadas as moléculas de origem vegetal que parecem ter a capacidade de inibir os genes do envelhecimento e ativar os genes da longevidade. Trata-se de substâncias que se mimetizam ao jejum, isto é, capazes de provocar os mesmos efeitos da restrição calórica nas vias genéticas da longevidade. Isto é possível porque entram no núcleo da célula e se combinam com a cromatina, engatando mecanismos epigenéticos: com a metilação, por exemplo, os genes se aglomeram e ficam ilegíveis, enquanto com a acetilação os trechos do DNA se esticam, tornando possível a sua transcrição. As moléculas smart até agora identificadas nos alimentos são: as antocianinas (presentes nas laranjas vermelhas, repolho roxo, uva-preta); a capsaicina (páprica picante e pimenta calabresa); a curcumina (cúrcuma); a epigalocatequina galato (chá-verde e chá-preto); a fisetina (caquis, morangos, maçãs); a quercetina (presente em aspargos, alcaparras, chocolate amargo, cebolas, alface); o resvaratrol (uva).

Telômeros. São assim chamadas as extremidades dos cromossomos, que ficam envolvidas por uma espécie de capacete proteico que as protege. Os telômeros são frágeis e têm vida breve. A cada divisão celular ficam mais curtos, até perderem o pequeno capacete protetor, deixando os cromossomos sem proteção: o DNA livre dos cromossomos é lido pela célula como alterado, dando origem ao envelhecimento celular, à apoptose (morte programada da célula) e, mais raramente, a cromossomos aberrantes (dando início ao processo que leva à transformação tumoral de uma célula).

Tor. É um dos genes do envelhecimento e é sensível aos aminoácidos da dieta: depois de uma lauta refeição rica em proteínas, aciona um mecanismo que faz crescer e proliferar as células. Quando estamos de jejum, ao contrário, ele se cala. Mas parece que algumas smartmolecules também podem inibi-lo, como as antocianinas, a epigalocatequina galato, a capsaicina e a curcumina. E quando se cala, Tor ativa o programa genético da longevidade.

Vias genéticas da longevidade. Regulam o metabolismo e influenciam a duração da vida. De 1988 até hoje foram identificados uns vinte entre gerontogenos, ou genes do envelhecimento, e genes da longevidade em todas as espécies em que foram procurados, desde levedos até ratos. A hipótese é que no homem haja uns cem. Quando os genes da longevidade se expressam, os do envelhecimento ficam inativos e vice-versa. Os animais, desde os organismos inferiores aos mamíferos, sobreviveram porque este mecanismo assegurou-lhes a capacidade de adaptar-se à oscilação entre disponibilidade de comida e longos períodos de jejum. No homem parece acontecer a mesma coisa. Quando se come muito, o organismo aproveita para tirar energia de uso imediato e formar depósitos adiposos que também servem a protegê-lo do frio: a cena fica por conta dos gerontogenos. Quando a comida escasseia, é a vez dos genes da longevidade se expressarem, ativando processos de conserto das células e buscando energia nas reservas de gordura. Segundo estudos de vanguarda, algumas moléculas derivadas dos alimentos imitam o jejum (smartmolecules).

Publicações acadêmicas

As fontes para a elaboração da Dieta Smartfood são as pesquisas mais abalizadas sobre a nutrição e sobre as vias genéticas da longevidade. Temos, a seguir, os principais artigos científicos que relatam os seus resultados: as publicações estão disponíveis no banco de dados online PubMed da US National Library of Medicine, que depende da instituição norte-americana National Institutes of Health

1. Uma dieta pela vida

G. Pelicci, L. Lanfrancone, F. Grignani, J. Mc Glade, F. Cavallo, G. Forni, I. Nicoletti, T. Pawson, P.G. Pelucci, A novel transforming protein (SHC) with an SH2 domain is implicated in mitogenic signal transduction, Cell, 10 de julho de 1992, vol. 70, páginas 93-104.

S.M. Dilworth, C.E. Brewster, M.D. Jones, L. Lanfrancone, G. Pelicci, P.G. Pelicci, Transformation by polyoma vírus middle T-antigen involves the binding and tyrosine phosphorylation of Shc, Nature, 6 de janeiro de 1994, vol. 367, páginas 87-90.

M. Giorgio, E. Migliaccio, F. Orsini, D. Paolucci, M. Moroni, C. Contursi, G. Pelicci, L. Luzi, S. Minucci, M. Marcaccio, P. Pinton, R. Rizzuto, P. Bernardi, F. Paolucci, P.G. Pelicci, Electron transfer between cytochrome c and p66Shc generates reactive oxygen spacies that trigger mitochondrial apoptosis, Cell, 29 de julho de 2005, vol. 122, páginas 221-233.

P. Pinton, A. Rimessi, S. Marchi, F. Orsini, E. Migliaccio, M.Giorgio, C. Contursi, S. Minucci, F. Mantovani, M.R. Wieckowski, G. Del Sal, P.G. Pelicci, R. Rizzuto, Protein kinase C beta and prolyl isomerase 1 regulate mitochndrial effects of the life-span determinant p66Shc, Science, 2 de fevereiro de 2007, vol. 315, páginas 659-663.

I. Berniakovich, M. Trinei, M. Stendardo, E. Migliaccio, S. Minucci, P. Bernardi, P.G. Pelicci, M. Giorgio, p66Shc-generated oxidative signal promotes fat accumulation, The Journal of Biological Chemistry, 5 de dezembro de 2008, vol. 283, páginas 34283-34293.

Publicações acadêmicas

A. Berry, D. Carnevale, M. Giorgio, P.G. Pelicci, E.R. de Kloet, E. Alleva, L. Minghetti, F. Cirulli, Greater resistence to inflammation at adulthood could contribute to extended life-span of p66 (Shc-/-) mice, *Experimental Gerontology*, maio de 2010, vol. 45, páginas 343-350.

M. Giorgio, A. Berry, I. Berniakovich, I. Poletaeva, M. Trinei, M. Stendardo, K. Hagopian, J.J.Ramsey, G. Cortopassi, E. Migliaccio, S. Notzli, I. Amrein, H.P. Lipp, F. Cirulli, P.G. Pelicci, The p66Shc knocked out mice are short lived under natural condition, *Aging Cell*, fevereiro de 2012, vol. 11, páginas 162-168.

M. Trinei, I. Berniakovich, E. Beltrami, E. Migliaccio, A. Fassina, P. Pelicci, M. Giorgio, p66Shc signals to age, *Aging*, junho de 2009, vol. 1, páginas 503-510.

S. Ribaric, Diet and aging, *Oxidative Medicine and Cellular Longevity*, 2012, vol. 2012.

L. Fontana, L. Partridge, V.D. Longo, Expanding healthy life-span from yeast to humans, *Science*, 16 de abril de 2010, vol. 328, páginas 321-326.

R. Pallavi, M. Giorgio, P.G. Pelicci, Insights into the beneficial effect of caloric dietary restriction for a healthy and a prolonged life. *Frontiers of Physiology*, 2012, vol. 3, p.318.

C. Lee, V.D. Longo, Fasting VS dietary restriction in cellular protection and cancer treatment: from model organisms to patients, *Oncogene*, 28 de julho de 2011, vol. 30, páginas 3305-3316.

S. Brandhorst, I.Y. Choi, M. Wei C.W. Cheng, S. Sedrakyan, G Navarete, L. Dubeau, L.P. Yap, R. Park, M. Vinciguerra, S.Di Biase, H. Mirzaei, M.G. Mirisola, P. Childress, L. Ji, S. Groshen, F. Penna, P. Odetti, L. Perin, P.S. Conti, Y. Ikeno, B.K. Kennedy, P. Cohen, T.E. Morgan. T.B. Dorff, V.D. Longo, A Periodic Diet that Mimics Fasting Promotes Multi-System Regeneration, Enhanced Cognitive Performance and Healthspan, *Cell Metabolism*, 7 de julho de 2015, vol. 22, páginas 86-99.

L. Fontana, L. Partridge, Promoting health and longevity through diet: from model organisms to humans, *Cell*, 26 de março de 2015, vol. 161, páginas 106-118.

F. Salamone, G. Li Volti, L. Titta, L. Puzzo, I. Barbagallo, F. La Delia, S. Zelber-Sagi, M. malaguarnera, P.G. Pelicci, M. Giorgio, F. Galvano, Moro orange juice prevents fatty liver in mice, *World Journal of Gastroenterology*, 7 de agosto de 2012, vol. 18, páginas 3862-3868.

L. Titta, M. Trinei, M. Stendardo, I. Berniakovich, K. Petroni, C. Tonelli, P. Riso, M. Porrini, S. Minucci, P.G. Pelicci, P. Rapisarda, G. Reforgiato Recupero, M. Giorgio, Blood Orange juice inhibits fat accumulation in mice, *International Journal of Obesity*, março de 2010, vol. 34, páginas 578-0588.

E. Butelli, L. Titta, M. Giorgio, H.P. Mock, A. Matros, S. Peterek, E.G. Schijlen, R.D. Hall, A.G. Bovy, J. Luo, C. Martin, Enrichment of tomato fruit with health-promoting anthocyanins by expression of select transcriptions factors, *Nature Biotechnology*, novembro de 2008, vol. 26, páginas 1301-1308.

World Cancer Research Fund International, Americam Institute for Cancer Research, Food, Nutrition, Phisical Activity, and the Prevention of Cancer. A Global Perspective, WCRF, AICR, Washington DC, 2007.

U. Ekelund, H.A.Ward, T. Norat, J. Luan, A.M. May, E. Weiderpass, A.J. Sharp, K. Overvad, J.N. Ostergaard, A. Tjonneland, N.F. Johnsen, S. Mesrine, A. Fournier, G. Fagherazzi, A. Trichopoulou, P. Lagiou, D. Trichopoulos, K. Li, R. Kaaks, P. Ferrari, I. Likaj, M. Jenab, M. Bergmann, H. Boeing, D. Palli, S. Sieri, S. Panico, R. Tumino, P. Vineis, P.H. Peeters, E. Monnikhof, H.B. Bueno-de-Mesquita, J.R. Quiros, A. Agudo, M.J. Sanchez, J.M. Huerta, E. Ardanaz, L. Arriola, B. Hedblad, E. Wirfalt, M. Sund, M. Johansson, T.J. Key, R.C. Travis, K.T. Khaw, S. Brage, N.J.Wareham, E. Riboli, Physical activity and all-cause mortality across levels of overall and abdominal adiposity in European men anda women: the European Prospective Investigation into Cancer and Nutrition Study(EPIC). *The American Journal of Clinical Nutrition*, março de 2015, vol. 101, páginas 613-621.

T. Pischon, H. Boeing, K. Hoffmann, M. Bergmann, M.B. Schulze, K. Overvad, Y.T. van der Schouw. E. Spencer, K.G. Moons, A. Tjonneland, J. Halkjaer, M.K. Jensen, J. Stegger, F. Clavel-Chapelon, M.C. Boutron-Ruault, V. Chajes, J. Linseisen, R. Kaaks, A. Trichopoulou, D. Trichopoulos, C. Bamia, S. Sieri, D. Palli, R. Tumino, P. Vineis, S. Panico, P.H. Peeters, A.M. May, H.B. Bueno-de-Mesquita, F.J. van Duijnhoven, G. Hallmans, L. Weinehall, J. Manjer, B. Hedblad, E. Lund, A. Agudo, L. Arriola, A, Barricarte, C. Navarro, C. Martinez, J.R. Quiros, T. Key, S. Bingham, K.T. Khaw, P. Boffetta, M. Jenab, P. Ferrari, E. Riboli, General and abdominal adiposity and risk of death in Europe, *The New England Journal of Medicine*, 13 de novembro de 2008, vol. 359, páginas 1105-2120.

2. Os Longevity Smartfood

C. Galeone, C. Pelucchi, F. Levi, E. Negri, S. Franceschi, R. Talamini, A. Giacosa, C. La Vecchia, Onion and garlic use and human cancer, *The American Journal of Clinical Nutrition*, novembro de 2006, vol. 84, páginas 1027-1032.

M.Y. Schar, P.J. Curtis, S. Hazim, L.M. Ostertag, C.D. Kay, J.F. Potter, A. Cassidy, Orange juice-derived flavanone and phenolic metabolites do not acutely affect cardiovascular risk biomarkers: a randomized, placebo-controlled, crossover trial in men at moderated risk of cardiovascular disease, *The American Journal of Clinical Nutrition*, maio de 2015, vol. 101, páginas 931-938.

J.W. Jun, W.S. Lee, M.J. Kim, J.N. Lu, M.H. Kang, H.G. Kim, D.C. Kim, E.J.Choi, J.Y. Choi, Y.K. Lee, C.H. Ryu, G. Kim, Y.H. Choi, O.J. Park, S.C. Shin, Characterization of a profile of the anthocyanins isolated from Vitis coignetiae Pulliat and their anti-invasive activity on HT-29 human colon cancer cells, *Food and cemical toxicology*:

Publicações acadêmicas

an international journal published for the British Industrial Biological Research Association, março de 2010, vol. 48, páginas 903-909.

A. Koutsos, K.M. Tuohy, J.A. lovegrove, Apple and cardiovascular health – is the gut microbiota a core consideration?, *Nutrients*, junho de 2015, vol. 7, páginas 3959-3998.

W. Zhang, Y.B. Xiang, H.L. Li, G. Yang, H. Cai, B.T. Ji, Y.T. Gao, W. Zheng, X.O. Shu, Vegetable-based dietary pattern and liver cancer risk: results from the Shanghai women's and men's health studies, *Cancer science*, outubro de 2013, vol. 104, páginas 1353-1361.

M.L. Pelchat, C. Bykowski, F.F. Duke, D.R. Reed, Excretion and perception of a characteristic odor in urine after asparagus ingestion: a psycophysical and genetic study, *Chemical senses*, janeiro de 2011, vol. 36, páginas 9-17.

T.O. Tollefsbol, Techniques for analysis of biological aging, *Methods in molecular biology*, 2007, vol. 371, páginas 1-7.

G.S. Roth, M.A. Lane, D.K. Ingram, J.A. Mattison, D. Elahi, J.D. Tobin, D. Muller, E.J. Metter, Biomarkers of caloric restriction may predict longevity in humans, *Science*, 2 de agosto de 2002, vol. 297, p. 811.

M.S. Butt, A. Imran, M.K. Sharif, R.S. Ahmad, H. Xiao, M. Imran, H.A. Rsool, Black tea polyphenols: a mechanistic treatise, *Critical reviews in food science and nutrition*, 2014, vol. 54, páginas 1002-1011.

P. Huebbe, K. Giller, S. de Pascual-Teresa, A, Arkenau, B. Adolphi, S. Portius, C.N. Arkenau, G. Rimbach, Effects of blackcurrant-based juice on atherosclerosis-related biomarkers in cultured macrophages and in humans subjects after consumption of a high-energy meal, *The British Journal of Nutrition* julho de 2012, vol. 108, páginas 234-344.

S.A, Johnson, A. Figueroa, N Navaei, A. Wong, R. Kalfon, L.T. Ormsbee, R.G. Feresin, M.L. Elam, S. Hooshmand, M.E. Payton, B.H. Arjmandi, Daily blueberry consumption improves blood pressure and arterial stiffness in postmenopausal women with pre - and stage 1 - hypertension: a randomized double-blind, placebo-controlled clinical trial, *Journal of the Academy of Nutrition and Dietetics*, março de 2015, vol. 115, páginas 369-377.

S. Vendrame, S. Guglielmetti, P. Riso, S. Arioli, D. Klimis-Zacas, M. Porrini, Six-weeks consumptions of a wild blueberry powder drink increases bifidobacteria in the human gut, *Journal of agricultural and food chemistry*, 28 de dezembro de 2011, vol. 59, páginas 12815-12820.

C. Del Bo, P. Riso, A, Brambilla, C. Gardana, A. Rizzolo, P. Simonetti, G. Bertolo, D. Klimis-Zaca, M. Porrini, Blanching improves anthocyanins absorption from highbush blueberry (Vaccinium Corymbosum L.) puree in healthy human volunteers: a pilot study, *Journal of agricultural and food chemistry*, 12 de setembro de 2012, vol. 60, páginas 9298-9304.

R. Weindruch, K.P. Keenan, J.M. Carney, G. Fernandes, R.J. Feuers, R.A. Floyd, J. B. Halter, J.J. Ramsey, A. Richardson, G.S. Roth, S.R. Spindler, Caloric restriction mimetics: metabolic interventions, Te journal of gerontology. Series A, Biological sciences, março de 2001, vol. 56 Spec nº1, páginas 20-33.

H.F. Huseini, S. Hasani-Rnjbar, N. Nayebi, R. Heshmar, F.K. Sigaroodi, M. Ahvazi, B.A. Alaei, S. Kianbakht, Capparis Spinosa L. (Caper) fruit extract in treatment of type 2 diabetic patients: a randomizes double-blind placebo-controlled clinical trial, Complementary therapies in medicine, outubro de 2013, vol. 21, páginas 447-452.

H. Ying, Z. Wang, Y. Zhang, T.Y. Yang, Z.H. Ding, S.Y. Liu, J. Shao, Y. Liu, X.B. Fan, Capsaicin induces apoptosis in human osteosarcoma cells through AMPK-dependent and AMPK-indipendent signaling pathways, Molecular and cellular biochemistry, dezembro de 2013, vol. 384, páginas 229-237.

M.J. Ludy, G.E. Moore, R.D. Mattes, The effects of capsaicin and capsiate on energy balance: critical review and meta-analyses of studies in humans, Chemical senses, fevereiro de 2012, vol. 37, páginas 103-121.

M.S. Westerterp-Plantenga, A. Smeets, M.P. Lejeune, Sensory and gastrointestinal satiety effects of capsaicin on food intake, Internatioal journal of obesity, junho de 2005, vol. 29, páginas 682-688.

W.D. Rollyson, C.A. Stover, K.C. Brown, H.E. Perry, C.D. Stevenson, C.A. Mc Nees, J.G. Ball, M.A. Valentovic, P. Dasgupta, Bioavailability of capsaicin and its implications for drug delivery, Journal of Controlled Release: Oficial Journal of the Controlled Release Society, 28 de dezembro de 2014, vol. 196, páginas 96-105.

M. Bonora, M.R. Wieckowsk, C. Chinopoulos, O. Kepp, G. Kroemer, L. Galluzzi, P. Pinton, Molecular mechanisms of cell death: central implication of ATP synthase in mitochondrial permeability transition, Oncogene, 19 de março de 2015, vol. 34, p. 1608.

Y. Hitaka, A. Nakano, K. Tsukigawa, H. Manabe, H. Nakamura, D. Nakano, J. Kinjo, T. Nohara, H. Maeda, Characterization of carotenoid fatty acid esters from the peels of the persimmon Diospyros kaki, Chemical & pharmaceutical bulletin, 2013, vol. 61, páginas 666-669.

P.G. Bell, M.P. McHugh, E. Stevenson, G. Howatson, The role of cherries in exercise and health, Scandinavian Journal of medicine & science in sports, junho de 2014, vol. 24, páginas 477-490.

E. Schumacher, E. Vigh, V. Molnar, P. Kenyeres, G. Feher, G. Kesmarky, K. Toth, J. Garai, Thrombosis preventive potential of chicory coffee consumption: a clinical study, Phytotherapy Research: PTR, maio de 2011, vol. 25, páginas 744-748.

K.D. Ahuja, M.J. Ball, Effects of daily ingestion of chilli on serum lipoprotein oxidation in adult men and women, The British Joournal of Nutrition, agosto de 2006, vol. 96, páginas 239-242.

C.E. O'Neil, T.A. Nicklas, V.L. Fulgoni, III, Consumption of apples is associated with a better diet quality and reduced risk of obesity in children: National Health and Nutrition Examination Survey (NHANES) 2003-2010, *Nutrition Journal*, 2015, vol. 14, p. 48.

F. XU, Y. Zheng, Z. Yang, S. Cao, X. Shao, H. Wang, Domestic cooking methods affect the nutritional quality of red cabbage, *Food Chemistry*, 15 de outubro de 2014, Vol. 161, páginas 162-167.

S.R. Spindler, P.L. Mote, J.M. Flegal, B. Teter, Influence on longevity of blueberry, cinnamon, green and black tea, pomegranate, sesame, curcumin, morin, pycnogenol, quercetin and taxifolin fed iso-calorically to long-lived F1 hybrid mice, *Rejuvenation Research*, abril de 2013, vol. 16, páginas 143-151.

F. Madeo, F. Pietrocola, T. Eisenberg, G. Kroemer, Caloric restriction mimetics: towards a molecular definition, *Nature Reviews. Drug Discovery*, outubro de 2014, vol. 13, páginas 727-740.

M.A. Lane, G.S. Roth, D.K. Ingram, Caloric restriction mimetics: a novel approach for biogerontology, *Methods in Molecular Biology* 2007, vol. 371, páginas 143-149.

R. Jager, R.P. Lowery, A.V. Calvanese, J.M. Joy, M. Purpura, J.M. Wilson, Comparative absorption of curcumin formulations, *Nutrition Journal*, 2014, vol. 13, p. 11.

C.S. Beevers, F. Li, L. Liu, S. Huang, Curcumin inhibits the mammalian target of rapamycin-mediated signaling pathways in cancer cells, *International Journal of Cancer. Journal International Du Cancer*, 15 de agosto de 2006, vol. 119, páginas 757-764.

A.L. Lopresti, M. Maes, G.L. Maker, S.D. Hood, P.D. Drummond, Curcumin for the treatment of major depression: a randomized, double-blind, placebo controlled study, *Journal of Affective Disorders*, 2014, vol. 167, páginas 368-375.

C.S. Beevers, H. Zhou. S. Huang, Hitting the golden TORget: curcumin's effects on mTOR signaling, *Anti-cancer Agents in Medicinal Chemistry*, setembro de 2013, vol. 13, páginas 988-994.

A. Kerimi, G. Williamson, The cardiovascular benefits of dark chocolate, *Vascular Pharmacology*, agosto de 2015, vol. 71, páginas 11-15.

E. Zomer, A. Owen, D.J. Magliano, D. Liew, C.M. Reid, The effectiveness of dark chocolate consumption as prevention therapy in people at high risk of cardiovascular desease: best case scenario analysis using a Markov model, *British Medical Journal*, 2012, vol. 344, p. e3657.

L.A. Massee, K. Ried, M. Pase, N. Travica, J. Yoganathan, A. Scholey, H. Macpherson, G. Kennedy, A. Sali, A. Pipingas. The acute and sub-chronic effects of cocoa flavanols on mood, cognitive and cardiovascular health in young healthy adults: a randomizad controlled trial, *Frontiers of Pharmacology*, 2015, vol. 6, p. 93.

M.U. Rosales-Soto, J.R. Powers, J.R. Alldrege, Effect of mixing time, freeze-drying and baking on phenolics, anthocyanins and antioxidant capacity of raspberry juice during processing of muffins, *Journal of the Science of Food and Agriculture*, maio de 2012, vol. 92, páginas 1511-1518.

P. Zafrilla, F. Ferreres, F.A. Tomas-Barberan, Effects of processing and storage on the antioxidant ellagic acid derivatives and flavonoids of red rasperry (Rubus idaeus) jams, *Journal of Agricultural and Food Chemistry*, agosto de 2001, vol. 49, páginas 3651-3655.

S. Jeong, S.H. Hong. T.B. Lee, J.W. Kwon, J.T. Jeong, H.J. Joo, J.H. Park, C.M, Ahn, C.W. Yu, D.S. Lim, Effects of black rasberry on lipid profiles and vascular endothelial function in patients with metabolic syndrome, *Phytotherapy Research: PTR*, outubro de 2014, vol. 28, páginas 1492-1498.

G. Liu, X.N. Mi, X.X. Zheng, Y.L. Xu, J. Lu, X.H. Huang, Effects of tea intake on blood pressure: e meta-analysis of randomized controlled trials, *British Journal of Nutrition*, 14 de outubro de 2014, vol. 112, páginas 1043-1054.

P. Huebbe, K. Giller, S. de Pascual-Teresa, A. Arkenau, B. Adolphi, S. Portius, C.N. Arkenau, G. Rimbach, Effects of blackcurrant-based juice on atherosclerosis-related biomarkers in cultured macrophages and in human subjects after consumption of a high-energy meal, *British Journal of Nutrition*, 28 de julho de 2012, vol. 108, páginas 234-244.

D. Liu, P. Li, S. Song, Y. Liu, Q. Wang, Y. Chang, Y. Wu, J. Chen, W, Zhao, L. Zhang, W. Wei, Pro-apoptotic effect of epigallo-catechin-3-gallate on B lymphocytes through regulating BAFF/PI3K/Akt/mTOR signaling in rats with collagen-induced arthritis, *European Journal of Pharmacology*, 5 de setembro de 2012, vol. 690, páginas 214-225.

E. Sangiovanni, U. Vrhovsek. G. Rossoni, E. Colombo, C. Brunelli, L. Brembati, S. Trivulzio, M. Gasperotti, F, Mattivi, E. Bosisio, M. Dell'Agli, Ellagitannins from Rubus berries for the control of gastric inflammation: in vitro and in vivo studies, *Plos One*, 2013, vol. 8, p. e71762.

H. Nishimuro, H. Ohnishi-kameyama, I. Matsunaga, S. Naiko, K. Ippoushi, H. Oike, T. Nagata, H. Akasaka, S. Saitoh, K. Shimamoto, M. Kobori, Estimated daily intake and seasonal food sources of quercetin in Japan, *Nutrients*, abril de 2015, vol. 7, páginas 2345-2358.

N. Khan, D.N. Syed, N. Ahmad, H. Mukhtar, Fisetin: a dietary antioxidant for health promotion, *Antioxidant & Redoz Signaling*, 10 de julho de 2013, vol. 19, páginas 151-162.

A.S. Keck, J.W. Finley, Cruciferous vegetables: cancer protective mechanisms of glucosinolate hydrolysis products and selenium, *Integrative Cancer Therapies*, março de 2004, vol. 3, páginas 5-12.

F.S. Hanschen, E. Lamy, M. Schreiner, S. Rohn, Reactivity and stability of glucosinolates and their breakdown products in food, *Angewandte Chemic*, 20 de outubro de 2014, vol. 53, páginas 11430-11450.

A.R. Rahbar, M.M. Mahmoudabadi, M.S. Islam, Comparative effects of red and white grapes on oxidative markers and lipidemic parameters in adult hypercholesterolemic humans, *Food & Functions*, junho de 2015, vol. 6, páginas 1992-1998.

J. Yang, Y.Y. Xiao, Grape phytochemicals and associated health benefits, *Critical Review in Food Science and Nutritiion*, 2013, vol. 53, páginas 1202-1225.

H.H. Feringa, D.A. Laskey, J.E. Dickson, C.I. Coleman, The effect of grape seed extract on cardiovascular risk markers: a meta-analysis of randomized controlled trials, *Journal of the Americam Dietetic Association*, agosto de 2011, vol. 111, páginas 1173-1181.

R. Johnson, S. Bryant, A.L. Huntley, Green tea and green tea catechin extracts: an overview of the clinical evidence, *Maturitas*, dezembro de 2012, vol. 73, páginas 280-287.

M.A. Lemos, M.M. Aliyu, G. Hungerforf, Influence of cooking on the levels of bioactive compounds in Purple Majesty potato observed via chemical and spectroscopic means, *Food Chemistry*, 15 de abril de 2015, vol. 173, páginas 462-467.

D.A. Sinclair, Toward a unified theory of caloric restriction and longevity regulation. *Mechanism of Aging and Development*, setembro de 2005, vol. 126, páginas 987-1002.

C. Cerletti, F. Gianfagna, C. Tamburelli, A. De Curtis, M. D'Imperio, W. Coletta, L. Giordano, R. Lorenzet, P. Rapisarda, G. Reforgiato Recupero, D. Rotilio, L. Iacoviello, G. de Gaetano, M.B. Donati, Orange juice intake during a fatty meal consumption reduces the postprandial low-grade inflammatory response in healthy subjects, *Thrombosis Research*, fevereiro de 2015, vol. 135, páginas 255-259.

C. Xie, Z. Xie, X. Xu. D. Yang, Persimmon (Diospyros kaki L.) leaves: a review on traditional uses, phytochemistry and pharmacological properties, *Journal of Ethnopharmacology*, 2 de abril de 2015, vol. 163, páginas 229-240.

P. Ramirez-Anaya Jdel, C. Samaniego-Sanchez, M.C. Castaneda-Saucedo, M. Villalon-Mir, H.L. de la Serrana, Phenols and the antioxidant capacity of Mediterranean vegetables prepared with extre virgin olive oil using different domestic cooking techniques, *Food Chemistry*, 1º de dezembro de 2015, vol. 188, páginas 430-438.

M. Yakoot, S. Helmy, K. Fawal, Pilot study of the efficacy and safety of lettuce seed oil in patients with sleep disorders, *International Journal of General Medicine*, 2011, vol. 4, páginas 451-456.

J. Dong, X. Zhang, H.X. Bian, N. Xu, B. Bao, J. Liu, Quercetin reduces obesity-associated ATM infiltration and inflammation in mice: a mechanism including AMPKalpha1/SIRT1, *Journal of Lipid Research*, março de 2014, vol. 55, páginas 363-374.

L. D'Evoli, F. Morroni, G. Lombardi-Boccia, M. Lucarini, P. Hrelia. G. Cantelli-Forti, A. Tarozzi, Red chicory (Cichorium Intybus L. cultivar) as a potential source of antioxidant anthocyanins for intestinal health, *Oxidative Medicine and Cellular Longevity*, 2013, vol. 2013, p. 704310.

G. Grosso, F. Galvano, A. Mistretta, S. Marventano, F. Nolfo, G. Calabrese, S. Buscemi, F. Drago, U. Veronesi, A. Scuderi, Red Orange: experimental models and epidemiological evidence of its benefits on human health, *Oxidative Medicine and Cellular Longevity*, 2013, vol. 2013, p. 157240.

I.M. Taj Eldin, E.M. Ahmed, H.M.A. Elwahab, Preliminary Study of the Clinical Hypoglycemic Effects of Allium cepa (Red Onion) in Type 1 and Type 2 Diabetic Patients, *Environmental health Insights*, 2010, vol. 4, páginas 71-77.

P.F. Cavagnaro, C.R. Galmarini, Effect of processing and cooking conditions on onion (Allium Cepa L.) induces antiplatelet activity and thiosulfinate content, *Journal of Agricultural and Food Chemistry*, 5 de setembro de 2012, vol. 60, páginas 8731-8737.

R.I. Tennen, E. Michishita-Kioi, K.F. Chua, Finding a target for resveratrol, *Cell*, 3 de fevereiro de 2012, vol. 148, páginas 387-389.

B.B. Aggarwal, Targeting inflammation-induced obesity and metabolic diseases by curcumin and other nutraceuticals, *Annual Feviw of Nutrition*, 21 de agosto de 2010, vol. 30, páginas 173-199.

J. Lu, L. Qi, C. Yu, L. Yang, Y. Guo, Y. Chen, Z. Bian, D. Sun, J. Du, P. Ge, Z. Tang, W. Hou, Y. Li, J. Chen, Z. Chen, L. Li, Comsumption of spicy food and total and cause-specific mortality: population based cohort study, *British Medical Journal*, 2015, vol. 351, p. h3942.

A. Cassidy, E.J. O'Reilly, C. Kay, L. Sampson, M. Franz, J.P. Forman, G. Curhan, E.B. Rimm, Habitual intake of flavonoid subclasses and incident hypertension in adults, *The American Journal of Clinical Nutrition*, fevereiro de 2011, vol. 93, páginas 338-347.

I. Edirisinghe, K. Banaszewski, J. Cappozzo, K. Sandhya, C.L. Ellis, R. Tadapaneni, C.D. kappagoda, B.M. Burton-Freeman, Strawberry anthocyanin and its association with posprandial inflammation and insulin, *The British Journal of Nutrition*, setembro de 2011, vol. 106, páginas 913-922.

S.J. Zunino, M.A. Parelman, T.L. Freytag, C.B. Stephensen, D.S. Kelley, B.E. Mackey, L.R. Woodhouse, E.L. Bonnel, Effects of dietary strawberry powder on blood lipids and inflammatory markers in obese human subjects, *The British Journal of Nutrition*, setembro de 2012, vol. 108, páginas 900-909.

G. Ballistreri, A. Continella, A. Gentile, M. Amenta, S. Fabroni, P. Rapisarda, Fruit quality and bioactive compounds relevant to human health of sweet cherry (Prunus avium L.) cultivars grown in Italy, *Food Chemistry*, 15 de outubro de 2013, vol. 140, páginas 630-638.

M. Habib, M. Bhat, B.N. Dar, A.A. Wani, Sweet Cherries from Farm to Table: a review, *Critical review in food science and nutrition*, 26 de junho de 2015.

E. Lever, J. Cole, S.M. Scott, P.W. Emery, K. Whelan, Systematic review: the effects of prunes on gastrointestinal function, *Alimentary Pharmacology & Therapeutics*, outubro de 2014, vol. 40, páginas 750-758.

Publicações acadêmicas

N. Tlili, W. Elfalleh, E. Saadaoui, A, Khaldi, S. Triki, N. Nasri, The caper (capperis L.): ethnopharmacology, phytochemical and pharmacological properties, *Fitoterapia*, março de 2011, vol. 82, páginas 93-101.

A.R. Lo Piero, The State of the Art in Biosynthesis of Anthocyanins and Its Regulation in Pigmented Sweet Oranges [(Citrus sinensis) L. Osbeck], *Journal of Agricultural and Food Chemistry*, 29 de abril de 2015, vol. 63, páginas 4031-4041.

R. Lo Scalzo, M. Fibiani, G. Mennella, G.L. Rotino, M. Dal Sasso, M. Culici, A. Spallino, P.C. Braga, Thermal treatment of eggplant (Solanum melongena L.) increases the antioxidant content and the inhibitory effect on human neutrophil burst, *Journal of Agricultural and Food Chemistry*, 24 de março de 2010, vol. 58, páginas 3371-3379.

S. Derry, R.A. Moore, Topical capsaicin (low concentration) for chronic neuropathic pain in adults, *The Cochrane Database of Systematic Review*, 2012, vol. 9, p. CD010111.

S. Hooshmand, B.H. Arjmandi, Viewpoint: dried plum, an emerging functional food that may effectively improve bone health, *Aging Research Review*, abril de 2009, vol. 8, páginas 122-127.

R.V. a. W.M.F.J. Matthijs Dekker, Predictive modelling of health aspects in the food production chain: a case study on glucosinolates in cabbage, *Trends in Food Science & Technology*, 2000, vol. 11, páginas 174-181.

3. Os Protective Smartfood

H.E. Theobald, Dietary calcium and health, *Nutrition Bulletin*, 2005, vol. 30, páginas 237-277.

C. Weikert. D. Walter, K. Hoffmann, A. Kroke, M.M. Bergmann, H. Boeing, The relation between dietary protein, calcium and bone health in women: results from the EPIC-Potsdam cohort, *Annals of Nutrition and Metabolism*, 2005, vol. 49, páginas 312-318.

T. Snoeijs, T. Dauwe, R. Pinxten, V.M. Darras, L. Arckens, M. Eens, The combined effect of lead exposure and high or low dietary calcium on health and immuno-competence in the zebra finch (Taeniopygia guttata), *Environmental Pollution*, março de 2005, vol. 134, páginas 123-132.

P. Bosi, G. Sarli, L. Casini, S. De Filippi, P. Trevisi, M. Mazzoni, G. Merialdi, Effect of dietary addition of free or fat-protected calcium formate on growth, intestinal morphology and health of Escherichia coli k88 challenged weaning pigs, *Italian Journal of Animal Science*, 2005, vol. 4, páginas 452-454.

S.C. Ho, G.S. Guldan, J. Woo, R. Yu, M.M. Tse, A. Sham, J. Cheng, A prospective study of the effects of 1-year calcium-fortified soy Milk supplementation on dietary calcium intake and bone health in Chinese adolescent girls 14 to 16, *Osteoporosis International*, dezembro de 2005, vol. 16, páginas 1907-1916.

D. Aune, D.S. Chan, R. Lau, R. Vieira, D.C. Greenwood, E. Kampman, T. Norat, Dietary fibre, whole grains, and risk of colorectal cancer: systematic review and dose-response meta-analysis of prospective studies, *British Medical Journal*, 2011, vol. 343, p. d6617.

H.N. Luu, W.J. Blot, Y.B. Xiang, H. Cai, M.K. Hargreaves, H. Li, G. Yang, L. Signorello, Y.T. Gao, W. Zheng, X.O. Shu, Prospective evaluation of the association of nut/peanut consumption with total and cause-specific mortality, *JAMA Internal Medicine*, maio de 2015, vol. 175, páginas 755-766.

Y. Bao, J. Han, F.B. Hu, E.L. Giovannucci, M.J. Stampfer, W.C. Willet, C.S. Fuchs, Association of nut consumption with total and cause-specific mortality, *The New England Journal of Medicine*, 21 de novembro de 2013, vol. 369, páginas 201-2011.

D.K. Banel, F.B. Hu, Effects of walnut consumption on blood lipid and other cardiovascular risk factors: a meta-analysis and systematic review, *The American Journal of Clinical Nutrition*, julho de 2009, vol. 90, páginas 56-63.

B.W, Bolling, C.Y. Chen, D.L. McKay, J.B. Blumberg, Tree nut phytochemicals: composition, antioxidant capacity, bioactivity, impact factors. A systematic review of almonds, Brazils, cashews, hazelnut, macadamias, pecans, pine nuts, pistachios and walnuts, *Nutrition Research Review*, dezembro de 2011, vol. 24, páginas 244-275.

S. Arranz, M. Martinez-Huelamo, A. Vallverdu-Queralt, P. Valderas-Martinez, M. Illan, E. Sacanella, E. Escribano, R. Estruch, R.M. Lamuela-Raventos, Influence of olive oil on carotenoid absorption from tomato juice and effects on postprandial lipemia, *Food Chemistry*, 1º de fevereiro de 2015, vol. 168, páginas 303-210.

R.J. Deckelbaum, C. Torrejon, The Omega-3 fatty acid nutritional landscape: health benefits and sources, *The Journal of Nutrition*, março de 2012, vol. 142, páginas 587S-591S.

N. Mohammadifard, A. Salehi-Abargouei, J. Salas-Salvado, M. Guasch-Ferre, K. Humphries, N. Sarrafzadegan, The effect od tree nut, peanut, and soy nut consumption on blood pressure: a systematic review and meta-analysis of randomized controlled clinical trials, *The American Journal of Clinical Nutrition*, maio de 2015, vol. 101, páginas 966-982.

C.A. Anderson, l.K. Cobb, E.R. Miller, III, M. Woodward, A. Hottenstein, A.R. Chang, M. Mongraw-Chaffin, L. White, J. Charleston, T. Tanaka, L. Thomas, L.J. Appel, Effects of a behavioral intervention that enphasizes spices and herbs on adherence to recommended sodium intake: results of the SPICE randomized clinical trial, *The American Journal of Clinical Nutrition*, setembro de 2015, vol. 102, páginas 671-679.

O.A. Tokede, T.A, Onabanjo, A. Yansane, J.M. Gaziano, L. Djousse, Soy products and serum lipids: a meta-analysis of randomized controlled trials, *The British Journal of Nutrition*, 28 de setembro de 2015, vol. 114, páginas 831-843.

Publicações acadêmicas

P.J. Meikle, C.K. Barlow, N.A. Mellet, P.A. Mundra, M.P. Bonham, A. Larsen, D. Cameron-Smith, A, Sinclair, P.J. Nestel, G. Wong, Postprandial Plasma Phospholipids in Men Are Influenced by the Source of Dietary Fat, *The Journal of Nutrition*, setembro de 2015, vol. 145, páginas 2012-2018.

B. Alipoor, M.K. Haghighian, B.E. Sadat, M. Asghari, Effect of sesame seed on lipid profile and redox status in hyperlipidemic patients, *International Journal of Food Sciences and Nutrition*, setembro de 2012, vol. 63, páginas 674-678.

D. Mozaffarian, R. Micha, S. Wallace, Effects on coronary heart desease of increasing polyunsaturated fat in place of saturated fat: a systematic review and meta-analysis of randomizes controlled trials, *PLOS Medicine*, março de 2010, vol. 7, p. e1000252.

C. Alasalvar, B.W. Bolling, Review of nut phytochemicals, fat-soluble bioactives, antioxidant components and health effects, *The British Journal of Nutrition*, abril de 2015, vol. 113 Supl. 2, páginas S68-78.

J. Salas-Salvado, M. Bullo, N. Babio, M.A. Martinez-Gonzalez, N. Ibarrola-Jurado, J. Basora, R. Estruch, M.I. Covas, D. Corella, F. Aros, V. Ruiz-Gutierrez, E. Ros, Reduction in the incidence of type 2 diabetes with the Mediterranean diet: results of the PREDIMED-Reus nutrition intervention randomized trial, *Diabetes Care*, janeiro de 2011, vol. 34, páginas 14-19.

D. Dutta, U.R. Chaudhuri, R. Chakraborty, Degradation of total carotenoids and texture in frozen pumpkins when kept for storage under varying conditions of time and temperature, *International Journal of Food Sciences and Nutrition*, 2009, vol. 60 Supl. 1, páginas 17-26.

R. Estruch, E. Ros, J. Salas-Salvado, M.I. Covas, D. Corella, F. Aros, E.Gomez-Gracia, V. Ruiz-Gutierrez, M. Fiol, J. Lapetra, R.M. Lamuela-Raventos, L. Serra-Majem, X. Pinto, J. Basora, M.A. Muñoz, J.V. Sorli, J.A. Martinez, M.A. Martinez-gonzalez, Primary prevention of cardiovascular disease with a Mediterranean diet, *The New England Journal of Medicine*, 4 de abril de 2013, vol. 368, páginas 1279-1290.

P. Ramnani, E. Gaudier, M. Bingham, P. va Bruggen, K.M.Tuohy, G.R. Gibson, Prebiotic effect of fruit and vegetable shots containing Jerusalem artichoke inulin: a human intervention study, *The British Journal of Nutrition*, julho de 2010, vol. 104, páginas 233-240.

K. Gorrepati, S. Balasubramanian, P. Chandra, Plant based butters, *Journal of Food Science and Technology*, julho de 2015, vol. 52, páginas 3965-3976.

M. Bullo, M. Juanola-Falgarona, P. Hernandez-Alonso, J. Salas-Salvado, Nutrition attributes and health effects of pistachio nuts, *The British Journal of Nutrition*, abril de 2015, vol. 113 Supl. 2, páginas S79-93.

M. Talaei, A, Pan, Role of phytoestrogens in prevention and management of type 2 diabetes, *World Journal of Diabetes*, 15 de março de 2015, vol. 6, páginas 271-283.

S. Akhtar, N. Khalid, I. Ahmed, A. Shahzad, H.A. Suleria, Psychochemical characteristic, functional properties, and nutritional benefits of peanut oil: a review, *Critical Reviews in Food Science and Nutrition*, 2014, vol. 54, páginas 1562-1575.

F. Siano, M.C. Straccia, M. Paolucci, G. Fasulo, F. Boscaino, M.G. Volpe, Physicochemical properties and fatty acid composition of pomegranate, cherry and pumpkin seed oil, *Journal of the Science of Food and Agriculture*, 1º de junho de 2015.

M. Guasch-Ferre, F.B. Hu, M.A. Martinez-Gonzalez, M. Fito, M. Bullo, R. Estruch, E. Ros, D. Corella, j. Recondo, E. Gomez-Gracia, M. Fiol, J. Lapetra, L. Serra-Majem, M.A. Muñoz, X. Pinto, R.M. Lamuela-Raventos, J. Basora, P. Buil-Cosiales, J.V. Sorli, V. Ruiz-Gutierrez, J.A. Martinez, J. Salas-Salvado, Olive oil intake and risk of cardiovascular disease and mortality in the PREDIMED Study, *BMC Medicine* 2014, vol. 12, p.78.

M. Sadiq Butt, M. Tahir-Nadeem, M.A. Kahn, R. Shabir, M.S. Butt, Oat: unique among the cereals, *European Journal of Nutrition*, março de 2008, vol. 47, páginas 68-79.

E. Viguiliouk, C.W. Kendall, S. Blanco Mejia, A.I. Cozma, V. Ha, A. Mirrahimi, V.H. Jayalath, L.S. Augustin, L. Chiavaroli, L.A. Leiter, R.J. de Souza, D.J. Jenkins, J.L. Sievenpiper, Effects of tree nuts on glycemic control in diabetes: a systematic review and meta-analysis of randomized controlled dietary trials, *PLOS One*, 2014, vol. 9, p. e103376.

L. Wu, Z. Wang, J. Zhu, Z.L. Murad, L.J. Prokop, M.H. Murad, Nut consumption and risk of cancer and type 2 diabetes: a systematic review and meta-analysis, *National Review*, julho de 2015, vol. 73, páginas 409-425.

J. Sabate, K. Oda, E. Ros, Nut consumption and blood lipid levels: a pooled analysis of 25 intervention trials, *Archives of Internal Medicine*, 10 de maio de 2010, vol. 170, páginas 821-827.

A. Bazzano, A.M. Thompson, M.T. Tees, C. H. Nguyen, D.M. Winham, Non-soy legume consumption lowers cholesterol levels: a meta-analysis of randomized controlled trials, *Nutrition, Metabolism and Cardiovascular Diseases: NMCD*, fevereiro de 2011, vol. 21, páginas 94-103.

G. Tang, D. Wang, J. Long, F. Yang, L. Si, Meta-analysis of the association between whole grain intake and coronary heart disease risk, *The American Journal of Cardiology*, 1º de março de 2015, vol. 115, páginas 625-629.

K. Ried, P. Fakler, Protective effect of lycopene on serum cholesterol and blood pressure: Meta-analysis of intervention trials, *Maturitas*, abril de 2011, vol. 68, páginas 299-310.

C.E, Berryman, S.G. West, J.A. Fleming, P.L. Bordi, P.M. Kris-Etherton, Effects of daily almond consumption on cardiometabolic risk and abdominal adiposity in healthy adults with elevated LDL-cholesterol: a randomized controlled trial, *Journal of the American Heart Association*, janeiro de 2015, vol. 4, p. e000993.

Publicações acadêmicas

J.D. Smith. T. Hou, D.S. Ludwig, E.B. Rimm, W. Willet, F.B. Hu, D. Mozaffarian, Changes in intake of protein foods, carbohydrate amount and quality, and longterm weight change: result from 3 prospective cohorts. *The American Journal of Clinical Nutrition*, junho de 2015, vol. 101, páginas 1216-1224.

Y. Wang, Z. Wang, L. Fu, Y. Chen, J. Fang, Legume consumption and colorectal adenoma risk: a meta-analysis of abservational studies, *PLOS One*, 2013, vol. 8, p. e67335.

A.J. Cooper, N.G. Forouhi, Z. Ye, B. Buijsse, L. Ariiola, B. Bslkau, A. Barricarte, J.W. Beulens, H. Boeing, F.L. Buchner, C.C. Dahm, B. de Lauzon-Guillain, G. Fagherazzi, p.W. Franks, C. Gonzales, S. Grioni, R. Kaaks, T.J. Key, G. Masala, C. Navarro, P. Nilsson, K. Overvard, S. Panico, J. Ramon Quiros, O. Rolandsson, N. Roswall, C. Sacerdote, M.J. Sanchez, N. Slimani, I. Sluijs, A.M. Spijkerman, B. Teucher, A. Tjonneland, R. Tumino, S.J. Sharp, C. Langenberg, E.J. Feskens, E. Riboli, N.J. Wareham, Fruit and vegetable intake and type 2 diabetes: EPIC-InterAct prospective study and meta-analysis, *European Journal of Clinical Nutrition*, outubro de 2012, vol. 66, páginas 1082-1092.

A. Costabile, S. Kolida, A. Klinder, E. Gietl, M. Bauerlein, C. Frohberg, V. Landschutze, G.R. Gibson, A double-blind, placebo-controlled, cross-over study to establish the bifidogenic effect of a very-long-chain inulin extracted from globe artichoke (Cynara Scolymus) in healthy human subjects, *The British Journal of Nutrition*, outubro de 2010, vol. 104, páginas 1007-1017.

J.A. Schmidt, S. Rinaldi, A. Scalbert, P. Ferrari, D. Achaintre, M.J. Gunter, P.N. Appleby, T.J. Key, R.C. Travis, Plasma concentration and intakes of amino acids in male meat-eaters, fish-eaters, vegetarians and vegans: a cross-sectional analysis in the EPIC-Oxford cohort. *European Journal of Clinical Nutritiion*, 23 de setembro de 2015.

J. Callaway, U. Schwab, I, Harvima, P. Halonen, O. Mykkanen, P. Hyvonen, T. Jarvinen, Efficacy of dietary hempseed oil in patients with atopic dermatitis, *The Journal of Dermatological Treatment*, abril de 2005, vol. 16, páginas 87-94.

S. Montserrat-de la Paz, F. Marin-aguilar, M.D. Garcia-Gimenez, M.A. Fernandez-Arche, Hemp (Cannabis Sativa L.) seed oil: analytical and phytochemical characterization of the unsaponifiable fraction, *Journal of Agricultural and Food Chemistry*, 5 de fevereiro de 2-14, vol. 62, páginas 1105-1110.

G. Lombardi-Boccia, B. Martinez-Dominguez, A. Aguzzi, Total heme and non-heme iron in raw and cooked meat, *Journal of Food Science*, junho-julho de 2002, vol. 67, páginas 1738-1741.

S.M. Mercanligil, P. Arslan, C. Alasalvar, E. Okut, E. Akgul, A. Pinar, P.O. Geyik, L. Tokgozoglu, F. Shahidi, Effects of hazelnut-enriched diet on plasma cholesterol and lipoprotein profiles in hypercholesterolemic adult men, *European Journal of Clinical Nutrition*, 2007, vol. 61, páginas 212-220.

G. Masala, M.Assedi, B. Bendinelli, I. Ermini, S, Sieri, S. Grioni, C. Sacerdote, F. Ricceri, S. Panico, A. Mattiello, R. Tumino, M.C. Giurdanella, F. Berrino, C. Saieva, D. Palli, Fruit and vegetables consumption and breast cancer risk: the EPIC Italy study, *Breast Cancer Research and Treatment*, abril de 2012, vol. 132, páginas 1127-1136.

V.M. Beato, A.H. Sanchez, A. de Castro, A. Montano, Effect of processing and storage time on the contents od organosulfur compounds in pickled blanched garlic, *Journal of Agricultural and Food Chemistry*, 4 de abril de 2012, vol. 60, páginas 3485-3491.

K. Ried, O.R. Frank, N.P. Stocks, P. Fakler, T. Sullivan, Effect of garlic on blood pressure: a systematic review and meta-analysis, *BMC Cardiovascular Disorders*, 2008, vol. 8, p. 13.

S.N. Stabler, A.M. Tejani, F. Huynch, C. Fowkes, Garlic for the prevention of cardiovascular morbidity and mortality in hypertensive patients, *The Cochrane Database of Systematic Reviews*, 2012, vol. 8, p. CD007653.

H. Boeing, A. Bechthold, A. Bub, S. Ellinger, D. Haller, A. Kroke, E. Leschik-Bonner, M.J. Muller, H. Oberritter, M. Schulze, P. Stehle, B. Watzl, Critical review: vegetables and fruit in the prevention of chronic diseases, *European Journal of Nutrition*, seembro de 2012, vol. 51, páginas 637-663.

P. Carter, L.J. Gray, J. Troughton, K. Khunti, M.J. Davies, Fruit and vegetables intake and incidence of type 2 diabetes mellitus: systematic review and meta-analysis, *British Medical Journal*, 2010, vol. 341, p. c4229.

S. Ursoniu, A. Sahebkar, F. Andrica, C. Serban, M. Banach, Effects of flaxseed supplements on blood pressure. A systematic review and meta-analysis of controlled clinical trial, *Clinical Nutritiion*, 29 de maio de 2015.

N.M. Wedick, A. Pan, A. Cassidy, E.B. Rimm, L. Sampson, B. Rosner, W. Willett, F.B. Hu, Q. Sun, R.M. van Dam, Dietary flavonoid intakes and risk of type 2 diabetes in US men and women, *The American Journal of Clinical Nutrition*, abril de 2012, vol. 95, páginas 925-933.

X Lin, L. Ma, S.B. Racette, C.L. Anderson Spearie, R.E. Ostlund, Jr., Phytosterol glycosides reduce cholesterol absorption in humans, *American Journal of Physiology. Gastrointestinal and Liver Physiology*, abril de 2009, vol. 296, páginas G931-935.

J. Orsanova, L. Misurcova, J.V. Ambrozova, R. Vicha, J. Mlcek, Fatty Acid Composition of Vegetable Oils and Its Contribution to Dietary Energy Intake and Dependence of Cardiovascular Mortality on Dietary Intake od Fatty Acids, *International Journal of Molecular Science*, 2015, vol. 16, páginas 12.871-12890.

M.A Martinez-Gonzalez, E. Toledo, F. Aros, M. Fiol, D. Corella, J. Salas-Salvado, E. Ros, M.I. Covas, J. Fernandez-Crehuet, J. Lapetra, M.A. Muñoz, M. Fito, L. Serram-Majem, X. Pinto, R.M. Lamuela-Raventos, J.V. Sorli, N. Babio, P. Buil-Cosiales, V. Ruiz-Gutierrez, R. Estruch, A. Alondo, Extravirgin olive oil consumption reduces risk of atrial fibrillation: the PREDIMED trial, *Circulation*, 1º de julho de 2014, vol. 130, páginas 18-26.

E. Riboli, R. Kaaks, The EPIC Project: rationale and study design. European Prospective Investigation into Cancer and Nutrition, *International Journal of Epidemiology*, 1997, vol. 26 Supl. 1, páginas S6-14.

W. Vahlensieck, C. Theurer, E. Pfitzer, B. Patz, N. Banik, U. Engelmann, Effects of pumpkin seed in men with lower urinary tract symptoms due to benign prostatic hyperplasia in the one-year, randomized placebo-controlled GRANU study, *Urologia Internationalis*, 2015, vol. 94, páginas 286-295.

P. Palozza, A. Catalano, R.E. Simone, M.C. Mele, A. Cittadini, Effect of lycopene and tomato products on cholesterol metabolism, *Annals of Nutrition & Metabolism*, 2012, vol. 61, páginas126-134.

D. Del Rio, A. Rodriguez-Mateos, J.P. Spencer, M. Tognolini, G. Borges, A. Crozier, Dietary (poly)phenolics in human health: structures, bioavailability, and evidence of protective effects against chronic diseases, *Antioxidants & Redox Signaling*, 10 de maio de 2013, vol. 18, páginas 1818-1892.

A. Malhotra, N. Shafiq, A. Arora, M. Singh, R. Kumar, S. Malhotra, Dietary inerventions (plant sterols, stanols, omega-3 fatty acids, soy protein and dietary fibers) for familial hypercholesterolaemia, *The Cochrane Database of Systematic Reviews*, 2014, vol. 6, p. CD001918.

C. Bosetti, M. Filomeno, P. Riso, J. Polesel, F. Levi, R. Talamini, M. Montella, E. Negri, S. Franceschi, C. La Vecchia, Cruciferous vegetables and cancer risk in a network of case-control studies, *Annals of Oncology, Official Journal of the European Society for Medical Oncology (ESMO)*, agosto de 2012, vol. 23, páginas 2198-2203.

P.F. Cavagnano, A. Camargo, C.R. Galmarini, P.W. Simon, Effects of cooking on garlic (Allium sativum L.) antiplatelet activity and thiosulfinates content, *Journal of Agricultural and Food Chemistry*, 21 de fevereiro de 2007, vol. 55, páginas 1280-1288.

N. Pellegrini, C. Miglio, D. Del Rio, S. Salvatore, M. Serafini, F. Brighenti, Effects of domestic cooking methods on the total antioxidant capacity of vegetables, *International Journal of Food Science and Nutrition*, 2009, vol. 60 Supl. 2, páginas 12-22.

M.G. Dias, M.F. Camões, L. Oliveira, Carotenoid stability in fruits, vegetables and working standar-effect of storage temperature and time, *Food Chemistry*, 1º de agosto de 2014, vol. 156, páginas 37-41.

F. Thielecke, S.S. Jonnalagadda, Can whole grain help in weight management?, *Journal of Clinical Gastroenterology*, novembro-dezembro de 2014, vol. 48 Supl. 1, páginas S70-77.

N. Pellegrini, E. Chiavaro, C. Gardana, T. Mazzeo, D. Contino, M. Gallo, P. Riso, V. Fogliano, M. Porrini, Effect of different cooking methods on color, phytochemical concentration, and antioxidant capacity of raw and frozen brassica vegetables, *Journal of Agricultural and Food Chemistry*, 14 de abril de 2010, vol. 58, páginas 4310-4321.

G. Leroy, J.F. Grongnet, S. Mabeau, D.L. Corre, C. Baty-Julien, Changes in inulin and soluble sugar concentration in artichokes (Cynara Scolymus L.) during storage, *Journal of the Science of Food and Agriculture*, maio de 2010, vol. 90, páginas 1203-1209.

Z.Y Chen, C. Peng, R. Jiao, Y.M. Wong, N. Yang, Y. Huang, Anti-hypertensive nutraceuticals and functional food, *Journal of Agricultural and Food Chemistry*, 10 junho de 2009, vol. 57, páginas 4485-4499.

S.Y. Tan, R.D. Mattes, Appetitive, dietary and health effects of almonds consumed with meals or as snacks: a randomized, controlled trial, *European Journal of Clinical Nutrition*, novembro 2013, vol. 67, páginas 1205-1214.

S. Fukumitsu, M.O. Villareal, S. Onaga, K. Aida, J. Han, H. Isoda, Alpha-Linolenic acid suppresses cholesterol and triacylglycerol biosynthesis pathway by suppressing SREBP-2, SREBP-1a and -1c expression, *Cytothecnology*, dezembro de 2013, vol. 65, páginas 899-907.

4. Fatos e mitos

A.L. Klatsky, N. Udaltsova, Alcohol drinking and total mortality risk, *Annals of Epidemiology*, maio de 2007, vol. 17, páginas S63-S67.

H.K. Seitz, F. Stickel, Molecular mechanisms of alcohol-mediated carcinogenesis, *Nature Reviews, Cancer*, agosto de 2007, vol. 7, páginas 599-612.

P. Ferrari, I. Licaj, D.C. Muller, P.K. Andersen, M. Johansson, H. Boeing, E. Weiderpass, L. Dossus, L. Dartois, G. Fagherazzi, K.E. Bradbury, K.T. Khaw, N. Wareham, E.J. Duell, A. Barricarte. E. Molina-Montes, C.N. Sanchez, L. Arriola, P. Wallstrom, A. Tjonneland, A. Olsen, A. Trichopoulou, V. Benetou, D. Trichopoulos, R. Tumino, C. Agnoli, C. Sacerdote, D. Palli, K.R. Li, R. Kaaks, P. Peeters, J.W.J. Beulens, L. Nunes, M. Gunter, T, Norat, K. Overvad, P. Brennan, E. Riboli, J. Romieu, Lifetime alcohol use and overall and cause-specific mortality in the European Prospective Investigation into Cancer and nutrition (EPIC) study, *British Medical Journal Open*, 2014, vol. 4.

J. Suez, T. Korem, D. Zeevi, G. Zilberman-Shapira, C.A. Thaiss, O. Maza, D, Israeli, N. Zmora, S. Gilad, A. Weinberger, Y. Kuperman, A. Harmelin, I. Kolodkin-Gal, H. Shapiro, Z. Halpern, E. Segal, E. Elinav, Artificial sweeteners induce glucose intolerance by altering the gut microbiota, *Nature*, 9 de outubro de 2014, vol. 514, páginas 181-186.

N.D. Freedman, Y. Park, C.C. Abnet, A.R. Hollenbeck, R. Sinha, Association of coffee drinking with total and cause-specific mortality, *The New England Journal of Medicine*, 17 de maio de 2012, vol. 366, páginas 1891-1904.

S.C. Larsson, Coffee, tea, and cocoa and risk of stroke, *Stroke. A Journal of Cerebral Circulation*, janeiro de 2014, vol. 45, páginas 309-314.

F. Scazzina, S. Siebenhandl-Ehn, N, Pellegrini, The effect of dietary fibre on reducing the glycaemic índex of Bread, *The British Journal of Nutrition*, 14 de abril de 2013, vol. 109, páginas 1164-1174.

E. Fattore, C. Borsetti, F. Brighenti, C. Agostoni, G. Fattore, Palm oil and blood lipid-related markers of cardiovascular disease: a systematic review and meta-analysis of dietary intervention trials, *The American Journal of Clinical Nutrition*, junho de 2014, vol. 99, páginas 1331-1350.

X.Q. Su, J.R. Babb, The effect of cooking process on the total lipid and n-3LC-PUFA contents of Australian Bass Strait scallops, Pecten fumatus, *Asia Pacific Journal of Clinical Nutrition*, 2007, vol. 16 Supl. 1, páginas 407-411.

H. Chung, J.A. Nettleton, R.N. Lemaitre, R.G. Barr, M.Y.Tsai, R.P. Tracy, D.S. Siscovick, Frequency and type of seafood consumed influence plasma (n-3) fatty acid concentrations, *The Journal of Nutrition*, dezembro de 2008, vol. 138, páginas 2422-2427.

F.M. Sacks, V.J. Carey, C.A. Anderson, E.R. Miller, III, T. Copeland, J. Charleston, B.J. Harshfield, N. Laranjo, P. McCarron, j. Swain, K. White, K. Yee, L.J. Appel, Effects of high vs. low glycemic índex of dietary carbohydrate on cardiovascular disease risk factors and insuline sensibility: the OmniCarb randomized clinical trial, *Journal of the American Medical Association*, 17 de dezembro de 2014, vol. 312, páginas 2531-2541.

M. Kratz, T. Baars, S, Guyenet, The ralationship between high-fat dairy consumption and obesity, cardiovascular, metabolic disease, *European Journal of Nutrition*, fevereiro de 2013, vol. 52, páginas 1-24.

M. Ding, S.N. Bhupathiraju, A. Satija, R.M. van Dam, F.B. Hu, Long-Term Coffee Consumption and Risk of Cardiovascular Disease: A Systematic Review and a Dose-Response Meta-Analysis of Prospective Cohort Studies, *Circulation*, 11 de fevereiro de 2014, vol. 129, páginas 643-659.

S. Rohrmann, K. Overvad, H.B. Bueno-de-Mesquita, M.U. Jakobsen, R. Egeberg, A. Tjonneland, L. Nailler, M.C. Boutron-Ruault, F. Clavel-Chapelon, V. Krogh, D. Palli, S. Panico, R. Tumino, F. Ricceri, M.M. Begmann, H. Boeing, K.R. Li, R. Kaaks, K.T, Khaw, N.J. Wareham, F.L. Crowe. T.J. Key, A, Naska, A. Trichopoulou, D. Trichopoulos, M. Leenders, P.H.M. Peeters, D. Engeset, C.L. Parr, G. Skeie, P. Jakszin, M.J. Sanchez, J.M. Huerta, M.L. Redondo, A. Barricarte, P. Amiano, I. Drake, E. Sonestedt, G. Hallmans, I. Johansson, V. Fedirko, I. Romieux, P. Ferrari, T. Norat, A.C. Vergnaud, E. Riboli, J. Linseisen, Meat consumption and mortality – results from the European Prospective Investigation into Cancer and Nutrition, *BMC Medicine*, 7 de março de 2013, vol. 11.

Z. Abid, A.J. Cross, R. Sinha, Meat, dairy, and cancer, *American Journal of Clinical Nutrition*, julho de 2014, vol. 100, páginas 386S-393S.

K.R. Mahaffey, E.M. Sunderland, H.M. Chan, A.L. Choi, P. Grandjean, K. Marien, E.

Oken, M. Sakamoto, R. Shoeny, P. Weihe, C.H. Yan, A. Yasutake, Balancing the benefits of n-3 polyunsaturates fatty acids and the risks of methylmercury exposure from fish consumption, *Nutrition Review*, setembro de 2011, vol. 69, páginas 493-508.

M. Baranski, D. Srednicka-Tober, N. Volakakis C. Seal, R. Sanderson, G.B. Stewart, C. Benbrook, B. Biavati, E. Markellou, C. Giotis, J. Gromadzka- Ostrowska, E. Rembialkowska, K. Skwarlo-Sonta, R. Tahvonen, D. Janovska, U. Niggli, P. Nicot, C. Leifert, Higher antioxidant and lower cadmium concentration and lower incidence os pesticides residues in organically grown crops: a systematic literature review and meta-analysis, *British Journal of Nutrition*, 14 de setembro de 2014, vol. 112, páginas 794-811.

M.S. Farvid, E. Cho, W.Y. Chen, A.H. Eliassen, W.C. Willett, Dietary protein sources in early adulthood and breast cancer incidence: prospective cohort study, *MBJ-British Medical Journal*, 10 de junho de 2014, vol. 348.

R.J. de Souza, A. Mente, A. Maroleanu, A.I. Cozma, V. Ha, T. Kishibe, E. Uleryk, P. Budylowski, H. Shunemann, J. Beyene, S.S. Anand, Intake of saturated and trans unsatureted fatty acids and risk of all cause mortality, cardiovascular disease, and type 2 diabetes: systematic review and meta-analysis of observational studies, *BMJ-British Medical Journal*, 12 de agosto de 2015, vol. 351.

R.H. Lustig, L.A. Schmidt, C.D. Brindis, The toxic truth about sugar, *Nature*, 2 de fevereiro de 2012, vol. 482, páginas 27-29.

M.J. Orlich, P.N. Singh, J. Sabate, K. Jaceldo-Siegl, J. Fan, S. Knutsen, W.L. Beeson, G.E. Fraser, Vegetarian diatery patterns and mortality in adventist health study 2, *JAMA Internal Medicine*, 8 de julho de 2013, vol. 173, páginas 1230-1238.

M. Rosell, P. Appleby, E, Spencer, T. Key, Weight gain over 5 years in 21 966 meat-eating, fish-eating, vegetarian, and vegan men and women in EPIC-Oxford, *International Journal of Obesity*, setembro de 2006, vol. 30, páginas 1389-1396.

B.C. Johnston, S. Kanters, K. Bandayrel, P. Wu, F. Naji, E.A. Siemieniuk, G.D.C. Ball, J.W. Busse, K. Thorlund, G. Guyatt, J.P. Jansen, E.J. Mills, Comparison of Weight Loss Among Named Diet Programs in Overweight and Obese Adults: a Meta-analysis, *Journal of the American Medical Association*, 3 de setembro de 2014, vol. 312, páginas 923-933.

I. Shai, D. Schwarzfuchs, Y. Henkin, D.R. Shahar, S. Witkow, I. Greenberg, R. Golan, D. Fraser, A. Bolotin, H. Vardi, O. Tangi-Rozental, R. Zuk-Ramot, B. Sarusi, D. Brickner, Z. Schwartz, E. Sheiner, R. Marko, E. Katorza, J. Thiery, G.M. Fiedler, M. Bluher, M. Stumvoll, M.J. Stampfer, D.I. Randomized Weight Loss With a Low-Carbohydrate, Mediterranean, or Low-Fat Diet, *Obstetrical & Gynecological Survey*, novembro de 2008, vol. 63, páginas 713-714.

Publicações acadêmicas

5. *O programa alimentar*; 6. *As duas fases da dieta*

D.K. Houston, X.Y. Leng, G.A. Bray, A.L. Hergenroeder, J.O. Hill, J.M. Jakicic, K.C. Johnson, R.H. Neiberg, A.P. Marsh, W.J. Rejeski, S.B. Kritchevsky, A. H. D. L. AHEAD, A Long-Term Intensive Lifestyle Intervention and Physical Function: The Look AHEAD Movement and Memory Study, *Obesity*, janeiro de 2015, vol. 23, páginas 77-84.

U. Ekelund, H.A. Ward, T. Norat, J.A. Luan, A.M. May, E. Weiderpass, S.J. Sharp, K. Overvad, J.N. Ostergaard, A. Tjönneland, N.F. Johnsen, S. Mesrine, A. Foamier, G. Fagherazzi, A. Trichopoulou, P. Lagiou, D. Trichopoulos, K.R. Li, R. Kaaks, P. Ferrari, I. Licai, M. Jenab. M. Bergmann, H. Boeing, D. Palli, S. Sieri, E. Panico, R. Tumino, P. Vineis, P.H. Peeters, E. Monnikhof, H.B. Bueno-De-Mesquita, J.R. Quiros, A. Agudo, M.J. Sanchez, J.M. Huerta, E. Ardanaz, L. Arriola, B. Hedblad, E. Wirfalt, M. Sand, M. Johansson, T.J. Key, R.C. Travis, K.T. Khaw, S. Brage, N.J. Wareham, E. Riboli, Physical activity and all-cause mortality across levels of overall and abdominal adiposity in European men and women: the European Prospective Investigation into Cancer and Nutrition Study (EPIC), *American Journal of Clinical Nutrition*, março de 2015, vol. 101, páginas 613-621.

H.D. Hall, G. Sacks, D. Chandramohan, C.C. Chow, Y.C. Wang, S.L. Gortmaker, B.A, Swinburn, Obesity 3 Quantification of the effect of energy imbalance on bodyweight, *Lancet*, agosto-setembro de 2011, vol. 378, páginas 826-837.

A.S. Anderson, T.J. Key, T. Norat, M. Cecchini, F. Berrino, M.C. Boutron-Ruault, C. Espina, M. Leitzmann, H. Powers, M. Wiseman, I. Romieu, European Code aginst Cancer 4th Edition: Obesity, body fatness and cancer, *Cancer Epidemiology*, 21 de julho de 2015.

T. Pischon, H. Boeing, K. Hoffmann, M. Bergmann, M.B. Schulze, K. Overvad, Y.T. van der Schouw, E. Spencer, K.G. Moons, A. Tjonneland, J. Halkjaer, M.K. Jensen, J. Stegger, F. Clavel-Chapelon, M.C. Boutron-Ruault, V. Chajes, J. Linseisen, R. Kaaks, A. Trichopoulou, D. Ttichopoulos, C. Bamia, S. Sieri, D. Palli, R. Tumino, P. Vineis, S. Panico, P.H. Peeters, A.M. May, H.B. Bueno-de-Mesquita, F.J. van Duijnhoven, G. Hallmans, L. Weinehall, J. Manjer, B. Hedblad, E. Lund, A. Agudo, L. Arriola, A. Barricarte, C. Navarro, C. Martinez, J.R. Quiros, T. Key, S. Bingham, K.T. Khaw, P. Boffetta, M. Jenab, P. Ferrari, E. Riboli, General and abdominal adiposity and risk of death in Europe, *The New England Journal of Medicine*, 13 de novembro de 2008, vol. 359, páginas 2105-2120.

R.B. Kreider, C.D. Wilborn, L. Taylor, B. Campbell, A.L. Almada, R. Collins, M. Cooke, C.P. Earnest, M. Greenwood, D.S. Kalman, C.M. Kerksick, S.M. Kleiner, B. Leutholtz, H. Lopez, L.M. Lowery, R. Mendel, A. Smith, M. Spano, R. Wildman, d.S.

Willoughby, T.N. Ziegenfuss, J. Antonio, ISSN exercise & Sport nutrition review: research & recommendations, *Journal of the International Society of Sports Nutrition*, 2010, vol.7, p. 7.

A. Bach-Faig, E.M. Berry, D. Lairon, J. Reguant, A. Trichopoulou, S. Dernini, F.X. Medina, M. Battino, R. Belahsen, G. Miranda, L. Serra-Majem, Mediterranean diet pyramid today. Science and cultural updates, *Public Health Nutrition*, dezembro de 2011, vol. 14, páginas 2274-2284.

C. Monteagudo, M. Mariscal-Arcas, A. Rivas, M.L. Lorenzo-Tovar, J.A. Tur, F. Olea-Serrano, Proposal of a Mediteranean Diet Serving Score, *PLOS One*, 2015, vol. 10, p. e0128594.

D. Stefler, S. Malyutina, R. Kubinova. A. Pajak, A. Peasey, H. Pikhart, E.J. Brunner, M. Bobak, Mediterranean diet score and total and cardiovascular mortality in Eastern Europe: the HAPIEE study, *European Journal of Nutrition*, 17 de novembro de 2015.

E. Oliveros, V.K. Somers, O. Sochor, K. Goel, F. Lopez-Jimenez, The concept of normal weight obesity, *Progress in Cardiovascular Diseases*, janeiro-fevereiro de 2014, vol. 56, páginas 426-433.

L.J. Appel, L. Van Horn, Did the PREDIMED trial test a Mediterranean diet?, *The New England Journal of Medicine*, 4 de abril de 2013, vol. 368, páginas 1353-1354.

G. Asher, P. Sassone-Corsi, Time for Food: The Intimate Interplay between Nutrition, Metabolism, and the Circadian Clock, *Cell*, 26 de março de 2015, vol. 161, páginas 84-92.

B. Vernig, S.B. Durham, A.R. Folsom, J. Cerhan, Linking the Iowa Women's Health Study Cohort to Medicare Data: Linkage Results and Application to Hip Fracture, *American Journal of Epidemiology*, 1º de agosto 2010, vol. 172, páginas 327-333.

Livros

A seguir, alguns dos volumes consultados na elaboração de A Dieta Smartfood e na redação deste livro.

Coultate, Tom P., *La chimica degli alimenti*, Zanichelli, Bolonha 2005.

Keys Ancel, Keys, Margaret, *Eat well and stay well. The Mediterranean way*, Doubleday & Co., Garden City, New York 1959.

Bendich, Adrianne, Deckelbaum, Richard J., *Preventive nutrition: the comprehensive guide for health professionals*, Humana Press, New York 2010.

Ross, Catherine A., Caballero, Benjamin, Cousins, Robert J., Tucker, Katherine L., Ziegler, Thomas R., *Modern nutrition in health and disease*, Lippincott Williams & Wilkins, Philadelphia 2014.

Verotta, Luisella, Macchi, Maria Pia, Venkatasubramanian, Padma, *Connecting Indian Wisdom and western science: plant usage for nutrition and health*, CRC Press Taylor & Francis Group, Boca Raton 2015.

Borghi, Claudio, Cicero, Arrigo F.G., *Nutraceutici e alimenti funzionali in medicina preventiva*, Bononia University Press, Bolonha 2011.

Webb, Geoffrey P., *Dietary Supplements and Functional Foods*, Wiley-Blackwell, UK 2011.

Suzuki, Makoto, Willcox, Bradley J., Willcox D. Craig, *Okinawa, l'isola dei centenari*, Sperling & Kupfer Editori, Milão 2014.

Ferrini, Krizia, Ghelfi, Francesca, *L'alimentazione in 100 domande*, Altroconsumo Edizioni Srl, Milão 2015.

Knight, Rob, *Segui la pancia*, Rizzoli, Milão 2015.

Sites

A seguir, os sites das principais instituições, sociedades e bancos de dados mencionados neste livro.

Ministero della Salute (Ministério da Saúde).
www.salute.gov.it

Ministero delle Politiche agricole, alimentari e forestali (Ministério das Políticas agrícolas, alimentares e florestais).
www.politicheagricole.it

CREA Alimenti e nutrizione, centro studi del Consiglio per la ricerca in agricoltura e l'analisi dell'economia agraria (antigo INRAN, Istituto nazionale di ricerca per gli alimenti e la nutrizione).
http://nut.entecra.it/

Istituto superiore della sanità.
www.iss.it

Epicentro, portal da epidemiologia para a saúde pública, aos cuidados do Centro nazionale di epidemiologia, sorveglianza e promozione della salute (CNESPS).
www.epicentro.iss.it

Istituto europeo di oncologia (IEO).
www.ieo.it

Società italiana di nutrizione umana (SINU), sociedade sem fins lucrativos que reúne os profissionais ligados ao mundo da nutrição.
www.sinu.it

Nutrition Foundation of Italy, associação italiana sem fins lucrativos que promove o desenvolvimento da pesquisa científica no setor nutricional.
www.nutrition-foundation.it

Sites

Agência europeia para a segurança alimentar (EFSA, em inglês).
www.efsa.europa.eu/it

Diretoria para a saúde pública e a avaliação dos riscos da Comissão europeia.
http://ec.europa.eu/health/index_it.htm

The European Food Information Council (EUFIC), organização sem fins lucrativos, com sede na Bélgica, que fornece informações sobre alimentação aos consumidores.
www.eufic.org

World Health Organisation (WHO), em português: Organização Mundial de Saúde (OMS).
www.who.it

International Agency for Research on Cancer (IARC), a agência internacional para a pesquisa sobre o câncer, da Organização Mundial de Saúde.
www.iarc.fr

World Cancer Research Fund International (WCFR), em português: Fundação Internacional para a Pesquisa sobre o Câncer: uma agência encarregada da pesquisa sobre a prevenção do câncer no âmbito da dieta, do peso e do exercício físico.
www.wcrf.org

Harvard Health Publications, divisão editorial da Harvard Medical School, uma das *graduate school* presentes na Universidade de Harvard em Boston (EUA).
www.health.harvard.edu

PubMed, banco de dados da US National Library of Medicine, ligada à instituição americana National Institute of Health.
www.ncbi.nlm.nih.gov/pubmed

Banco de dados sobre a composição dos alimentos para pesquisas epidemiológicas na Itália – Instituto europeu de oncologia (BDA-IEO).
www.bda-ieo.it

Banco de dados ORGÂNICOS, aos cuidados do Sistema de informação agrícola nacional (Sistema informativo agricolo nazionale – SIAN).
www.sian.it/biofito/accessControl.do

Glycemic Index, o site dedicado ao índice glicêmico dos alimentos, com o International GI Database, aos cuidados da australiana University of Sidney.
www.glycemicindex.com